Marianne Schmidbaur
Vom »Lazaruskreuz« zu »Pflege Aktuell«

Frankfurter Feministische Texte
– Sozialwissenschaften –

Bd. 3
herausgegeben von Ute Gerhard
in Kooperation mit dem Cornelia Goethe Centrum
für Frauenstudien und die Erforschung der Geschlechterverhältnisse,
Goethe-Universität Frankfurt am Main

Marianne Schmidbaur

Vom »Lazaruskreuz« zu »Pflege Aktuell«

Professionalisierungsdiskurse in der deutschen Krankenpflege 1903–2000

Ulrike Helmer Verlag

Die Deutsche Bibliothek – CIP-Einheitsaufnahme

Ein Titelsatz für diese Publikation ist bei der
Deutschen Bibliothek erhältlich.

Die Deutsche Bibliothek – CIP Cataloguing-in-Publication-Data

A catalogue record for this publication is available
from Die Deutsche Bibliothek

© 2002 Copyright Ulrike Helmer Verlag, Königstein/Taunus
Alle Rechte vorbehalten
Gesamtherstellung: Wilfried Niederland Verlagsservice,
Königstein/Taunus
Printed in Germany
ISBN 3-89741-100-8

Gesamtverzeichnis sendet gern: Ulrike Helmer Verlag,
Altkönigstraße 6a, D-61462 Königstein/Ts.
E-mail: ulrike.helmer.verlag@t-online.de
Fax: 06174 / 93 60 65

Besuchen Sie uns im Internet: www.ulrike-helmer-verlag.de

Inhaltsverzeichnis

Vorwort

Letztlich entsteht ein solches Buch im Laufe langer einsamer Stunden am Schreibtisch. Aber – bei der Entstehung und Entwicklung wirkt vieles zusammen. Hinzu kommen ermöglichende Bedingungen und zuwendende Unterstützung. Notwendig sind vor allem ›Ein Zimmer für sich allein‹ (Virginia Woolf) und Menschen, die zeitweilige Auszeiten vom Alltag unterstützen, die ermuntern und lesen, die durch ihre Anregungen, Erfahrungen und Ideen mit dazu beitragen, dass ein solches Projekt gelingt.

Bei meinem ›Wiedereinstieg‹ in die wissenschaftliche Arbeit, dem nie ein vollständiger Ausstieg vorausging, gab das Wiedereingliederungsstipendium des Hessischen Ministeriums für Wissenschaft und Kunst einen hilfreichen Anstoß für das, was im weiteren Sinne ›Ein Zimmer für sich allein‹ genannt werden kann. Nicht zuletzt die Vermittlung dieser lockeren Anbindung an den Wissenschaftsbetrieb habe ich Prof. Dr. Ute Gerhard zu verdanken, die mich während des Produktionsprozesses dieser Arbeit durch Anregung und Kritik, vor allem aber durch die notwendige Einbeziehung in einen spannenden wissenschaftlichen Diskussionszusammenhang unterstützt hat. Ihr Kolloquium sowie die hilfreiche Ergänzung durch das Kolloquium von Prof. Dr. Sabine Hering der Universität/Gesamthochschule Siegen und deren konstruktive Kritik der ersten Schreibphase halfen mir über vielfältige Anfangsschwierigkeiten hinweg. Über das engagierte Interesse meines Zweitgutachters, Prof. Dr. Hans-Ulrich Deppe, habe ich mich sehr gefreut. Zu unterschiedlichen Zeiten lasen Dr. Ulla Wischermann, Dr. Angelika Wetterer, Renate Niekant, Eva-Maria Krampe und auch immer wieder mit nicht nachlassender liebevoller Geduld mein Mann Teile dieser Arbeit beziehungsweise das vorläufige Endprodukt und konnten mir wertvolle inhaltliche und methodische Hinweise geben.

Wesentlichen Anteil an der Entstehung und Entwicklung dieses Buches hatten Erfahrungen mit der Pflegebedürftigkeit von Angehörigen und Diskussionen mit Pflegenden und PflegepädagogInnen im Rahmen meiner Tätigkeit als Dozentin für Soziologie in der Weiterbildung für

Pflegeberufe an der Agnes Karll-Hochschule des Deutschen Berufsverbandes für Pflegeberufe (DBfK) in Offenbach, die mir einen lebensnahen Einblick in den Alltag von Pflegeberufen vermittelten. Der DBfK ermöglichte mir die Arbeit in seinen Archiven, in dem Archiv der Pflegezeitschrift, damals in Eschborn, und im Agnes Karll-Archiv, das sich zur Zeit meiner Recherchen im Bildungszentrum Essen befand, unter optimalen Bedingungen. Für diese Gastfreundschaft und für die Bereitschaft, sich mit meinen Fragen auseinanderzusetzen und mit mir Perspektiven und Einschätzungen zu diskutieren, bedanke ich mich sehr herzlich vor allem bei Eva-Maria Krampe, die immer ein offenes Ohr für mich hatte, sowie bei Karin Wagner und Helga Veitel, bei Marita Andrzejak, Michael Johannes Huneke, Ruth Elster und Detlef Hohlin.

Schließlich halfen meine Kinder dabei, mich immer wieder neu auf unvorhersehbare Ereignisse einzustellen und Prioritäten zu setzen. Es bestand nie die Gefahr, den Bezug zum Alltag zu verlieren. Und es musste irgendwann ein Schlusspunkt gesetzt werden, auch unter ein grundsätzlich unendlich verbesserungsfähiges Projekt.

1. Professionalisierung und Emanzipation?

›Krankenpflege auf dem Weg zur Professionalisierung‹ (Albert 1998), ›Beiträge zur Professionalisierung der Pflegeberufe‹ (Fehr/Lada 1997), ›Krankenpflegekammern und Professionalisierung der Pflege‹ (Kellnhauser 1994), ›Zur Professionalisierung der Pflege‹ (Stach u.a. 1995) sind nur einige der Buchtitel und Schlagworte, welche die Diskussion über die Entwicklung des Krankenpflegeberufes und allgemeiner der Pflegeberufe seit den 90er Jahren kennzeichnen. Formulierungen wie diese:»Das Endziel eines Professionalisierungsprozesses ist die Erfüllung der sozialwissenschaftlich anerkannten klassischen Professionsmerkmale [...]« (Kellnhauser 1994, S. 50) weckten mein Interesse an soziologischen Dimensionen von Professionalisierungsdiskursen in der Krankenpflege. Im Rahmen der Tätigkeit als Dozentin für allgemeine Soziologie an der Agnes Karll-Krankenpflegehochschule des deutschen Berufsverbandes für Pflegeberufe begann ich die Teilnehmerinnen und Teilnehmer meiner Kurse danach zu fragen, was sie unter ›Professionalisierung‹ verstehen und stieß dabei auf eine Utopie der Emanzipation durch Professionalisierung, auf ein berufliches Leitbild mit faszinierenden Widersprüchen.

Auf der Grundlage des Eindrucks aus der Praxis stellte ich die Frage nach dem Zusammenhang von Emanzipation und Professionalisierung in der Krankenpflege systematischer. Was bedeutet es, wenn ein Frauenberuf wie die Krankenpflege seine ›Professionalisierung‹ anstrebt? Wie stellten und stellen sich Krankenschwestern, Krankenpflegerinnen und Krankenpfleger die berufliche Entwicklung der Krankenpflege vor? An welchen Vorbildern orientier(t)en sie sich, was sind ihre Ziele? Was wird unter ›Professionalisierung‹ und ›Profession‹ verstanden? Gibt es im historischen Längsschnitt kontinuierlich verfolgte Konzepte oder sind Differenzen und Brüche zu erkennen? Wie werden Zusammenhänge zwischen Emanzipation und Professionalisierung konkretisiert? Lassen sich aus der umfassenderen Perspektive eines historischen Vergleichs alternative, verdrängte, möglicherweise utopische, nicht an die Öffentlichkeit und zur Sprache gekommene Konzepte erschließen?

Mit diesen Fragen wende ich mich in der folgenden Untersuchung Professionalisierungsdiskursen der deutschen Krankenpflege zu und analysiere Themenspektren und Themenkonjunkturen der Publikationen einer deutschen Berufsorganisation zwischen 1903 und 1998. Mein Interesse gilt den beruflichen Interpretations- und Deutungsmustern im Kontext ›Profession‹ aus der Perspektive der Krankenschwestern und Krankenpfleger, ihren Überlegungen, Vorstellungen und Utopien, ihren Auseinandersetzungen mit gesellschaftlichen Strukturen, Hindernissen und Rückschlägen und ihren Widersprüchlichkeiten. Die Zeitschrift der Berufsorganisation dokumentiert Entwicklungen und Auseinandersetzungen über einen langen Zeitraum. Zu berücksichtigen ist, dass strukturelle Bedingungen, äußere Einflussnahmen oder der Einfluss und die Bedeutung anderer Pflegeorganisationen gespiegelt werden. Außerdem: Selbstverständlichkeiten sind selten Gegenstand publizistischer Debatten.

Unterm Lazaruskreuz nannten die Krankenschwestern, die im Jahre 1903 die Berufsorganisation der Krankenpflegerinnen Deutschlands gründeten, das erste Mitteilungsblatt. Grundlage ihres Verständnisses von der Krankenpflege als ›Beruf‹, im Unterschied zu den konkurrierenden Vorstellungen von Krankenpflege als ›Liebestätigkeit‹ oder ›Arbeit‹, war für die Schwestern die Säkularisierung religiöser Ethik zu beruflich organisierter Mitmenschlichkeit, die Umdeutung von ›Berufung‹ in eine professionelle Berufsethik. Ein starkes Selbstbewusstsein, ein Selbstverständnis als bürgerlicher Frauenberuf, eine mehr oder minder scharfe Abgrenzung zu gewerkschaftlichen Organisationen und eine durch historische Veränderungen hindurch bewahrte Tradition kennzeichneten und kennzeichnen die Berufsorganisation und ihre Nachfolgeorganisationen nach dem Zweiten Weltkrieg, den Agnes Karll-Verband und den Deutschen Berufsverband für Pflegeberufe. Mit der nach 1945 neu gegründeten Zeitschrift *Die Agnes Karll-Schwester* bezogen sich die Schwestern des Agnes Karll-Verbandes im Sinne der Initiatorin auf ein berufspolitisches Konzept, das berufliche Ethik und existenzielle Absicherung gleich wertete. Der in den 70er Jahren vom Deutschen Berufsverband für Krankenpflege gewählte Zeitschriftentitel *Krankenpflege* spiegelte die Ausweitung der beruflichen Interessenvertretung auf Krankenpfleger sowie auf Hilfskräfte in der Krankenpflege. Seit den 90er Jahren schließlich bezeichnet *Pflege Aktuell* den übergreifenden Anspruch des Deutschen Berufsverbandes für Pflegeberufe auf eine repräsentative Darstellung der aktuell diskutierten Themen in den Bereichen Krankenpflege, Kinderkrankenpflege und Altenpflege.

Im folgenden Abschnitt (2) werden soziologische Professionstheorien dargestellt und diskutiert. Für die Strukturierung, Deskription und Deutung des empirischen Materials wesentliche Begriffe und Zusammenhänge sind zu Thesen zusammengefasst und im Text hervorgehoben. An die Darstellung des Forschungsstandes und des theoretischen Rahmens schließt sich eine Explikation des gewählten Untersuchungsgegenstandes und der ihm und der Fragestellung entsprechenden Methoden an (3). Die Untersuchung der beruflichen Interpretations- und Deutungsmuster im Spiegel der Zeitschriften der Berufsorganisation der Krankenpflegerinnen Deutschlands und ihrer Nachfolgeorganisationen von 1903–2000 ist in fünf zeitliche Abschnitte gegliedert (4). Themenspektren und Themenkonjunkturen der berufspolitischen Diskussion, welche die untersuchte Zeitschrift wiedergeben, strukturieren die Zeitabschnitte. In unterschiedlichem Umfang wurden, je nach Relevanz, zeitgenössische Analysen und Quellen wie Briefe und Formulare sowie Sekundäranalysen hinzugezogen, um ein Verständnis der Themenbereiche im historischen und gesellschaftlichen Kontext zu vertiefen.

2. Stand der Forschung und theoretischer Rahmen

Krankenpflege zählte nie zu den Berufen, die in der Professionssoziologie als ›klassische Professionen‹ wahrgenommen wurden. Gleichwohl hat dieser Beruf in soziologischen Professionstheorien immer eine Rolle gespielt. Dies mag einerseits daran liegen, dass der Krankenpflegeberuf gewissermaßen die Folie darstellte, vor der ›Professionen‹ besonders hell leuchteten. Er eignete sich in besonderem Maße als Kontrast und Vergleich in Bezug auf den Arztberuf, der für die US-amerikanische Professionssoziologie als Prototyp einer ›klassischen Profession‹ galt, und in Bezug auf das Verhältnis zwischen Männer- und Frauenberufen, zwischen höher qualifizierten ›Professionen‹ und minder qualifizierten, z.t. von Professionen abhängigen Dienstleistungsberufen. Zum anderen erlangte die Krankenpflege eine besondere Bedeutung dadurch, dass sie zu einer interessanten Gruppe von Berufen gehört, deren Vertreterinnen und Vertreter mit mehr oder weniger Erfolg seit mehr als einem Jahrhundert die Gleichstellung ihrer Berufe mit klassischen Professionen fordern. Die Krankenschwestern, die zu Beginn des 20. Jahrhunderts die berufliche Entwicklung der Krankenpflege vorantrieben, entstammten wie ihre Kollegen und Kolleginnen in der Medizin dem gehobenen und mittleren Bürgertum. Sie betrachteten ihren Beruf nicht als gewöhnliche Arbeit und tatsächlich wurde der Beruf, der heute als typischer ›Frauenberuf‹ gilt, für Krankenschwestern erst Jahrzehnte später zu einer qualifizierten, den Lebensunterhalt sichernden Arbeit.

Der Begriff ›Profession‹ ist in der deutschen Sprache ein Fremdkörper geblieben. Weder entspricht er genau dem Sammelbegriff ›freie Berufe‹ (vgl. Conze 1972; Jarausch 1987), der historisch vielleicht am ehesten die Bezeichnung ›professions‹ wiedergibt, noch der Gruppe ›akademischer Berufe‹. Was unter ›freien Berufen‹ verstanden wird, ist ebenfalls verschieden. Der Historiker Konrad Jarausch betrachtet den Terminus ›freie Berufe‹ als Pendant zu dem angelsächsischen Begriff ›professions‹ und versteht darunter Berufe, die eine Universitätsausbildung, ein Marktmonopol, besonderes Prestige, Berufsethos und eine gewisse Au-

13

tonomie gemeinsam haben (Jarausch 1987, S. 281). Im ›Handbuch der Frauenbewegung‹ aus dem Jahre 1906 dagegen fassten die Begründerin der Berufsberatung in Deutschland Josephine Levy-Rathenau und Lisbeth Wilbrandt folgende Berufe zu der Gruppe ›freie Berufe‹ zusammen: Krankenpflege, Erziehung und Unterricht, Kunst und Kunstgewerbe sowie Wissenschaftliche Berufe (Levy-Rathenau/Wilbrandt 1906). Offenbar unterliegen die Kennzeichnung und Systematisierung dieser gesellschaftlich besonders hervorgehobenen Berufe in synchroner und in diachroner Hinsicht unterschiedlichen Sichtweisen. Denn zum einen bedingen soziokulturelle Unterschiede die Wertung und Abstufung von Berufen (vgl. Caplan 1990; Conze/Kocka 1985b; Costas 1992, 1997; Jarausch 1988, 1990; Kocka 1990; McClelland 1985, 1990, 1991). Zum anderen ist die der strukturfunktionalistischen Professionstheorie eigenen teleologische Auffassung von Geschichte als Modernisierungsprozess gerade in Hinblick auf eine Untersuchung der Entwicklung von Frauenberufen problematisch und unzureichend. Der Beruf der Krankenpflegerin z.b. war zu Beginn des Jahrhunderts nach zeitgenössischer und heutiger Einschätzung näher am Status einer Profession als in den 50er und 60er Jahren.

Die Krankenpflege hat sich in einem zeitlichen Verlauf von etwa hundert Jahren von der ›Berufung‹ zum ›Beruf‹ entwickelt. Seit etwa zehn Jahren befindet sie sich nach eigenem Bekunden zügig auf dem Weg zur Professionalisierung. Mit der Krankenpflege von heute hat die Krankenpflege, wie sie sich zu Beginn des 20. Jahrhunderts darstellte, wenig gemein. Arbeitsgebiete, Arbeitsorganisation und Aufgabenfelder haben sich gewandelt. So sind z.B. Arbeitsgebiete der heutigen Medizin wie die Anästhesie zu anderer Zeit Aufgaben der Krankenpflege gewesen. Aufgabenfelder wie die rehabilitative Pflege sind hinzugekommen. ›Pflegerisches Wissen‹, ›Qualifikation‹, ›Autonomie‹, ›Ethik‹ – Zuschnitt und Bedeutung dieser Begriffe unterliegen historischen Veränderungen. In der vorliegenden Untersuchung wird daher jeweils konkret zu fragen sein, was die jeweils benutzten Begriffe ›Beruf‹, ›Qualifikation‹ oder ›Ethik‹ im historischen Kontext bedeuten und wodurch ihre Verwendung beeinflusst wird.

Im Folgenden werde ich gegliedert nach groben zeitlichen Abschnitten die Entwicklung der Professionssoziologie etwa seit den 30er Jahren vorstellen. Die zeitliche Orientierung, die quer liegt zu einer Darstellung nach Fragestellungen und Problemen, habe ich gewählt, um Vergleiche mit dem empirischen Teil zu erleichtern. Denn theoretische Ansätze der

Professionssoziologie – manche davon, nicht alle – wirkten auf die berufliche Selbstdeutung und Orientierung der Krankenpflegerinnen und Krankenpfleger ein und prägten ihre berufspolitischen Konzepte. Auf einer zweiten Ebene präzisiere ich meine Fragestellungen und gehe ausführlicher auf die Theorieansätze ein, die für mich von Bedeutung gewesen sind. Thesen und Ergebnisse gehen ineinander über. Diesen Prozess gibt die Darstellung ansatzweise wieder und verzichtet dabei auf eine strenge formale Wiedergabe des ursprünglichen Prozesses via Fragestellung, Thesen, Erhebung, neuen Fragestellungen, Ergebnissen und Reformulierung der Thesen.

2.1 Professionen als besondere Berufe: Strukturfunktionale und merkmalstheoretische Ansätze

Im Mittelpunkt der ersten Phase professionssoziologischer Theorieentwicklung stehen strukturorientierte Ansätze: Professionelle Normen, Rollen und Merkmale von Professionen werden untersucht. Professionen gelten als besondere Berufe. Ihre herausgehobene gesellschaftliche Verantwortung, so die Analyse, werde durch gesellschaftliche Zugeständnisse an die berufliche Selbstverwaltung oder erhöhte Erwerbschancen besonders anerkannt. Für die dominierenden strukturfunktionalen Ansätze zeichnen Expertenwissen und Kollektivitätsorientierung die Gruppe von Berufen aus, die ›Professionen‹ genannt werden. Der ›professional‹ gilt als »Prototyp der rationalen Gesellschaft« (Brante 1988, S. 121). Seine Wertorientierungen werden im Rahmen der von Talcott Parsons als ›pattern variables‹ beschriebenen Orientierungsalternativen durch affektive Neutralität, Universalismus, Kollektivitätsorientierung, Kompetenz durch Leistung und funktionale Spezifität gekennzeichnet (Parsons 1939, 1954)[1]. Das professionelle Expertenwissen ist nach strukturfunktionalem Verständnis Teil eines gesamtgesellschaftlichen Rationalisierungs- und Modernisierungsprozesses.

Die Beziehung zwischen ›Professionals‹ und Gesellschaft, bzw. zwischen Experten und Klienten, wird idealtypisch mit einem spezifischen Gesellschaftsvertrag erklärt. Die Gesellschaft verzichtet nach diesem Modell auf eine strenge Kontrolle der professionellen Berufsausübung, da sich Professionen zu einer besonderen Kollektivitätsorientierung, einem Dienst am Gemeinwohl, verpflichten. Durch ihre ›Uneigennützigkeit‹, die wesentliche Bedingung für eine Vertrauensbeziehung zwischen Experten und Klienten (Laien) ist, unterscheiden sich demnach professionelle Berufe von wirtschaftlichen Berufen (vgl. Marshall 1939). Die berufliche Kontrolle wird den Professionals selbst, ihren Organisationen, den wissenschaftlichen Zirkeln, Berufsverbänden und Kammern, besonderen ›Gemeinschaften in der Gemeinschaft‹ (Goode 1957), übertragen. Als Paradebeispiele dienen der funktionalistischen Professionstheorie die Berufe Medizin und Jurisprudenz, wie sie sich in liberalen Marktgesellschaften, insbesondere den USA und Großbritannien, ab Beginn des 19. Jahrhunderts entwickelten.

Geschichte wird als zielgerichteter Prozess zunehmender Rationalisierung und Verwissenschaftlichung gedacht, bei dem der ›professionelle Komplex‹ (Parsons 1968) eine ausschlaggebende Rolle spielt.[2] Denkbar sei die Entwicklung zur Profession prinzipiell für alle Berufe, die eine spezifische Wissensbasis oder Technik sowie eine besondere soziale Verantwortung voraussetzten. Krankenpflege mit ›Kollektivitätsorientierung‹ als einem ›Zentralwert der Rolle der Krankenschwester‹ (Rohde 1974, S. 280) ist insofern im strukturfunktionalen Kanon der Professionen enthalten, obwohl diesem Beruf das spezialisierte Wissen und die berufliche Autonomie augenscheinlich (noch) fehlte. Carr-Saunders und Wilson stellten 1933 in ihrer umfassenden Analyse britischer Professionen fest, die britische Krankenpflege sei auf dem Weg sich zu professionalisieren. Die höhere Ausbildung führe tendenziell zu einer Kooperation mit dem Arzt anstelle der bisherigen Arbeit unter seiner Anweisung. »The vocation of nursing is becoming professionalized« (Carr-Saunders/Wilson 1933, S. 121).

Zur Komplexität der Professionssoziologie als einer Soziologie ›besonderer‹ gesellschaftlich hoch anerkannter und vergüteter Berufe trägt bei, dass sie unmittelbar praxisrelevant ist. Professionalisierungstheorien gehen in Handlungsorientierungen berufspolitischer Lobbyisten ein. Der Bedarf nach einer Umsetzung merkmalstheoretischer Analysen, soziologischer ›folk concepts‹ (Freidson 1983, S. 27 ff.), in berufspolitische Zielvorstellungen hat zu spezifischen Theorie-Praxis-Problemen geführt, zu Theoriedefiziten einerseits und zu naiven Umsetzungsversuchen von ›Professionskriterien‹ in berufspolitische Konzepte andererseits. Prominenteste Fundgrube für die Entwicklung von ›Professionalisierungsstandards‹ und die Formulierung daran orientierter berufspolitischer Ziele wurde Geoffrey Millersons Untersuchung britischer, auf den Erwerb und Erhalt von Qualifikationen gerichteter Berufsorganisationen aus dem Jahre 1964. Millerson nannte, bisher erschienene Professionstheorien nach Merkmalen zusammenfassend, sechs Kennzeichen von Professionen: a) Eine Profession beinhaltet eine Fähigkeit, die auf theoretischem Wissen basiert. b) Diese Fähigkeit erfordert Übung und Ausbildung. c) Kompetenz muss durch eine Prüfung nachgewiesen werden. d) Die Befolgung eines Ethikkodexes gewährleistet Integrität. e) Die angebotene Dienstleistung ist gemeinwohlorientiert. f) Die Profession ist organisiert (Millerson 1964, S. 4, Übersetzung M.S.). Diese Kennzeichen fasste er zu der folgenden Definition von ›Profession‹ zusammen. »It is a type of higher-grade, non-manual occupation, with both subjectively and objectively recognized occupational status, possessing a well-defined area of study or concern and providing a definite service, after advanced training and education« (ebd., S. 10). *Berufe ›auf dem Weg zur Profession‹ wie die Krankenpflege orientierten ihr professionelles Selbstbild und ihre Professionalisierungsziele, so meine erste These, an diesen oder geringfügig anders zusammengefassten Merkmalsbündeln. Millersons Definition kann als erste Annäherung an eine Strukturierung der Professionalisierungsdiskurse in der Krankenpflege genutzt werden.* Zentral für die Untersuchung von Professionen sind für Millerson die Organisationen, die den Professionalisierungsprozess tragen und vorantreiben: die Berufsorganisationen. Trotz mancher Überschneidungen der Politiken und Strategien von Berufsorganisationen und Gewerkschaften unterscheiden sich, so Millerson, die beiden Organisationstypen in zentralen Merkmalen. Berufsorganisationen seien multifunktional, die Verbesserung der Arbeitsbedingungen nur eines unter anderen Zielen (Qualifizierung, Information, Statussicherung etc.), sie organisierten eng definierte Berufe und suchten keine Mitglieder aus der Arbeiterschaft zu rekrutieren. In ihren Aktionen vermieden sie drastische Methoden (z.B. Streiks), um ihr professionelles Image nicht zu schädigen. In Berufsorganisationen seien Mitglieder unterschiedlicher Beschäftigungsformen organisiert. Zusammenfassend: Professionelle Organisationen ähnelten eher mittelalterlichen Zünften als Gewerkschaften (ebd., S. 14 f.).

Der Annahme, es gäbe sozusagen eine ›Naturgeschichte der Professionalisierung‹ attestierte Wilensky 1964 die Qualität einer Geschichte aus dem soziologischen Märchenbuch. Berufe, die heute zu Professionen aufsteigen wollten, seien eher durch ein »opportunistisches Gerangel um die Privilegien von Professionen« gekennzeichnet als durch ein Kompetenzmonopol und ein tatsächlich durchgesetztes Dienstideal (ebd., S. 211).

Wilenskys Entwicklungsmodell von einer ›Tätigkeit‹ zur ›Profession‹ signalisiert hier einen Wendepunkt der funktionalistischen soziologischen Professionstheorie (vgl. Collins 1990). Fünf Schritte kennzeichnen nach Wilenskys Modell den Weg zur Profession: 1. Tätigkeiten werden zu einer Vollzeitbeschäftigung zusammengefasst. 2. Ausbildungsstätten werden eingerichtet. 3. Berufliche Vereinigungen werden gegründet. Alle diese Schritte werden durch Kampagnen begleitet, die eine Trennung von ›Kompetenten‹ und ›Inkompetenten‹ bzw. von Experten und Laien zum Ziel haben. Dies führt zu einer Definition zentraler Aufgaben (weniger wichtige werden an andere Berufe delegiert), zu Konflikten zwischen ›oldtimern‹ und ›newcomern‹ und zu Konflikten mit benachbarten Berufen. Schließlich gibt es 4. ein fortgesetztes politisches Lobbying für den Beruf und 5. werden berufliche Regeln, die unqualifizierte Personen ausschließen, die Interessen der Klienten wahren und das Dienstideal unterstreichen zu einem Ethikkodex zusammengefasst.

Die Gruppe von Berufen, die auf dem Weg zu dem besonderen Status einer ›Profession‹ nicht oder noch nicht erfolgreich waren, fasste Amitai Etzioni eine Formulierung von Alexander Carr-Saunders‹ aufgreifend zur Gruppe der ›Semi-Professionen‹ zusammen. Semi-Professionen, Berufe wie Lehrer, Krankenschwester oder Sozialarbeiter, seien im Vergleich zu Professionen durch eine kürzere Ausbildungszeit, durch einen geringeren sozialen Status und minimale Privilegien, durch einen weniger spezialisierten Wissenskorpus und durch einen Mangel an beruflicher Autonomie gekennzeichnet. Zwischen dem Status von ›Semi-Professionen‹ und dem Status von Frauen gäbe es eine enge Beziehung. Der typische ›Professional‹ sei männlich, der typische ›Semi-Professional‹ weiblich (Etzioni 1969b, S. XV). In seinem Beitrag zu ›Krankenschwestern‹ in Etzionis Sammelband führt Fred Katz die Problemlagen aus, die die Entwicklung des Krankenpflegeberufes kennzeichneten: 1. Der Krankenpflegeberuf sei eine wesentliche Ergänzung und zum Teil Voraussetzung medizinischen Handelns, aber vergleichsweise wenig angesehen. 2. Hauptperson des Pflege- und Heilungsprozesses sei der Arzt, eine Sicht, welche die Schwestern teilten. 3. Krankenschwestern übernähmen die Funktion eines notwendigen ›Buffers‹ zwischen Experten und Laien. 4. Der Anteil an spezialisiertem Wissens sei außer in der Intensivpflege gering. 5. Die Professionalisierung des Berufes werde eher von den Führerinnen und Führern der Berufsorganisationen vorangetrieben als von der Basis (Katz 1969; vgl. auch Hampel 1983).

Unterschiede zwischen Berufen und Professionen, auch Semi-

Professionen, lassen sich mit Hans Albrecht Hesses im deutschsprachigen Raum wichtig gewordenen Differenzierung zwischen ›Berufskonstruktion‹ und ›Professionalisierung‹ auf den Begriff bringen. Hesse unterscheidet in seinem Beitrag zur Soziologie des Berufs, der Berufspolitik und des Berufsrechts zwischen ›Berufskonstruktion‹ und ›Professionalisierung‹ und grenzt Prozesse der Verberuflichung und Professionalisierungsprozesse voneinander ab (Hesse 1972). Unter ›Berufskonstruktion‹ versteht Hesse einen planmäßigen »Vorgang zur Konstruktion von Mustern zur Qualifizierung und zum Tausch von Arbeitskraft, an dem berufsfremde Interessenten maßgeblich beteiligt sind und der im Interesse der Arbeitskraftbeschaffung vor allem auf die Sicherung von Qualifikationserwartungen zielt« (ebd., S. 131). Als ›Professionalisierung‹ bezeichnet er dagegen einen planmäßigen »Vorgang zur Konstruktion von Mustern zur Qualifizierung und zum Tausch von Arbeitskraft, an dem die Berufsangehörigen maßgeblich beteiligt sind und der [...] vor allem auf die Sicherung und Steigerung von Entschädigungschancen zielt« (ebd., S. 131). Das Modell ›Beruf‹ verknüpfe spezifische Qualifikationserwartungen mit spezifischen Arbeitsleistungen sowie mit relativ niedrigen, in der Regel auf Erwerbs- und Versorgungschancen beschränkten Entschädigungschancen. Im Modell ›Profession‹ seien überdurchschnittliche Qualifikationserwartungen und überwiegend nicht-manuelle Arbeitsleistungen mit überdurchschnittlichen Erwerbs-, Prestige- und Autoritätschancen gekoppelt. Während das Modell ›Beruf‹ dem Interesse an der Beschaffung von Arbeitskraft unterworfen ist, dient das Modell ›Profession‹ der vergleichsweise selbstbestimmten Verwendung von Arbeitskraft.

Die Unterscheidung zwischen ›Berufskonstruktion‹ und ›Professionalisierung‹ wird in sozialhistorischen Analysen zur Kennzeichnung der Unterschiede zwischen kontinentaleuropäischen, insbesondere deutschen Entwicklungen gegenüber Professionalisierungsprozessen in den USA und Großbritannien herangezogen. ›Berufskonstruktion‹ wird hier gleichgesetzt mit ›Professionalisierung von oben‹, einer These, welche die ausschlaggebende Rolle des deutschen Staates in Professionalisierungsprozessen – gegenüber eher marktvermittelten Prozessen, z.B. in der US-amerikanischen Gesellschaft – abhebt. Die These einer ›Professionalisierung von oben‹ (vgl. z.B. Albisetti 1996, S. 190 f.) zur Kennzeichnung der deutschen Professionsgeschichte ist allerdings umstritten (vgl. Jarausch 1990, S. 12; McClelland 1991, S. 238). Zu geradlinig werden hier historisch, national und kulturell differierende Entwicklungsbedingungen auf ein spezifisches Verhältnis von Markt und Staat reduziert. Konstellationen wie der prägende Einfluss des deutschen Bildungsbürgertums bleiben unterbewertet (vgl. Kocka 1990). Zudem wird Profession gleichgesetzt mit Männerberuf. In Bezug auf die Professionalisierungsinteressen von Frauen verhielt sich der deutsche Staat nicht fördernd, sondern behindernd (vgl. Costas 1992, 1997). Statt von ›Professionalisierung von oben‹ müsste in Bezug auf die Entstehungsbedingungen von Frauenberufen und die staatliche Reaktion auf die von der historischen Frauenbewegung eingeforderten Professionalisierungschancen von einer ›Professionalisierungsverhinderung von oben‹ gesprochen werden.

Die Nützlichkeit der Differenzierung Hesses zwischen ›Berufskonstruktion‹ und ›Professionalisierung‹ liegt in der Möglichkeit, Unterschiede der sozialen und strukturellen Bedingungen zu kennzeichnen. Der Begriff ›Berufskonstruktion‹ bezeichnet einen Entwicklungsablauf, dem Vertreterinnen und Vertreter eines Berufes vergleichsweise ohnmächtig unterworfen sind. Der Begriff ›Professionalisierung‹ bezeichnet dagegen ein Programm, einen vergleichsweise selbstbestimmten Entwurf der Vertreterinnen und Vertreter eines Berufes. ›Professionalisierung‹ setzt – legt man diese Begriffsbestimmung zugrunde – bereits ein bestimmtes Maß an Emanzipation voraus. In der Geschichte der Pflegeberufe wird der Begriff ›Berufskonstruktion‹ zur Kennzeichnung bestimmter Phasen in der Entwicklung des Krankenpflegeberufes verwendet, die durch eine starke Fremdbestimmung gekennzeichnet sind. Eine klare Abgrenzung zu dem Begriff ›Professionalisierung‹ wurde dabei vernachlässigt.[3] Meines Erachtens gibt man mit einer Gleichsetzung von Berufskonstruktion und Professionalisierung bzw. mit dem Verzicht auf einen der beiden Begriffe gewinnbringende analytische Unterscheidungsmöglichkeiten Preis. *Denn durch eine Analyse der Entwicklung des Krankenpflegeberufs im Rahmen eines Spannungsverhältnisses zwischen den Polen ›Berufskonstruktion‹ und ›Professionalisierung‹ lassen sich, so meine zweite These, unterschiedliche Entwicklungsphasen mit ihren spezifischen Widersprüchlichkeiten gut auf den Begriff bringen.*

Die idealtypische, in ideologischer Hinsicht ›naive‹ (Brante 1988, 1990) Perspektive strukturfunktionalistischer und merkmalstheoretischer Ansätze wurde in den folgenden Jahren nachhaltig kritisiert. Sie spiegele das Selbstbild der Professionen und der Berufe, die professionellen Status erlangen wollten und sage wenig darüber aus, was Professionen tatsächlich seien. Die Kriterien zur Kennzeichnung von Professionen seien unscharf. Es gelinge mit den genannten Merkmalen nicht, das Wesen von Professionen zu erfassen (vgl. z.b. Freidson 1983 S. 19-37; Rüschemeyer 1972, 1983). Nicht abstrakte Kriterien oder Funktionsbedingungen seien für die Kennzeichnung dieser besonderen Gruppe von Berufen, ›Professionen‹, maßgeblich, sondern das, was sie tun und wie sie es tun.

2.2 Professionelle Aktivitäten: Interaktionstheoretische und machtkritische Ansätze

Die Kritik an der Gleichsetzung von Funktion und Leistung führte in den 70er Jahren zu einer Konjunktur handlungstheoretischer Ansätze. Interaktionstheoretische und machtkritische Professionstheorien stellen das reibungslose Funktionieren von Professionen als moderne Strukturen gesellschaftlicher Ordnung in Frage. Es wird danach gefragt, wie sich eine professionelle Identität entwickelt, wie das Selbstbild und das Fremdbild von Professionen aussieht, wie es bestimmten Berufen gelingt, gesellschaftliche Anerkennung zu beanspruchen und wie Professionen im beruflichen Alltag ihre besondere Stellung vertreten und erhalten. Everett Hughes Bemerkung aus dem Jahre 1963 ist programmatisch zu verstehen. Er stellte fest: »Professionals profess. They profess to know better than others the nature of certain matters, and to know better than their clients what ails them or their affairs« (Hughes 1963, S. 656).

Geschichte wird in diesen Ansätzen mit dem Blick auf Veränderungsprozesse und Widersprüche nicht als teleologischer Prozess verstanden, sondern eher als ein Zusammenhang von sich überlagernden Sequenzen, Rhythmen, Zirkeln oder Konjunkturen. So analysiert Rue Bucher intraprofessionelle Konflikte, z.b. zwischen verschiedenen Disziplinen in der Medizin, aus der Perspektive und mit theoretischen Annahmen der Soziologie sozialer Bewegungen. Segmente in Professionen könnten den Charakter sozialer Bewegungen annehmen, so die These (Bucher 1972). Probleme wie die Bedingungen für das Entstehen einer Bewegung, Rekrutierung, Führung, Entwicklung des organisatorischen Apparats, Ideologien und Taktiken seien für intraprofessionelle Bewegungen ähnlich relevant wie für größere soziale Bewegungen. Professionelle Identität könne analog zur Ideologie einer politischen Bewegung gesehen werden (Bucher/Strauss 1961). In diesem Sinne analysiert Anselm Strauss mit einem gewissen herablassenden Amüsement die Struktur und Ideologie der frühen amerikanischen Krankenpflegerinnenbewegung. Die Vertreterinnen einer Reform des Krankenpflegeberufes (›nursing profession‹) hätten geglaubt, Krankenpflege sei eine Profession und sie seien recht erfolgreich darin gewesen, die Öffentlichkeit davon zu überzeugen. ›Profession‹ habe für sie ein Beruf mit untadeligen Standards bedeutet in Zusammenhang mit der Idee von ›Berufung‹ (›calling‹). Vor allem zwei Zusammenhänge irritieren Strauss: Zum einen die Übereinstimmung zwischen den psychologisch-sozialen Aufgaben der Krankenpflege und einem verallgemeinerten Set weiblicher Tugenden (›Mütterlichkeit‹), zum anderen die Wertschätzung des ›bedside-nursing‹ (›Grundpflege‹), des am wenigsten prestigeträchtigen undifferenziertesten Teils der Pflegeaufgaben durch die Krankenschwestern. Die Krankenpflege habe den Titel ›Profession‹ vor langer Zeit erhalten, lange bevor andere paramedizinische Berufsgruppen diesen Titel beansprucht hätten, ja sogar bevor die Medizin selbst soweit gewesen sei. Ob sie aber heute, begänne sie von neuem, diesen Titel beanspruchen könne, sei höchst zweifelhaft (Strauss 1966).

Was sich bei Wilensky bereits angedeutet hatte, nämlich die Hinwendung zu einem subjektbezogeneren, interessenskritischen Modell, beherrschte die Professionssoziologie der zweiten Hälfte der 60er bis Ende der 80er Jahre. Nicht professionelles Wissen, sondern Macht sowie das Streben nach Autonomie und günstigen Marktpositionen kennzeichne die Gruppe der besonderen, gesellschaftlich privilegierten Berufe, der Professionen. Vertreter und Vertreterinnen machtkritischer Ansätze verwiesen auf die Interessen von Professionals. ›Kollektivitätsorientierung‹ und Ethikkodex seien Ideologie. Ziel der Professionen sei nicht in erster Linie der Dienst für den Klienten oder für die Gesellschaft, sondern die Monopolisierung von Wissen und Marktchancen (vgl. Johnson 1972).

Angesichts überbordender Definitionsversuche und Merkmalsbündel in einer sich ausbreitenden semantischen Grauzone von Berufen, Berufen ›auf dem Weg zur Profession‹, ›borderline-cases‹ (Wilensky 1964, S. 142) und Professionen brachte Eliot Freidsons ›berufs- und wissenssoziologische Durchleuchtung‹ des Ärztestandes (1970) eine bemerkenswert befreiende Klarstellung. Freidson sah in der relativen Freiheit von gesellschaftlicher Kontrolle, d.h. in der Autonomie von Professionen, ihr entscheidendes Kennzeichen. Eine Profession erhalte ihre Stellung durch die Protektion einer gesellschaftlichen Elite. Institutionalisierte Wettbewerbsvorteile verbannten konkurrierende Berufsgruppen aus dem gleichen Arbeitsbereich, bzw. sorgten für eine Unterordnung unter die privilegierte ›Profession‹, wie dies im Fall der ›paramedizinischen Berufe‹, z.b. der Krankenpflege, im Vergleich zur Medizin geschehen sei. Aber die Verleihung professioneller Privilegien sei an Bedingungen gebunden. Wenn die Arbeit der Professionen nicht mehr mit den Erkenntnissen und Wertvorstellungen ihrer Gesellschaft in Einklang stehe, könne ihr Status verfallen oder ihnen die Privilegien entzogen werden. Diese Übereinstimmung zwischen der Arbeit der medizinischen Profession und den Wertvorstellungen der US-amerikanischen Gesellschaft sah Freidson zu Beginn der 70er Jahre zunehmend infrage gestellt. ›Krankheit‹, den Arbeitsbereich der Medizin, erfasst Freidson aus der sozialkonstruktivistischen Perspektive der interpretativen Soziologie in zwei Dimensionen: als ›biophysischen Zustand‹ und als ›soziales Konstrukt‹. Während Krankheit als biophysischer Zustand unabhängig vom Wissen und der Bewertung existiere, werde Krankheit als sozialer Zustand durch das Wissen und die Bewertung von Menschen geschaffen und geformt (Freidson 1970, S. 186). Die Autonomie der medizinischen Profession habe ganz offensichtlich die Vermehrung wissenschaftlicher Erkenntnisse über Krankheiten und deren Behandlung erleichtert und gefördert. Aber in der Ausführung der Behandlung, in der wirtschaftlichen und der sozialen Organisation der medizinischen Betreuung, habe die Autonomie eine Weiterentwicklung stark behindert. Daher sei es an der Zeit, dass sie verringert werde (ebd., S. 306). Versuchen, die Krankenpflege zu professionalisieren, begegnete Freidson mit Skepsis. Die Krankenpflege in den Vereinigten Staaten beurteilte er Mitte der 70er Jahre als ›Möchtegern-Profession‹ (Freidson 1975, S. 14). Die Ursachen für die gesellschaftliche Stellung der Krankenpflege sah Freidson zum einen in der Dominanz der medizinische Profession, die eine Professionalisierung der Krankenpflege allenfalls im Rahmen des Verwaltungsapparats zulasse. Zum anderen liege das Problem der mangelnden Bindung an den Krankenpflegeberuf weniger in dessen geringer Attraktivität, sondern in der Stellung der Frau in der Arbeitswelt schlechthin, was das Beispiel ›Ärztinnen‹ zeige, und sei daher durch ›Professionalisierung‹ nicht zu lösen (ebd., S. 48 ff.). Diese Einschätzung einer problematischen Beziehung zwischen Professionalisierung und Emanzipation teilte der deutsche Soziologie Walter Sprondel in einem spannenden Beitrag zu einer der ersten Pflegeforschungskonferenzen in der BRD aus dem Jahre 1972, der damals wie heute von BerufsvertreterInnen der Pflegeberufe wenig beachtet wurde. Auch er zweifelte an der positiven Verknüpfung von Professionalisierung und Emanzipation. Die Situation der Krankenpflege, so sein Fazit, könne unter der Kategorie ›Professionalisierung‹ nicht sinnvoll begriffen werden (Sprondel 1972, S. 25).

Hintergrund dieser Analysen, der Auseinandersetzungen mit ›Emanzipation‹ der Krankenpflege und Forderungen nach ›Deprofessionalisierung‹ des Ärztestandes, waren in den 70er Jahren Debatten, ausgelöst durch ›neue soziale Bewegungen‹ (vgl. Novak/Zipp 1981). Frauen- und Gesundheitsbewegungen forderten die Demokratisierung und Deprofessionalisierung des Gesundheitswesens, die Auseinandersetzung mit den ›Grenzen der Medizin‹ (Illich 1976). Der Professionalismus in der Medizin sei nichts anderes als die Institutionalisierung der Monopolherrschaft einer männlichen Oberschicht, stellten Barbara Ehrenreich und Deidre English in ihrer Untersuchung über die Entwicklung von Frauenberufen im Gesundheitsbereich mit dem Titel ›Hexen, Hebammen und Krankenschwestern‹ 1973 unmissverständlich fest. Ehrenreich/ English forderten nicht die Öffnung des exklusiven Medizinberufs für Frauen, sondern die Öffnung der medizinischen Wissenschaft für alle Frauen. »Professionalismus ist – im genauen Sinne des Wortes – elitär und exklusiv, sexistisch, rassistisch und klassistisch« (Ehrenreich/ English 1973, S. 51). Der Generalangriff auf die herrschende professionelle Elite und die im Kontrast dazu entwickelten radikalen Vorstellungen über eine demokratische, utopische Volksmedizin spitzte die Kritik an Gesundheitswesen und patriarchaler Gesellschaft politisch zu. Radikale KritikerInnen schlossen eine Verknüpfung von ›Professionalisierung‹ und ›Emanzipation‹ aus. Der Professionalisierungsprozess sei dann zu einem Ende gekommen, wenn die betreffende Tätigkeit komplett durch Männer dominiert werde. Der Professionalisierungsprozess sei eine der ›Bastionen des Patriarchats‹, so Jeff Hearn 1982 (ebd., S. 195 und S. 197).

Vor dem Hintergrund der demokratietheoretischen Kritik sozialer Bewegungen der 70er Jahre wurde die Professionssoziologie in den folgenden Jahren in strukturtheoretischer und machtkritischer Hinsicht weiterentwickelt. Die Kritik am Expertenprofessionalismus warf ein anderes Licht auf die Struktur sogenannter ›Semi-Professionen‹. SozialwissenschaftlerInnen (vgl. Sachße 1979; Olk 1986; Müller 1988; Schütze 1992), inzwischen auch Pflegewissenschaftler (vgl. Weidner 1995) analysierten die Struktur professionellen Handelns, oft auf der Grundlage der inspirierenden Überlegungen Ulrich Oevermanns (vgl. Oevermann 1996 sowie verschiedene unveröffentlichter Manuskripte). In besonderer Weise kennzeichnen demnach ›Paradoxien‹ professionelles Handeln in sozialen Feldern (Schütze 1992, S. 144). Gegensatzpaare wie Ganzheitlichkeit vs. Expertise, Routine vs. Risiko, Kontrolle vs. Autonomie, bürokratisches vs. professionelles Handeln umreißen spezifische Problemlagen. ›Ungewissheit‹ und ›Verantwortlichkeit‹ (Rabe-Kleberg 1993a, 1993b, 1996) sind Strukturelemente der Dienstleistungsberufe, die auch als ›Semi-Professionen‹ bezeichnet wurden. Es wird Anspruch auf eine ›andere‹ Professionalität (vgl. Olk 1986) erhoben, auf eine Professionalität, die den gesellschaftlichen Kontext in Rechnung stellt.

Eine vielversprechende machtkritische Theorieentwicklung, an die hier angeschlossen werden kann, geht auf eine Theorientwicklung auf der Grundlage von Thesen Max Webers zur Deskription und Analyse sozialer Ungleichheit zurück. Die ›Schließungstheorie‹ (vgl. Johnson 1972, S. 45) entfaltete einen theoretischen Ansatz, der zahlreiche, insbesondere auch feministische Analysen beeinflusste. Frank Parkin, der das Konzept in die Debatte einführte, versteht unter ›sozialer Schließung‹ den Prozess, durch den soziale Gruppen versuchen, materielle oder immaterielle Güter oder Chancen zu monopolisieren (Parkin 1974, 1979). ›Professionalisierung‹ könne als Strategie verstanden werden, den Zugang zu einem Beruf zu begrenzen, um dessen Marktwert zu erhöhen (Parkin 1979, S. 54). ›Eigentum‹ auf der einen Seite und ›Credentialism‹, d.h. die Verknüpfung von beruflichen und gesellschaftlichen Positionen und Bildungsabschlüssen[4], auf der anderen Seite, seien die zentralen sozialen Schließungsstrukturen. Zwei polare Typen sozialer Schließung identifiziert Parkin: Ausschließung (exclusion) und Machtergreifung bzw. Aneignung (usurpation)[5]. Darüber hinaus gäbe es Formen der Verbindung beider Typen, z.B. im Falle des ›proletarischen Antifeminismus‹. Hier werden ›usurpationary activities‹ gegen Arbeitgeber und den Staat mit ›exclusionary activities‹ gegen andere, schlechter organisierte Gruppen wie ethnische Minderheiten und Frauen verknüpft (ebd., S. 91). Typische konkrete Aktivitäten im Rahmen dieser Schließungstypen seien ›legalistische Strategien‹ und ›solidarische Taktiken‹. Semi-Professionen neigten zu einer Verknüpfung beider Strategien, zu ›dual closure‹. Einerseits beanspruchten sie einen höheren beruflichen Status durch die Forderung nach formalisierten Qualifikationen und rechtlich abgesicherten Möglichkeiten, Zahl und Qualität der beruflich Tätigen zu kontrollieren (›exclusion‹). Auf der anderen Seite –

zum Teil deshalb, weil sie ihre Monopolisierungsansprüche nicht voll durchsetzen könnten – bemühten sie ›solidarische Taktiken‹, die eher an gewerkschaftliche Strategien erinnerten (›usurpation‹). Im Folgenden werde ich auf zwei machtkritische Ansätze, die für meine Analyse der Professionalisierungsdiskurse in der Krankenpflege von besonderer Bedeutung sind, ausführlicher eingehen.

2.3 Krankenpflege als Professionalisierungsprojekt

Den Fragen, wie Professionen soziale Schließungsstrategien begründen und konsensfähig machen und wie sie sich organisieren, um Marktmacht zu erzielen, wandte sich Magali Sarfatti Larson zu. Larson prägte den Begriff ›Professionalisierungsprojekt‹ (professional project) für Ziele und Organisationsweisen von Professionen nach der ›großen Transformation‹[6], der Zeit, in der das Bemühen der Anbieter bestimmter Dienstleistungen für ihre Fachkenntnisse einen Markt zu begründen und ihn zu kontrollieren, umschlug in eine ›Ideologie‹. Unter ›Ideologie‹ versteht sie: »not only an image which consciously inspires collective or individual efforts, but a mystification which unconsciously obscures real social structures and relations« (Larson 1977, S. XVIII). Als ›Projekt‹ bezeichnet Larson eine ›geplante Unternehmung‹, nicht im Sinne eines zusammenhängenden Systems von Zielen und Strategien, das eine bestimmte Gruppe bewusst verfolgt, sondern im Sinne der Abbildung von Kohärenz und Konsistenz eines gegebenen Handlungsverlaufs, der ex post in der Vielfalt scheinbar unzusammenhängender Handlungen erkannt werden kann (ebd., S. 6). Ein Professionalisierungsprojekt ist demnach ein rekonstruiertes Gesamt von Zielen und Strategien eines kollektiven Akteurs. Es kann den daran beteiligten Mitglieder letztlich unklar sein, dass sie es verfolgen.

Aus einem überwiegend ökonomischen Professionsmodell sei im Zuge der Entwicklung kapitalistischer Marktgesellschaften ein überwiegend ideologisches geworden, ein Modell, das Statusungleichheit rechtfertige und den Zugang zum Berufssystem schließe. Dabei seien traditionelle, vorkapitalistische Komponenten erhalten geblieben, die sich in unterschiedlichem Ausmaß in der Ideologie der Professionen spiegelten, so die Idee der Berufung (›calling‹) oder das Dienstideal (ebd., S. 220). Der moderne Professionalismus verdanke seinen Aufschwung der Chance für die Mittelklasse, durch Arbeit sozial aufzusteigen (ebd., S. 5; vgl. auch Bledstein 1976). In ihrem Interesse am Statusgewinn sieht Larson das entscheidende Motiv, das moderne ›Professionals‹ an Bündnissen mit anderen Arbeitern oder mit Klienten hindert. »In the newer professions the creation, expression, and protection of special status tend to be the most central dimension of the professionalization project« (Larson 1977, S. 236).

Larson ignoriert die Frage nach dem Verhältnis von Geschlecht und professionellen Organisationsstrukturen. Die Kategorie Geschlecht spielt für sie weder im Rahmen ihrer Analyse von Professionalisierung als einer Praxis sozialer Mobilität eine Rolle, noch bringt sie ›Frauenberufe‹ – auch nicht beispielshalber – in die Debatte ein. Trotzdem erschließt ihr Ansatz für eine Analyse des Krankenpflegeberufes zentrale Untersuchungsdimensionen. Auf methodischer Ebene eröffnet der Ansatz des ›Professionalisierungsprojektes‹ im Unterschied zu einer Definition von Professionen anhand statischer Kriterien eine Perspektive auf Veränderungsprozesse. Weiterhin ermöglicht die spezifische Verwendung des Begriffes ›Projekt‹ eine differenzierte Sicht auf Professionalisierung als handlungsleitendes Konzept. Auf inhaltlicher Ebene wird das Ziel von Professionalisierungsprojekten als ›Statusgewinn‹ präzisiert und der gesellschaftlichen Situiertheit und den sozialen Konstruktionsprozessen bei der Entwicklung professioneller Merkmale eine ausschlaggebende Bedeutung beigemessen. *Daher ist an dieser Stelle als dritte These festzuhalten, dass die beruflichen Interpretations- und Handlungsmuster der von mir untersuchten Berufsorganisationen (Berufsorganisation der Krankenpflegerinnen Deutschlands, Agnes Karll-Verband, Deutscher Berufsverband für Krankenpflege) sinnvoll als Professionalisierungsprojekt im Sinne eines ex post erkennbaren Handlungsverlaufs mit den Zielen der Statusverbesserung und der beruflichen Schließung verstanden werden können.*

Von der Idee, eine generelle Theorie der Professionen zu entwickeln, wandte sich Larson später ab (vgl. Larson 1990). Sie habe die Diskontinuität zwischen vormodernen und modernen professionellen Phänomenen zu stark in den Vordergrund gestellt. Statt dessen seien vielfältige Kontinuitäten zwischen Professionen vor und nach der industriellen Revolution zu beobachten. Larson plädiert für eine Weiterentwicklung der Professionssoziologie mit dem Schwerpunkt auf der Konstruktion und den sozialen Wirkungen von Expertenwissen. Ihre Relativierung des historischen Konzepts schließt an Ergebnisse der neueren historischen Professionsforschung an, die auch durch die berufliche Entwicklung der Krankenpflege, in der Kontinuitäten Diskontinuitäten dominieren, bestätigt wird. Dafür, dass nicht abstraktes Wissen ausschlaggebend ist für soziale Anerkennung, sondern die Art und Weise, wie Wissen sozial organisiert wird, ist die Entwicklung des Krankenpflegeberufes ein gutes Beispiel. Um jedoch diesen Zusammenhang genauer bestimmen zu können, muss eine zentrale Struktur der sozialen Organisation von Wissen und Beruflichkeit in dem Konzept ›Professionalisierungsprojekt‹ berücksichtigt werden: das Geschlechterverhältnis.

Auf Magali Sarfatti Larsons Konzept des Professionalisierungsprojektes und Parkins Konzept der beruflichen Schließung und dessen Weiterentwicklungen gründete Anne Witz ihre Überlegungen zum Zusammenhang von ›Professions und Patriarchy‹ (Witz 1988, 1992). Witz arbeitet mit einem historisch sensiblen Konzept von ›Patriarchat‹, als einem sozialen System männlicher Dominanz auf der Basis eines ›dual systems framework‹ (Patriarchat/Kapitalismus) (Witz 1992, S. 94 ff.). Die historisch spezifischen Verschränkungen patriarchaler und kapitalistischer Formen der Strukturierung von Frauenarbeit begrenzen, so ihre These, in typischer Weise die Mobilisierbarkeit von Ressourcen für die Verfolgung von Professionalisierungsprojekten in Frauenberufen. Männliche Schließungsstrategien versperren Frauen den Zugang zu Ressourcen wie Fähigkeiten und Fertigkeiten (skills), Wissen, Zugangsberechtigungen durch Qualifikationsnachweise (credentials) oder technische Kompetenz (Witz 1988, S. 76). Um Dimensionen der Einschreibung von Geschlecht in Professionalisierungsprozesse besser erfassen zu können, entwickelt Witz ein differenzierteres Modell von Schließungsstrategien. Sie verspricht sich davon eine Öffnung der Schließungtheorie für eine Konzeptualisierung von ›female professional projects‹ und eine Korrektur des Androzentrismus in der bisherigen Diskussion von Professionalisierung als Schließungsstrategie (Witz 1992, S. 43).

Unter Ausschließungsstrategien (exclusionary strategies) versteht Witz in Anlehnung an Parkin den Versuch einer sozialen Gruppe, sich einen privilegierten Zugang zu erhöhten Erwerbschancen zu sichern. Gegenstrategien gegen eine Ausschließung, von Parkin als Machtergreifungs-, bzw. Aneignungsstrategien (usurpationary strategies) bezeichnet, unterscheidet sie in zwei Formen: a) ›inclusionary usurpation‹ und b) ›revolutionary usurpation‹. Einschließungsstrategien (inclusionary usurpation)[7] werden als Strategien einer ausgeschlossenen Gruppe definiert, die darauf abzielen, proportional an Positionen der ausschließenden

Gruppe teilzuhaben. Einschließungsstrategien beinhalten den Kampf für Chancengleichheit und den Einsatz für eine Veränderung kollektiver in Richtung auf individuelle Ausschließungskriterien, z.b. von Ausschluss durch das Kriterium Geschlecht zu Ausschluss durch das Kriterium Leistung. Radikale Aneignungsstrategien (revolutionary usurpation) dagegen zielen auf eine umwälzende Veränderung der Struktur von Positionen, statt nur auf eine Einbeziehung in das bestehende System (Witz 1992, S. 48 ff.). In bestimmten Professionen setzen soziale Gruppen unterschiedliche Kombinationen von Aneignungs- und Ausschließungsstrategien ein, Parkin hatte diese Form der Schließung als ›dual closure‹ bezeichnet. Um ›female professional projects‹ genauer kennzeichnen zu können, führt Witz hier den Typus der ›horizontalen Abgrenzung‹ ein. Während Ausschließungsstrategien auf innerberufliche Autonomie und Kontrolle abzielen, werden Abgrenzungsstrategien (demarcationary strategies) von dominanten Berufen oder sozialen Gruppen eingesetzt, um sich die Kontrolle über andere, mit ihnen in Beziehung stehende Berufe zu sichern.[8] Das Wirken von Demarkationsstrategien ist, so Witz, absolut zentral für das Verständnis dafür, wie ungleiche Geschlechterbeziehungen in der beruflichen Hierarchie geschaffen und erhalten werden. Demarkationsstrategien zielen nicht auf den Ausschluss von Frauen, sondern auf eine spezifische Form des Einschlusses. Sie hegen Frauen in eine besondere Sphäre spezifischer Kompetenzen im Rahmen der beruflichen Arbeitsteilung ein und ermöglichen damit die Unterordnung von Frauenberufen unter Berufe, die von Männern dominiert werden (Witz 1992, S. 47). ›Female professional projects‹ setzen sich durch eine spezifische Form von ›dual closure‹ gegen Demarkationsstrategien durch männerdominierte Professionen zur Wehr. Sie zielen nicht auf Machtergreifung oder Aneignung, sondern auf Widerstand (ebd., S. 50).

Anne Witz hat mit diesem Ansatz des ›gendering‹ der Schließungstheorie meines Erachtens grundsätzlich einen sehr produktiven Weg für die Analyse von Frauenberufen eröffnet. Aber eine Übertragung ihrer Analyse auf meine Untersuchung wirft einige Probleme auf, auf die ich abschließend eingehen möchte. Das von Witz skizzierte Verständnis männlicher Dominanz im Rahmen eines ›dual-system‹ Ansatzes bedarf der Konkretisierung und Historisierung. Trotz des allgemeingültigen Anspruchs bezieht sich Witz mit ihrer empirischen Analyse auf einen vergleichsweise kurzen Zeitraum, etwa zwischen 1880 und 1930. Vor dem Hintergrund der Analyse eines langen Zeitraums müssen allgemein formulierte Aussagen korrigiert werden, so haben sich z.b. die Zu-gangsmöglichkeiten zu Ressourcen wie ›skills‹ und ›credentials‹ verän-dert und verlagert, die Marginalisierung von Frauen in hochqualifizier-ten Berufen ist dagegen vergleichsweise konstant geblieben ist. Für eine Analyse der beruflichen Entwicklung bedeutet dies, dass Art und soziale Organisation von Ressourcen, insbesondere spezifische Formen der Kontrolle, zu präzisieren sind. Weiterhin ist in inhaltlicher und metho-discher Hinsicht einzuwenden, dass der Begriff des ›female professional project‹ unklar bleibt. Über einen langen Zeitraum betrachtet kann z.b. das Professionalisierungsprojekt Krankenpflege in unterschiedliche Phasen eingeteilt werden, die durch verschiedene Beziehungen zwischen ›den‹ Geschlechtern charakterisiert sind: einen Zeitraum der ›female professional projects‹ unter der Regie sozial privilegierter Frauen in Abgrenzung zur Dienstleistungsarbeit von Arbeitern und Arbeiterinnen, einen Zeitraum der Berufskonstruktion in der Regie eines soziale Inte-ressen unter patriarchalem Vorzeichen vermittelnden Staates, ein Zeit-raum geschlechtsgemischter Professionalisierungsprojekte, strukturiert durch Geschlecht und einen Zeitraum vermeintlich geschlechtsneutraler Professionalisierungsprojekte, strukturiert durch ›Leistung‹.

Zum zweiten trägt die diffizile Differenzierung der Schließungsstrate-gien nicht generell zu einer Erhellung der Konstruktionsprozesse sozia-ler Ungleichheit bei. So bleibt zum Beispiel unklar, weshalb Ausschlie-ßungsstrategien und Gegenstrategien gegen Ausschließungsprozesse gleichermaßen als ›Schließungsstrategien‹ bezeichnet werden.[9] Aus-schließungs- und Aneignungsstragien unterscheiden sich in der Verfü-gungsmacht über Ressourcen. Eine Gleichsetzung ignoriert dieses Un-gleichgewicht, ein Widerspruch, den Witz nicht als Problem reflektiert. Nach der Differenzierung in Ausschließungsstrategien, verschiedene Arten und Ebenen von Aneignungsstrategien und ›dual closure‹-Strategien stellt sich eine gewisse Ratlosigkeit ein, denn es scheint, als ob es für jede soziale Praxis der Herstellung von Ungleichheit spezifi-sche bzw. geschlechtsspezifische Strategien gäbe, die sich dann letztlich doch wieder irgendwie ähnlich sind.

Trotzdem bleibt festzuhalten: *Auf der Handlungsebene lässt sich die Verfolgung des Professionalisierungsprojektes Krankenpflege im Rah-men der Schließungstheorie differenziert beschreiben, so meine vierte These. Eine Berücksichtigung der verfügbaren Ressourcen muss diese Beschreibung ergänzen.* Der Frage, ob sich auch das deutsche Professio-nalisierungsprojekt Krankenpflege als ›dual closure‹-Projekt in dem

Sinne kennzeichnen lässt, dass einer Vereinnahmung durch die Ansprüche der medizinischen Profession, d.h. ärztlichen ›demarcationary strategies‹, Widerstand entgegengebracht wird, während gleichzeitig ein Ziel beruflicher Zugangsbeschränkungen durch legalistische und credentialistische Ausschließungsstrategien verfolgt wird, wird im Rahmen der empirischen Analyse nachzugehen sein.

2.4 Profession, Geschlechterhierarchie und Differenz

In allen anerkannten, hochqualifizierten Berufen ist der Frauenanteil marginal. Die Etablierung von Professionen ging durchgängig mit einer Ausgrenzung von Frauen einher (vgl. Wetterer 1992, 1995a). Zudem: Frauen und die Frauenbewegung sind auch aus Theorien der Professionen bzw. der Professionalisierung ausgegrenzt. Keith MacDonald spricht in diesem Zusammenhang treffend von einer ›eloquenten Stille‹ (MacDonald 1995, S. 130).[10]

Die feministische Kritik der Professionssoziologie verfolgt zwei Stränge: Sie fragt einerseits nach den Gründen der Marginalisierung von Frauen in hochqualifizierten, gut bezahlten statushohen Berufen, ›Professionen‹.[11] Andererseits wird untersucht, wie es zu der Entwicklung spezifischer ›Frauenberufe‹ kommt und wodurch sich diese auszeichnen. Der Begriff ›Profession‹, so die Kritik, scheine für Männerkarrieren reserviert zu sein. Er setze Freiheit von Kinderbetreuung und Hausarbeit sowie Möglichkeiten, Energie, Zeit, Hingabe (devotion) und Überstunden zu investieren voraus. Strukturelle Benachteiligungen, patriarchale Komplizenschaften zwischen Arbeitgebern und etablierten professionals sowie spezifische Patronagesysteme bedingten eine intra- und interprofessionelle Segregation und Hierarchisierung nach Geschlecht. Professionen seien darüber hinaus nicht nur nach Geschlecht getrennt, sondern sie trügen selbst zu einer Typisierung nach Geschlecht bei. Aggressivität, Entscheidungsfreudigkeit, Konkurrenz und Risikofreudigkeit kennzeichne professionelles Verhalten. Dieser Komplex an Fähigkeiten und Fertigkeiten gelte als ›männlich‹ und strukturiere betriebliche Einsatzstrategien (vgl. Kaufman 1975; Lorber 1975; Davies 1983, 1992, 1995a). Das Gesamt dieser ›skills‹ sei eingebettet in ein spezifisches Kollegen- und Patronagesystem informeller Gruppen und deren Normen, in einen spezifischen ›Habitus‹. Der Begriff ›Habitus‹ bezeichnet, so Bourdieu, eine allgemeine Grundhaltung gegenüber der Welt, ein System verinnerlichter Muster, die es erlauben, alle typischen Gedanken, Wahrnehmungen und Handlungen einer Kultur zu erzeugen (Bourdieu 1983, S. 143, 1982). Den Habitus einer Person zu kennen, bedeute, intuitiv zu wissen, welches Verhalten dieser Person verwehrt ist. Die marginale Stellung von Frauen in Professionen erkläre sich, so Paul Atkinson und Sara Delamont daran anschließend, weniger durch spezifische ›skills‹, sondern dadurch, dass Frauen den professionellen Habitus nicht teilten (Atkinson/Delamont 1990; vgl. auch Janshen/ Rudolph 1987). In sogenannten ›Semi-Professionen‹, statusniedrigeren Berufen und an dem Kriterium des Frauenanteils gemessen ›Frauenberufe‹, entfällt der potenzielle Widerspruch zwischen Weiblichkeit und Professionalität. Sozialarbeit, Bibliothekswesen, Lehramt an Grundschulen, Krankenpflege zeichnen sich gerade dadurch aus, dass ›weiblicher‹ und ›beruflicher‹ Habitus übereinstimmen.

Einen vieldiskutierten theoretischen Ansatz zur Erklärung der Eigenart weiblicher Berufsarbeit entwickelten Wissenschaftlerinnen eines Sonderforschungsbereichs an der Universität München in der zweiten Hälfte der 70er Jahre: die These vom ›weiblichen Arbeitsvermögen‹. Weibliches Arbeitsvermögen zeichne sich durch Naturgebundenheit, körpergebundene, zyklische Zeit, Ungeschiedenheit von Arbeitszeit und arbeitsfreier Zeit, diffuse Ganzheit der Arbeit und konkretes Erfahrungslernen und -wissen aus (Ostner/Pieper 1980b, S. 6). Der Unterschied zwischen beruflich zugeschnittenem Arbeitsvermögen und weiblichem Arbeitsvermögen liege in einer betonten Gebrauchswertorientierung und in einer Hervorhebung des Naturbezugs. Weibliches Arbeitsvermögen, das Frauen während ihrer Sozialisation ausbildeten, werde als extrafunktionale Qualifikation in die Berufstätigkeit eingebracht. Es verschaffe Frauen bessere Konkurrenzbedingungen in reproduktionsnahen Berufen. Es bedinge aber auch die ›mangelnde Beruflichkeit‹, d.h. die mangelnde Tauschwertorientierung und Rationalisierbarkeit, von Frauenberufen (vgl. Beck-Gernsheim 1976; Ostner 1978, 1990, 1992; Ostner/Beck-Gernsheim 1979; Ostner/ Krutwa-Schott 1981).

Dieses Konzept beeinflusste die Interpretation der Entwicklung des Krankenpflegeberufs in Deutschland nachhaltig. Claudia Bischoff legte es ihrer wegweisenden Studie über Frauen in der Krankenpflege zugrunde (Bischoff 1992a). Weibliche Sozialisation und die Zuständigkeit für Hausarbeit seien die Gründe, weshalb Frauen personenzentrierte Fähigkeiten und Einstellungen entwickelten: Empathie, Intuition, Geduld, Anteilnahme, Fürsorglichkeit, die Bereitschaft auf andere einzugehen, die Zurückstellung eigener Bedürfnisse. Diese Verhaltensmuster, die in berufliche Muster wie Tauschwertorientierung, Abstraktheit, Spezialisierung, Zeit- und Kostenökonomie nicht passten, seien zugleich Grundlage sozialer Berufe. Es charakterisiere die besondere Widersprüchlichkeit des Krankenpflegeberufes, dass beide Muster zu vereinbaren sind (ebd., S. 157 f.).

Von Beginn an war das Konzept ›weibliches Arbeitsvermögen‹ durch eine widersprüchliche Rezeption gekennzeichnet. Claudia Bischoff, z.B., vertrat einerseits, dass der spezifische Komplex an Fähigkeiten und Fertigkeiten, der in der Krankenpflege gefordert wird, einem von Frauen eingebrachten ›weiblichen Arbeitsvermögen‹ zuzurechnen ist. Andererseits kritisierte sie dieselben Eigenschaften und ›skills‹ als zugemutete Ideologie. Ich vermute, dass diese Widersprüchlichkeit auf einen spezifischen bei Bischoff theoretisch nicht weiter aufgeschlüsselten Zusammenhang von Pflege- und Fürsorgearbeit und Geschlecht zurückzuführen ist, auf den ich weiter oben ausführlicher zurückkommen werde.

Bestimmend wurde in folgenden Jahren, vor allem aber seit Ende der 80er Jahre, eine andere Sicht auf Konstitutionsbedingungen und Entwicklungen sogenannter Frauenberufe. Die Charakterisierung eines Aufgabenkomplexes als ›weiblich‹ oder ›männlich‹ bezeichne keine der Aufgabe inhärente Qualität, sondern sei die Auswirkung der ideologischen Identifikation und Distribution von Aufgaben, so bereits Eva Gamarnikow (Gamarnikow 1978, S. 101). Geschlechtsspezifische Arbeitsteilung sei eine patriarchale ideologische Struktur, die innerfamiliale patriarchale Verhältnisse in außerfamilialen Arbeitsprozessen reproduziere (vgl. Gamarnikow 1978, S. 121; Prelinger 1985; Davies 1995a).[12] Das Konzept ›weibliches Arbeitsvermögen‹ wurde in den 90er Jahren einer grundsätzlichen erkenntnistheoretischen, empirisch fundierten Kritik unterzogen. Es reduziere das subjektive Arbeitsvermögen auf Aspekte, die als ›weiblich‹ wahrgenommen würden. Damit begrenze es die Subjektpotenziale von Frauen auf einen bestimmten Ausschnitt und vereinheitliche sie (vgl. Knapp 1987, 1988a, 1988b). Es trage nicht zur Aufklärung von Herrschaftsbeziehungen im Geschlechterverhältnis bei, sondern reifiziere die Geschlechterdifferenz, da es Geschlechtsunterschiede nicht als sozial konstruiert, sondern als quasi überhistorisch, natürlich begreife (Gildemeister/Wetterer 1992). Die Verteidigung, es handele sich beim ›weiblichen Arbeitsvermögen‹ um ein Konstrukt, einen Idealtypus im Sinne Max Webers, nicht um eine Aussage über das Wesen von Frauen (Ostner 1990, 1992), erschien angesichts der griffigen Formulierung, die Fehlinterpretationen nahe legt, nicht ganz überzeugend. Empirische Untersuchungen bereiteten den Boden für einen Wechsel in der Bewertung spezifisch ›weiblicher‹ Fähigkeiten und Fertigkeiten in Arbeit und Beruf. Die Arbeitsinhalte sogenannter Frauenberufe sind, so zeigen synchron und diachron vergleichende Studien oder Untersuchungen zum Geschlechtswechsel von Berufen, variabel und vielfältig. Die Charakterisierung von Frauenberufen nach Arbeitsinhalten ergibt kein klares Bild (vgl. Willms-Herget 1985; Rabe-Kleberg 1987; Teubner 1989; Wetterer 1993; Gottschall 1995). Statt der Inhalte entscheiden Arbeitsverhältnisse über das Geschlecht von Berufen. Frauen sind »immer dort eingesetzt […], wo die Arbeitsplätze schwieriger oder schlechter, die Arbeitsanforderungen diffuser oder maßloser und die Bezahlungen schlechter sind als in vergleichbaren Männerbereichen« (Rabe-Kleberg 1987, S. 18 f.). Frauenberufe, so ein Fazit Ursula Rabe-Klebergs, bestehen aus den »Arbeiten, die Männer nicht tun wollen, also übrig lassen« (ebd., S. 47).

Vor diesem Hintergrund verlagerte sich der Fokus feministischer Arbeits- und Berufsforschung von der Frage nach ›geschlechtsspezifischen‹ Strukturen[13] auf die Frage nach der Herstellung und Aufrechterhaltung ›geschlechtshierarchischer‹ Strukturen in Arbeit und Beruf. In der Bundesrepublik Deutschland hat insbesondere Angelika Wetterer diesen Wechsel der theoretischen Orientierung aus sozialkonstruktiver Perspektive neu begründet.[14] Sie betrachtet die Herstellung und Entwicklung von Prozessen der Geschlechtertrennung und Hierarchisierung im Rahmen von Professionalisierungsprozessen als Prozesse der Statusdistribution, die diskursiv durch die Konstruktion von Geschlechterdifferenzen abgestützt werden. Besonders an der Herstellung intraprofessioneller Hierarchien könne gezeigt werden, wie Berufsarbeit vergeschlechtlicht wird (Wetterer 1995). Die besondere Geschichte des Zugangs von Frauen zu Professionen illustriert Wetterer am Beispiel der Medizin. Sie zeigt, wie Ärztinnen, die sich das berufliche Terrain mit Verweis auf einen besonderen ›weiblichen‹ Auftrag erkämpften, zu ›weiblichen Ärzten für Frauen‹ wurden und in der Folge nicht nur andere Patienten und andere Krankheiten behandelten, sondern tatsächlich andere Ärzte waren (Wetterer 1999, S. 236 ff.). ›Frauenbilder‹ bahnen Professionalisierungsprozessen den Weg und in der Folge erhalten sie durch Ausgrenzung und eine kontrollierte und begrenzte ›ausschließende Einschließung‹ einen ›wirklichen‹ Gehalt (Wetterer 1992b, S. 33, 1999). Statt von der geschlechtshierarchischen, spricht Wetterer inzwischen von einer »geschlechterkonstituierenden Arbeitsteilung [...], von einer Arbeitsteilung also, in deren Zuge nicht nur die ›Weiblichkeit‹ und ›Männlichkeit‹ bestimmter Arbeitsbereiche hergestellt wird, sondern zugleich die Differenz zwischen Frauen und Männern« (Wetterer 1999, S. 233).

In die Auseinandersetzung mit ›gender at work‹[15] führten Heintz u.a. das Konzept ›boundary work‹ ein, um Grenzziehungen, Differenzierungsarbeit, zu kennzeichnen. Das Konzept ›boundary work‹ als Herstellung von ›Grenzen‹ und korrespondierend dazu Herstellung von ›Identitäten‹, ist Grundlage ihrer Studie ›Ungleich unter Gleichen‹, einer Untersuchung der geschlechtsspezifischen Segregation des Arbeitsmarktes (Heintz u.a. 1997). Der Begriff ›boundary work‹ geht auf kulturtheoretische Ansätze zurück. Fragen, wie Personen, Dinge und Handlungen separiert und auf spezialisierte soziale Räume verwiesen werden und welche sozialen Folgen dies hat, stehen im Mittelpunkt der unter dem Sammelbegriff ›boundary work‹ zusammengefassten Forschungsansätze (vgl. Lamont/Fournier 1992, S. 1; Heintz u.a. 1997, S. 9). Michéle Lamont, auf die sich die WissenschaftlerInnengruppe bezieht, definiert: »Symbolic boundaries are conceptual distinctions that we make to categorize objects, people, practices, and even time and space« (Lamont 1992, S. 9). Auf mikrosozialer Ebene wird ›boundary work‹ als Bestandteil der Herausbildung individueller Identität verstanden, auf makrosozialer Ebene als Herstellung und Aufrechterhaltung sozialer Ordnung z.B. durch kollektive Normen (ebd., S. 11).

Für Heintz u.a. zeichnet sich das Konzept ›boundary work‹ durch eine Doppelperspektive aus. Einerseits werden Grenzen täglich neu wiederhergestellt. Andererseits sind die Grenzziehungen in Strukturen eingelassen, die Handeln vermitteln und kanalisieren (Heintz u.a. 1997, S. 1). »Die Aufteilung des Arbeitsmarktes in Männer- und Frauenberufe«, so die AutorInnen, »ist ein zentraler Mechanismus, um die Geschlechter separat zu halten und aus Gleichen Ungleiche zu machen« (ebd., S. 12). Zunehmend werde die berufliche Separierung über eine Ziehung symbolischer Grenzen hergestellt. Professionalität wird, so das Ergebnis der Fallstudien zu Krankenpflege, Informatik und Sachbearbeitung überall mit Männlichkeit gleichgesetzt. Frauen wird nur insoweit Professionalität zuerkannt als sie sich von Weiblichkeitsdefinitionen abgrenzen (ebd.,

S. 244). Männliche Pfleger in der Krankenpflege, so das Resultat der Falldarstellung ›Krankenpflege‹, kultivieren Überschneidungen in der Grenzziehung zwischen Professionalität und Männlichkeit durch ein spezifisches Muster, das die Autorinnen als ›coolness‹ bezeichnen. Es zeichnet sich durch Ruhe, Sachlichkeit und Beherrschung von Emotionen aus (ebd., S. 109 f.).

Die Struktur bleibt gleich. Historisch variabel sind die Konzepte, zu denen sich die Muster zusammenfügen. ›Boundary work‹ setzt sie in Szene: ›soziale Mütterlichkeit‹, ›Empathiefähigkeit‹, ›Technikkompetenz‹ oder ›Ganzheitlichkeit‹. Im Rahmen der Untersuchung eines langen Zeitraums interessieren die spezifischen Muster, die Geschlechterdifferenz und Professionalisierung verknüpfen, Differenzen verstärken oder neutralisieren. *Mit dem Konzept ›boundary work‹, so meine fünfte These, können konzeptionelle Muster der sozialen und kulturellen Konstruktion von geschlechtsdifferenten beruflich relevanten Fähigkeiten und Fertigkeiten kritisch erfasst werden.*

2.5 Krankenpflege zwischen ›care‹ und ›cure‹

Im vorigen Abschnitt hatte ich angedeutet, dass die widersprüchliche Rezeption der These zum ›weiblichen Arbeitsvermögen‹ durch Claudia Bischoff meines Erachtens auf strukturelle Gründe zurückzuführen ist. Darauf möchte ich jetzt zurückkommen. Die ambivalente Bewertung von Fürsorglichkeit, Anteilnahme und Geduld einerseits als Ideologie und andererseits als Vermögen verweist darauf, dass Frauen, wie es Christel Eckart ausdrückte, ›Grenzgängerinnen‹ sind zwischen Produktions- und Reproduktionsbereich (Eckart 1987, S. 202) und die an ›das‹ weibliche Geschlecht diskursiv gehefteten Fähigkeiten und Kenntnisse nicht nur ihr Geschlecht betreffen, sondern spezifische Formen und Inhalte von Arbeit im Bereich der gesellschaftlichen Reproduktion mitrepräsentieren. Produktion, Öffentlichkeit und Beruflichkeit auf der einen Seite und Reproduktion, Privatheit, ›Liebe‹ und Kommunikation auf der anderen Seite sind im ›weiblichen Lebenszusammenhang‹ (Prokop 1976) auf vielfältige Weise verknüpft. »Welche oder genauer wessen Krise findet statt?«, fragten Wissenschaftlerinnen auf dem 21. Deutschen Soziologentag zum Tagungsthema »Krise der Arbeitsgesellschaft« und wiesen auf die Notwendigkeit der Entwicklung eines erweiterten

Arbeitsbegriffes hin (Hagemann-White u.a. 1983). Produktion und Reproduktion oder Öffentlichkeit und Privatheit, sind, so die spezifischen Widerspruchserfahrungen von Frauen, nicht so grundsätzlich unterschiedlich und getrennt sind, wie es scheint (vgl. Becker-Schmidt 1987; Pateman 1989; Hausen 1992). In der feministischen Forschung zu Arbeit, Beruf, Familien- und Sozialpolitik hat sich eine weitreichende Debatte entwickelt, die auf der Grundlage eines Blicks auf die ›gesamte soziale Organisation von Arbeit‹ (Glucksmann 1995) die gesellschaftliche Bedeutung von Pflege- und Fürsorgearbeit theoretisch neu fasst und ihre Anerkennung einfordert. Unter dem Stichwort ›Care-Debatte‹ fanden weiterführende Perspektiven aus der angelsächsischen und skandinavischen Diskussion Eingang in die sozialwissenschaftliche Frauenforschung in der Bundesrepublik.

Eine einfache Übersetzung des Begriffs ›care‹ in die deutsche Sprache gibt es nicht. Tatsächlich umfasst ›care‹ mehr als ›Fürsorge und Pflege‹. ›Care‹ (pflegen) steht in der Diskussion im englischsprachigen Raum für ein pflegerisches Verständnis von Gesundheit und Krankheit im Gegensatz zu ›cure‹ (heilen), das der Medizin vorbehalten bleibt (vgl. auch Bartholomeyczik 1992; Dodd/Gorham 1994). ›Care‹ bedeutet, anderen dabei zu helfen, Behinderungen oder Einschränkungen zu verhüten oder damit zu leben und sich selbst und anderen zu helfen. Es wird davon ausgegangen, dass gegenseitige Hilfe in verschiedenen Abstufungen für alle Menschen lebensnotwendig ist. Leitbild ist nicht das autonome, sondern das soziale Individuum (vgl. Nunner-Winkler 1991; Nagl-Docekal/Pauer-Studer 1993). ›Care‹ bedeutet soziale Kompetenz und soziale Struktur, der Begriff geht fließend über von Fähigkeiten und Verantwortlichkeiten, privater Hilfe in Familien, Netzwerken, Selbsthilfe zu professioneller Hilfe und zurück von professioneller Hilfe zu Beistand im Alltag. Insofern umfasst ›Care‹ berufliche, öffentliche und nicht-berufliche, private, nach Leistung bezahlte und unentgeltlich aus Liebe erbrachte Tätigkeiten in vielfältigen Zwischenstufen. In der angelsächsischen und skandinavischen Diskussion wird der Begriff weitergehend für bestimmte Strukturen des Gesundheitswesens und der Sozialpolitik verwendet.[16] Durch den Blick auf ›Care‹ werden verborgene Strukturen sichtbar. Traditionelle Perspektiven können erweitert und revidiert werden. Ein gutes Beispiel hierfür ist die Analyse häuslicher Frauenarbeit als zentrales Strukturelement des ›unsichtbaren Wohlfahrtsstaats‹ durch die Norwegerin Kari Wærness (Wærness 1978).

Mit dem Konzept der ›Fürsorgerationalität‹ entwickelte Wærness ein

›sensitizing concept‹. In Anschluss an Herberg Blumer versteht sie darunter einen theoretischen Rahmen, der im Gegensatz zu ›definite concepts‹ lediglich umreißt, in welche Richtungen die Überlegungen gehen sollen (Wærness 2000, S. 59). Das Konzept ›Fürsorgerationalität‹ erweitert das Verständnis von Pflege und Fürsorge durch eine Dekonstruktion der Geschlechterdifferenz und lenkt über die Trennungen in berufliche und nichtberufliche Qualifikationen und Tätigkeiten hinweg den Blick darauf, was ›gute‹ Pflege und Fürsorge ist. Ausgangspunkt dieser Überlegungen waren Diskussionen über das Ergebnis einer Studie zu häuslicher Pflege, die erbracht hatte, dass Pflegerinnen in Haushalten sehr viel mehr Arbeit leisten als die, wofür sie bezahlt werden. Das Engagement dieser Pflegerinnen wurde in der Debatte als ›irrational‹ und ›dumm‹ bezeichnet, was für Wærness Anlass war, den Begriff des ›Rationalen‹ selbst zu differenzieren. Fürsorgerationalität ist kontextuell und deskriptiv, nicht Resultate, sondern das ›Gedeihen lassen‹ steht im Vordergrund. Fürsorgerationalität und gute Fürsorge bedürfen der Lebenserfahrung und der Fähigkeit zur Empathie, Qualifikationen, die im öffentlichen Hilfssystem nicht anerkannt sind. Zugleich erfordern sie qualifizierte Fachkenntnisse und Fertigkeiten. Fürsorgerationalität und Professionalisierung stehen tendenziell in einem Widerspruch, da professionelle Rationalität wissenschaftlichen und bürokratischen Zielen verpflichtet ist (Wærness 1987a, S. 225 ff., 1987b, S. 146, 2000, S. 62; vgl. auch Fisher/Tronto 1990).

Die Bedeutung von Fürsorgerationalität und ›Care‹ wird in beruflichen Leitbildern zur Entwicklung der Krankenpflege unterschiedlich gewichtet. Carole Thornley unterscheidet heute in der britischen Krankenpflege drei Modelle für die Entwicklung des Krankenpflegeberufes. Und zwar: 1. Das professionelle Modell, das ein Konzept professioneller Schließung verfolgt und eher auf einem technischen als auf einem kommunikativen Verständnis von Gesundheit (›curing‹ statt ›caring‹) beruht. Fähigkeiten und Fertigkeiten werden hier an Qualifikationen, akademischen Graden und Bewertungen gemessen. 2. Das traditionelle Modell. Hier gibt es fließende Übergänge zwischen verschiedenen Qualifikationsstufen. Fragen des Zusammenhangs zwischen Fähigkeiten und Fertigkeiten auf der einen Seite und deren Bewertung auf der anderen Seite werden nicht thematisiert. 3. Das radikale Modell, das durch Flexibilität gekennzeichnet ist und traditionelle Grenzen und Hierarchien durchbricht. ›Caring‹ wird bei diesem Modell anerkannt und es findet eine Auseinandersetzung mit Fähigkeiten und Fertigkeiten sowie deren Bewertung statt (Thornley 1996, S. 173).

Meines Erachtens bietet sich für die Strukturierung des Arbeitsbereichs Pflege im Rahmen der Perspektive auf eine ›gesamten sozialen Organisation von Arbeit‹ ein professionssoziologischer Ansatz an, der bisher in der deutschen feministischen Berufsforschung weniger beachtet wurde. Andrew Abbott schlug 1988 vor, die Professionssoziologie neu zu begründen. Nicht der Blick auf das Eigeninteresse der Berufsorganisationen, sondern die Untersuchung des Zusammenhangs zwischen den Professionen und ihrer Arbeit, für die sie versuchten professionelle Grenzen in Form von rechtlich fixierten Abgrenzungen (›jurisdictions‹) herzustellen, begründe eine Weiterentwicklung der Professionssoziologie. Abbott geht davon aus, dass die verschiedenen Professionen zusammenhängen und dass sie als ein sich gegenseitig beeinflussendes System zu interpretieren sind. Wesentlich für das Verständnis von Professionen ist für ihn in erster Linie die Arbeit einer Profession, nicht ihre Organisation (Abbott 1988, S. 111). Professionelle Praxis ist, so Abbott, durch drei Modalitäten, Diagnose, Einwirkung und Behandlung (›diagnosis‹, ›interference‹, ›treatment‹) gekennzeichnet. Durch diese Modalitäten beansprucht eine Profession ihr Arbeitsgebiet auf kultureller Ebene. So liegt z.B. der wahre Wert akademischen Wissens mehr im symbolischen als im praktischen Nutzen (vgl. auch Collins 1990). Akademisches Wissen legitimiert professionelle Arbeit, indem es die Grundlagen klärt und sie auf zentrale kulturelle Werte wie Rationalität, Logik und Wissenschaft zurückführt (Abbott 1988, S. 40 ff.). Auf sozialer Ebene beansprucht eine Profession ihr Arbeitsgebiet in den Arenen: Recht, öffentliche Meinung und Arbeitsplatz (›legal system, public opinion and workplace‹) (ebd., S. 60 ff.). Mindestens fünf verschiedene Arten von Vereinbarungen (›settlements‹) in Bezug auf die Beanspruchung von Arbeitsgebieten sind zu unterscheiden. 1. Die volle und abschließende Zuerkennung eines Arbeitsbereichs (›full and final jurisdiction‹), 2. Unterordnung (›subordination‹), 3. abschließende Arbeitsteilung (›final division of labor‹), 4. die Übertragung einer eingeschränkten beratenden Kontrollfunktion an eine Profession (›allow one profession an advisory control over certain aspects of the work‹) und 5. die Aufteilung des Arbeitsgebietes nach Klienten (›divide the jurisdiction according to the nature of client‹) (ebd., S. 69). Krankenpflege sei der klassische Fall einer Unterordnung (›subordinate settlement‹). Eine Profession kann konkurrierende Berufsorganisationen gründen, Schulen schaffen, Ethiken entwickeln usw. Aber sie kann kein Arbeitsgebiet besetzen, es sei denn, dieses ist unbesetzt oder die Profession kämpft darum. Die

Bewegungen eines Berufes im Rahmen seiner Beanspruchung von Arbeitsgebieten werden von außen oder von innen veranlasst. Äußere Veränderungen sind z.b. das Auftauchen neuer Aufgaben oder Aktivitäten neuer Gruppen von Professionals, die bestimmte Aufgaben für sich beanspruchen (z.b. im Falle der Krankenpflege durch Miss Nightingale). Innere Veränderungen sind Veränderungen in der sozialen Struktur der Profession oder neue Fähigkeiten und Fertigkeiten. Sobald sich ein Beruf bewegt, beeinflusst seine Bewegung unausweichlich auch andere Berufe. Als Hauptaufgabe der Professionssoziologie betrachtet Abbott die Analyse der Kräfte, die den Inhalt und die Kontrolle der Arbeit beeinflussen und die Untersuchung ihrer Auswirkungen auf andere Professionen und Arbeitsgebiete. Den selbst erhobenen Einwand, er sei die Antwort auf die Frage, was Professionen sind, schuldig geblieben, weist er zurück. Eine strenge Definition von ›Profession‹ sei unnötig und gefährlich. Für seine Zwecke genüge die lockere Bestimmung, wonach Professionen irgendwie exklusive Gruppen von Individuen seien, die ein irgendwie abstraktes Wissen auf konkrete Fälle anwendeten (ebd., S. 318).

An Abbotts Beitrag zur Professionssoziologie schloss sich eine engagierte Debatte an (vgl. MacDonald 1995; DiMaggio 1989; Turner 1989). Von zentraler Bedeutung ist der Vorwurf, Abbott vernachlässige mit der Verschiebung des theoretischen Fokus von ›Professionalisierung‹ auf ›jurisdictions‹ die handlungstheoretische Dimension von Professionalisierungsprozessen (MacDonald 1995, S. 18). Aber – die Verlagerung des theoretischen Interesses auf Arbeit und die Beanspruchung von Arbeitsgebieten erweitert die Sicht auf die gesamte soziale Organisation von Arbeit und ist insofern für eine Analyse von Frauenberufen von besonderem Interesse. Außerdem trägt sie der zunehmenden Flexibilität von Berufen, der Öffnung, Verschiebung ihrer Berufsbilder und ihrer Entgrenzung auf dem Hintergrund globalisierter Arbeitsmärkte Rechnung und scheint insofern zukunftsfähiger zu sein als ein eher historischer Blick auf abgrenzbare, nationale Professionalisierungsprojekte. *Der Krankenpflegeberuf ist, so meine sechste These, dadurch gekennzeichnet, dass er im Überschneidungsbereich zweier Arbeitsbereiche liegt, in denen Arbeitsgebiete beansprucht werden: dem Arbeitsbereich ›Care‹ (Pflege und Fürsorge) und dem Arbeitsbereich ›Medizin‹. Der Arbeitsbereich ›Care‹ zeichnet sich durch fließende Grenzen zwischen beruflicher und nichtberuflicher Arbeit und durch eine unspektakuläre Dauerhaftigkeit aus. Der Arbeitsbereich Medizin beansprucht im Rahmen eines erfolgreichen Professionalisierungsprozesses eine Kon-*

troll- und Leitfunktion über alle Berufe im Gesundheitsbereich. Ihren Erfolg verdankt die Medizin u.a. dem Versprechen auf Heilung (›cure‹), d.h. dem Versprechen auf eine zeitlich begrenzte Behandelbarkeit.

3. Untersuchungsgegenstand und Methode

Der Forschungsstand zur Geschichte der deutschen Krankenpflege lässt keine einfache Sekundäranalyse zu. Es bestehen zum Teil selbst bei den Grundvoraussetzungen, so bei der Datierung von Ereignissen sowie bei der Bezeichnung von Organisationen und der Rekonstruktion ihrer Geschichte, erhebliche Unklarheiten. Eine umfassende Sozialgeschichte der deutschen Krankenpflege steht noch aus. Die folgenden Bemerkungen zum Forschungsstand skizzieren einen kurzen allgemeinen Überblick. Im Rahmen der Analyse der verschiedenen Zeitabschnitte wird spezifischer auf die jeweilige Forschungssituation eingegangen. Bei der vorliegenden Untersuchung konnte ich mich auf eine Reihe von Gesamtdarstellungen stützen (z.b. Bauer 1965; Bischoff 1992a; Seidler 1993; Wolff/Wolff 1994)[1]. Einige Untersuchungen zu kürzeren Zeitabschnitten und/oder speziellen Problemstellungen waren hilfreich für einzelne Probleme (z.B. Gatz 1971; Helmerichs 1992; Höll/Schmidt-Michel 1989; Kruse 1995; Liese 1922; Prelinger 1984, 1985; Schaper 1987; Schmidt 1998; Steppe 1996a, 1997; Sticker 1960, 1961, 1975a). Eine kritische Analyse der Entwicklung konfessioneller Pflegeorganisationen ist, so ein Resumée, eines der interessantesten und vielversprechendsten Forschungsderivate. Bei vielen Fragestellungen war ich nahezu vollständig auf Quellen und zeitgenössische Sekundärliteratur angewiesen (z.B. Carst o.J.; Fraenkel 1922; Gacbel 1923; Macs 1922; Nutting/Dock 1910–1913; Streiter 1910, 1924; v. Caemmerer 1915). Einzelne Krankenpflegeorganisationen, besonders die Sektion Gesundheitswesen des freigewerkschaftlichen Gemeinde- und Staatsarbeiterverbandes, wurden bisher trotz ihrer Bedeutung für die Entwicklung des Krankenpflegeberufes in Deutschland bis auf wenige Ausnahmen (vgl. Helmerichs 1992; Bischoff 1992a) übergangen. Andere, wie die Berufsorganisation der Krankenpflegerinnen Deutschlands (B.O.K.D.), sind dagegen wenigstens für die Zeit ihrer Gründung relativ gut erschlossen (Karll 1908a; Sticker 1977; Hummel 1986; Helmerichs 1992; Kerchner 1992, S. 170-187). Sporadisch erhellen Beiträge zu historischen Phasen einzelner Organisationen, wie zum ›Roten Kreuz‹ (Oberinnen-Vereinigung 1930; Grüneisen 1939; Schmidt-Meinecke 1978, 1981, 1982; Grundhewer 1987; Hagemann 1993; Seithe 1993) oder auch zum ›Evangelischen Diakonieverein‹ (Zimmer 1897, 1901; Katscher 1990, 1997) den Weg. Manche Zeitabschnitte, insbesondere die Zeit zwischen 1945 und 1965, sind nahezu unerschlossen. Eine Vermittlung der bundesdeutschen Geschichte mit der Entwicklung der Krankenpflege in der Deutschen Demokratischen Republik wird seit Mitte der 90er Jahre engagiert in Angriff genommen (vgl. Wolff 1979; 1994; Wolff/Wolff 1994; Mischo-Kelling/Wittneben 1995; Beier/Jahn 1997).

Vor allem zwei Organisationen sind für eine Untersuchung der beruflichen Entwicklung der Krankenpflege in Deutschland von besonderem Interesse: Der freigewerkschaftliche Gemeinde- und Staatsarbeiterverband, eine Vorgängerorganisation der heutigen Gewerkschaft Öffentliche Dienste, Transport und Verkehr in der Vereinten Dienstleistungsgewerkschaft e.V. (ver.di) und die Berufsorganisation der Krankenpflegerinnen Deutschlands, eine Vorgängerorganisation des Deutschen Berufsverbandes für Pflegeberufe. In der Sektion Gesundheitswesens des Gemeinde- und Staatsarbeiterverbandes waren Pflegerinnen und Pfleger, Wärterinnen und Wärter organisiert. Zum Bedauern eines (geringen) Teils der Führungselite waren Frauen auf der Leitungsebene der Sektion Gesundheitswesen deutlich unterrepräsentiert. Die Berufsorganisation der Krankenschwestern Deutschlands dagegen wurde selbst unter den schwierigen Bedingungen des deutschen Kaiserreichs von Frauen geleitet. Bürgerliche, gebildete Frauen – männlich geboren, wären sie vielleicht Ärzte oder Pfarrer geworden – trugen diese Organisation. Ab 1967 nahm ihre Nachfolgeorganisation, der Agnes Karll-Verband, auch Krankenpfleger auf.

Im Unterschied zur Sektion Gesundheitswesen konzipierte die Berufsorganisation der Krankenpflegerinnen Deutschlands ihre Vorstellungen über die Entwicklung des Krankenpflegeberufes nicht als ›Arbeit‹, sondern als ›Beruf‹ und als ›Professionalisierungsprojekt‹. Die verschiedenen Konzepte standen sich nicht im gesamten Untersuchungszeitraum gleichermaßen gegensätzlich gegenüber. Die Berufsorganisation nahm, insbesondere während der Weimarer Republik oder auch Ende der 80er Jahre gewerkschaftliche Züge an. Freigewerkschaftliche Vertreterinnen und Vertreter des Krankenpflegeberufes bezogen, vor allem in den letzten zehn Jahren, auch Professionalisierungskonzepte in ihre Überlegungen mit ein. Wesentliche Unterschiede blieben der soziale Status (sozialökonomische Lage/Geschlecht) und die Suche nach Bündnispartnern in diesem Rahmen sowie die Bedeutung, die beruflicher Ethik oder Verpflichtung im weitesten Sinne beigemessen wurde. Drei Gründe sprachen für die Wahl der projektierten Entwicklungsperspektiven aus der Sicht der B.O.K.D. und ihrer Nachfolgeorganisationen als Fokus für die Untersuchung des Professionalisierungsprojektes Krankenpflege. Wichtigster Grund war, dass sich die Berufsorganisation als Motor einer Verberuflichung der Krankenpflege verstand. Eine geordnete, fachlich qualifizierte Ausbildung, Weiterbildung, die Verpflichtung auf eine berufliche Ethik und die Weiterentwicklung beruflichen Wissens rangierten vor bzw. an gleicher Stelle mit einer Verbesserung der Arbeitsbedingungen und der Einkommensverhältnisse. Zweitens bot die Untersuchung der Berufsorganisation der Krankenpflegerinnen Deutschlands und ihrer Nachfolgeorganisationen die Chance, Krankenschwestern selbst zu hören, die diskutierten Schwerpunktsetzungen und Entwicklungsperspektiven mit ihren Lebensumständen in Zusammenhang zu bringen, eine Perspektive, die selbst für die Geschichtsschreibung des Frauenberufs Krankenpflege nicht selbstverständlich ist. Drittens lässt sich die Geschichte des Professionalisierungsprojektes Krankenpflege aus der Perspektive der B.O.K.D. über einen langen Zeitraum verfolgen. Die Quellenlage ist relativ günstig.

Grundlage der vorliegenden Untersuchung sind in erster Linie die Mitteilungsblätter und Zeitschriften der Berufsorganisation der Krankenpflegerinnen Deutschlands und ihrer Nachfolgeorganisationen, des Agnes Karll-Verbandes, des Deutschen Berufsverbandes für Krankenpflege und des Deutschen Berufsverbandes für Pflegeberufe. Im Einzelnen:

- Mitteilungen an unsere Schwestern. Berufsorganisation der Krankenpflegerinnen Deutschlands 1903. Redaktion Generaloberin Agnes Karll und 1-6, 1905, Redaktion Generaloberin Agnes Karll (AKA 29);
- Unterm Lazaruskreuz. Mitteilungen der Berufsorganisation der Krankenpflegerinnen Deutschlands, Jg. 1-28, Berlin 1906–1933;
- Die Agnes Karll-Schwester, Jg. 1-21, Hannover und Frankfurt a.M. 1947–1967;
- Die Agnes Karll-Schwester – Der Krankenpfleger, Jg. 22-25, Frankfurt a.M. 1968–1971;
- Krankenpflege. Fachzeitschrift des Agnes Karll-Verbandes für Krankenpflegeberufe, Jg. 26-27, Frankfurt a.M. 1972–1973;
- Krankenschwester. Krankenpfleger. Kinderkrankenschwester. Krankenpflegehelfer/in. Altenpfleger/in. Krankenpflege. Fachzeitschrift des Deutschen Berufsverbandes für Krankenpflege, Jg. 28, Frankfurt a.M. 1974;

– Krankenpflege. Fachzeitschrift des Deutschen Berufsverbandes für Krankenpflege, Jg. 29-47, Frankfurt a.M. und Eschborn 1975-1993;
– Pflege Aktuell, Fachzeitschrift des Deutschen Berufsverbandes für Pflegeberufe, Jg. 48-54, Eschborn 1994-2000.

Zwischen 1933 und 1945 erschien die Zeitschrift der Berufsorganisation nicht. Die nationalsozialistische Regierung hatte ihre Publikation verboten und sich Räumlichkeiten und zum Teil auch die Organisationsstruktur der B.O.K.D. angeeignet. Im Mittelpunkt der Analyse dieses Zeitraums steht die Untersuchung folgender nationalsozialistischer Schwesternzeitschriften:
– Dienst am Volk. Zeitschrift der Reichsfachschaft deutscher Schwestern. Berlin, 1. Jg. 1932;
– Zeitschrift der Reichsfachschaft Deutscher Schwestern und Pflegerinnen, herausgegeben von der Reichsarbeitsgemeinschaft der Berufe im sozialen und ärztlichen Dienste. Berlin, 1. Jg. 1933;
– Die Deutsche Schwester. Amtliche Zeitschrift der Reichsfachschaft Deutscher Schwestern, herausgegeben von der Reichsfachschaft Deutscher Schwestern. Berlin, 1. Jg. 1936.

Für den Untersuchungszeitraum 1933–1945 konnte auch auf Archivalien zurückgegriffen werden. Briefe, Sitzungsprotokolle, Flugblätter und Stellungnahmen ergänzten die Informationen, die zu einem geringen, zudem zensierten Umfang in den nationalsozialistischen Schwesternzeitschriften erschienen. Die forschungsleitende Perspektive auf das Professionalisierungsprojekt Krankenpflege verschiebt sich aufgrund der Quellenlage in diesem Zeitraum von einem Professionalisierungsprojekt, das von einer Frauenberufsorganisation in Angriff genommen worden war, auf einen fremdbestimmten Prozess, der durch den nationalsozialistischen Staat und seine legitimierten Eliten diktiert wurde.

Nach dem Zweiten Weltkrieg gründeten ehemalige Mitglieder der Berufsorganisation ihren Verband neu. In einer Referenz gegenüber der Gründerin der B.O.K.D. nannten sie ihn ›Agnes Karll-Verband‹. In der Deutschen Demokratischen Republik wurde eine Neugründung der B.O.K.D. verboten. Erst nach 1990 entstanden auch dort Landesverbände unter dem Dach der Nachfolgeorganisation der B.O.K.D. und des Agnes Karll-Verbandes, des Deutschen Berufsverbandes für Krankenpflege.
Zur empirischen Erfassung dieser Entwicklung sind zwei methodi-

sche Anmerkungen zu machen. Erstens: Eine Einbeziehung der Entwicklung des Krankenpflegeberufes in der DDR erschien aus systematischen Gründen sinnvoll. Aus (zeit)ökonomischen Gründen war hier lediglich eine Sekundäranalyse möglich (vgl. Abschnitt 4.4.5), an die sich einschränkend einige Fragen anschließen, deren Beantwortung künftigen Untersuchungen vorbehalten bleiben muss. Zweitens soll hier nicht der Eindruck erweckt werden, es handele sich bei den Publikationen der untersuchten Berufsorganisation und ihrer Nachfolgeorganisationen um ein zeitlich und ideengeschichtlich kohärentes, widerspruchloses Gesamtprojekt. Kontinuität wurde durch beständige Rückgriffe auf eine gemeinsame Geschichte und die Identifikation mit den Gründerinnen und späteren Protagonistinnen und Protagonisten der Berufsorganisation geschaffen und letztlich auch mit den aufgenommenen Organisationen hergestellt – in einer zeitweise prekären Balance.

Im weitesten Sinne handelt es sich bei der folgenden empirischen Analyse um eine qualitative Inhaltsanalyse (Friedrichs 1973, S. 314-333; Jäger 1991, 1999; Mayring 1997; Merten 1995; Noelle-Neumann u.a. 1989; Wischermann 1983, 1993). In ihrem Mittelpunkt steht die Untersuchung von Zeitschriftenbeiträgen zum Professionalisierungsprojekt Krankenpflege der B.O.K.D. und ihrer Nachfolgeorganisationen. Untersucht wurden das Themenspektrum und die Themenkonjunkturen zu beruflichen Vorstellungen strukturiert in fünf Zeitabschnitte, die nach zentralen externen oder internen Einschnitten gegliedert wurden. Die Konstruktion der Untersuchungskategorien (vgl. Mayring 1997, S. 43 u. 74 ff.; Noelle-Neumann 1989, S. 39 f.; Merten 1995, S. 98 f.) für die Untersuchung des Themenspektrums und der Themenkonjunkturen orientierte sich an Fragestellungen zum ›Professionalisierungsprojekt‹ Krankenpflege einerseits und andererseits an Kategorien, die dieses Professionalisierungsprojekt – abgeleitet aus (ausgewählten) soziologischen Professionstheorien – für sich in Anspruch nahm und nimmt.

Eine langfristige qualitative Inhaltsanalyse bringt besondere Probleme mit sich. Unter anderem können keine überhistorischen Kategorien angelegt werden. Die Kategorien müssen offen bleiben. Auf der anderen Seite sollten Ausgangspunkte deutlich gemacht werden. Ich habe darauf verzichtet, ein ausführliches Lexikon der Kategorien, ihrer Ableitungen und Konkretisierungen in verschiedenen historischen Phasen durch unterschiedliche Gruppen beizulegen. Die Kategorien und ihre Veränderungen festzuhalten, war Teil des Erhebungsprozesses. Wesentliche Elemente der darauf beruhenden Überlegungen, insbesondere solche im

Kontext der Begriffe ›Arbeit‹, ›Beruf‹, ›Berufung‹ und ›Profession‹, gingen in Abschnitt 4 ein.

Trotzdem sollten Ausgangspunkte sichtbar gemacht werden. Diesem Ziel dient die folgende Auflistung. Im Einzelnen wurden alle Beiträge, d.h. Aufsätze, Stellungnahmen, Berichte, Leser(innen)briefe, Buchbesprechungen, Preisausschreiben oder Ausschreibungen für Auslandsaufenthalte, die unter diese Kategorien fielen, ausgewertet:

- Beiträge, die sich direkt mit dem Thema Geschlechterverhältnis befassten, z.b. zu Lebens- und Arbeitsbedingungen von Frauen, zum Verhältnis von Krankenschwestern und Ärzten, zur Vereinbarung von Beruf und Familie, zum Verhältnis zwischen Krankenschwestern und Krankenpflegern, zu Sprache;
- Beiträge zu Bündnispartnern, z.b. zur Frauenbewegung, zum International Council of Nurses, zur Weltgesundheitsorganisation, zur Gesundheitsbewegung;
- Beiträge zum Berufsbild, z.b. Beiträge und Informationen zur Berufsbezeichnung, zu erforderlichen Fähigkeiten und Fertigkeiten sowie Eignungsanforderungen, zur Verortung in einem bestimmten Arbeitsfeld, z.B, ›care‹ oder Medizin;
- Beiträge zu den Themen Bildung/Ausbildung/Weiterbildung, z.b. Reiseberichte, Buchempfehlungen, Vorschläge zur Organisation der Aus- und Weiterbildung, Kritik der Ausbildungspraxis, Stellungnahmen zu Ausbildungsordnungen, schulische Voraussetzungen;
- Beiträge zu beruflichem Wissen – hier interessierte nicht die Entwicklung pflegerischen Wissens an sich, sondern, z.b. – welches Wissen im berufspolitischen Kontext als relevant betrachtet wurde, wer über pflegerisches Wissen schrieb, in welchen Kontexten dieses Wissen verortet wurde (Medizin, Sozialwissenschaften, Frauenbewegung, Gesundheitsbewegung);
- Beiträge zu beruflicher Ethik, z.b. Trachtordnungen, Ethikkodizes, Beschreibung und Begründung pflegerischer Ethik, Zuständigkeit für ethische Fragen;
- Beiträge zu beruflicher Autonomie, z.b. zur Stellung der ›Oberinnen‹ und Pflegedienstleitungen, Forderungen nach einer Beteiligung in Krankenpflegeprüfungskommissionen, Forderung nach eigenständigem ›Zeugnisverweigerungsrecht‹, Feststellung von ›Vorbehaltsaufgaben‹, Forderungen nach Einrichtung von ›Pflegekammern‹ bzw. anderen Institutionen beruflicher Selbstverwaltung;
- Beiträge zum Wirken und zum Selbstverständnis der Berufsorganisa-

tion sowie der sie tragenden Personen, z.B. berufspolitische Forderungen und Initiativen, Vorstandsbesetzungen, Jahresberichte, Würdigungen, assoziative Kontakte.

Alltagssprachlich verfasste Texte sind mehrdimensional verstehbar. Der latente Gehalt eines Beitrags, etwa die Stützung einer bestimmten berufspolitischen Position in einer Organisation, kann den manifesten Inhalt so überlagern, dass im Extremfall der Text überhaupt nicht mehr nachvollziehbar ist. Ist in diesem Falle anzunehmen, dass mehr Informationen über die Autorin, den Autor, den politisch-sozialen Kontext sowie die Situation, in der ein Beitrag verfasst und publiziert wurde, zu einem besseren Verständnis beiträgt, gibt es andererseits auch Fälle, bei denen dies nicht weiter führt. Z.B. gibt es Beiträge, die ohne bewusstes Zutun Regeln folgen, deren Struktur sich nicht durch den Kontext, sondern nur durch Vergleiche aufklären lässt. Gerade die Geschlechterforschung hat gezeigt, wie fruchtbar eine methodische Perspektive sein kann, die unter einer gewissen Absehung der Inhalte nach den Regeln fragt. Aber andererseits müssen Inhalte vorausgesetzt werden, um nach Regeln fragen zu können (vgl. Hagemann-White 1993). Die aktuelle Debatte über Methoden der Textanalyse knüpft an der Fragilität der Konstruktion von Sinn an und suggeriert eine Alternative mit unumgänglichen Entscheidungen: Entweder hermeneutische Analyse oder Diskursanalyse, entweder die Frage nach Sinn oder die Frage nach Regeln (Bublitz u.a. 1999; Daniel 1997; Nagl-Docekal 1993; Scott 1990). Im konkreten Fall stellt sich diese Alternative weniger absolut als in der philosophisch-theoretischen Ableitung. »Einen Königsweg gibt es nicht« (Jaeger 1999). Für mich waren bei der Analyse der Texte beide Dimensionen von Belang: Bedeutung als Soziales und Bedeutung als Text. Im Sinne Nancy Fraser's (1992), die die diskurstheoretische Kritik an Essenzialismen teilt, ohne zu postfeministischer Neutralität überzugehen, plädiere ich für eine pragmatische Diskurstheorie.

Die untersuchten Beiträge wurden in Hinblick auf die Fragestellung qualitativ gewichtet und strukturiert. So war zum Beispiel der zehnte Bericht über einen ärztlichen Vortrag nur als abgeleitete Wissensvermittlung von Interesse, es sei denn dieser Vortrag, z.B. über Tuberkulose, habe ein Thema der sozialen Medizin zum Inhalt gehabt, das die gesellschaftliche Bedeutung der Krankenpflege indirekt betroffen hätte. Einer Behandlung von Themen, die in der Regel als ›Tabu‹ betrachtet wurden, widmete ich besondere Aufmerksamkeit, so z.B. der Infragestellung der Leitidee des ›Dienens‹ oder eine kritische Berichterstattung zu ärztlichen Maßnahmen, da sie eine andere Sichtweise oder das Aufkommen einer oppositionellen Strömung ankündigte und damit zugleich die traditionelle Mehrheitsmeinung offen legte.

Die ermittelten Themenschwerpunkte wurden mit zeitgenössischen und sekundäranalytischen Untersuchungen sowie mit der Themenstruktur von Zeitschriften anderer Pflegeorganisationen punktuell verglichen. Soweit aussagekräftige Debatten zu interessierenden Themen ausgetragen wurden, wurde auf diese ausführlicher eingegangen. In Fällen, in denen sich Themenschwerpunkte nur quantitativ oder durch zwar wenig kommentierte, für die weitere Entwicklung jedoch entscheidende Strukturwechsel in der Zeitschrift spiegelten, wandte ich mich dem Kontext intensiver zu.[2] Der Kontextualisierung der Beiträge lagen zeitgenössische und sekundäranalytische Untersuchungen, Zeitschriftenartikel, Archivalien sowie darüber hinausgehend Beiträge zur Sozialpolitik, Gesundheitspolitik, Bildung und Ausbildung und Frauenbewegung zugrunde.

Bei der Strukturierung der zeitlichen ›Phasen‹ wurden einerseits Themengruppen bedacht, andererseits spielten die institutionellen Rahmenbedingungen eine Rolle. Die Strukturierung erfolgte letztlich auf der Grundlage bedeutsamer Einschnitte: der Gründung und dem Aufschwung der Berufsorganisation im Kaiserreich, dem unerwarteten Rückschlag durch den Ersten Weltkrieg und die schwierigen Existenzbedingungen in der Weimarer Republik, dem Organisationsverbot während des Nationalsozialismus, der Neugründung in der Nachkriegszeit und der Expansion zu Beginn der 70er Jahre.

Die Vorgehensweise lässt sich wie folgt skizzieren: Alle Beiträge, die Hinweise zu Professionalisierungsprozessen enthielten bzw. unter die oben genannten Kategorien fielen, wurden registriert, je nach Relevanz exzerpiert und zu größeren Einheiten zusammengefasst. Ein Recherche nach Autorinnen und Autoren sowie eine Kontextanalyse unterstützte die Einschätzung dieser Beiträge. In einem zweiten Durchgang wurde die Relevanz der ausgewählten Debatten auf der Basis der jährlichen Jahresübersichten sowie zeitgenössischer Problemdarstellungen überprüft. Im Sinne einer ›grounded theory‹ (Strauss/Corbin 1990; Strauss 1991) wurden mit den empirischen Ergebnissen die theoretischen Annahmen ständig zurückgekoppelt. Die wechselseitige Beförderung zwischen Theorie und Empirie sowie Empirie und Theorie hielt diese Untersuchung in Bewegung. Ein Ergebnis dieses Wechselprozesses ist z.B. die in Abschnitt 2 ausgeführte These einer doppelten Orientierung der Pflege an den Arbeitsbereichen ›Care‹ und Medizin.

4. Vom ›Lazaruskreuz‹ zu ›Pflege Aktuell‹ – Professionalisierungsdiskurse in der deutschen Krankenpflege 1903–2000

Berufliche Deutungsmuster auf der Grundlage einer Analyse der Themensetzungen, ihrer Auswahl und Bearbeitung in den Zeitschriften der Berufsorganisation, stehen im Mittelpunkt der folgenden diachronen Analyse. Themenkonjunkturen und alltägliche Dauerthemen geben einen Einblick in die Entwicklung des Krankenpflegeberufes zwischen 1903 und 2000. Gebrochen durch die Form der Beiträge für eine Fachzeitschrift kommen Krankenpflegerinnen und Krankenpfleger selbst zu Wort. Sie schildern, ohne selbst professionelle SchreiberInnen zu sein, Problemlagen und -zusammenhänge aus ihren Erfahrungen oder politischen Absichten. Dies macht die Beiträge zum Teil unmittelbar erfahrbar, zum Teil ermüdend redundant, zum Teil ohne weitere Erläuterungen gänzlich unverständlich. Erweiterungen durch Vergleiche mit den Beiträgen anderer Zeitschriften, zeitgenössischen und modernen Analysen sollen die Perspektive der Pflegenden behutsam zentrieren, ohne ihre spezifischen Besonderheiten aufzugeben. Den größten Raum nimmt die ergänzende Rahmendarstellung im folgenden ersten Abschnitt ein, da hier grundlegende Strukturen wie z.b. das dem Berufssystem gänzlich fremde System der ›Mutterhausorganisation‹ erläutert werden.

Der Zeitraum von 1903 bis 1998 ist in fünf große Abschnitte gegliedert, die sich an wesentlichen sozialen und politischen Einschnitten orientieren. In der Grundlegung der ›Frauenberufsidee‹ zwischen 1903 und 1913 werden emanzipatorische Ziele mit berufspolitischen Forderungen verknüpft. Es entwickelt sich ein ›Frauenberufsprojekt‹, das spezifische Schließungsstrategien verfolgt (Abschnitt 4.1). Die Zeit der Weimarer Republik (1914–1933) ist durch eine Normalisierung und Differenzierung der Berufsidee gekennzeichnet, eine Phase der Berufskonstruktion beginnt. Auseinandersetzungen mit den neuen sozialen Frauenberufen und mit anderen Organisationen, insbesondere auch gewerkschaftlichen Verbänden, nehmen zu (Abschnitt 4.2). Die ›Indienstnahme der Krankenpflege< (1933–1945) für den Nationalsozialismus führt zu einer rigiden Geschlechtertrennung und Hierarchisierung der Berufsgruppe. Das Professionalisierungsprojekt und die Berufskonstruktion kommen zu einem Stillstand. ›Berufliche Ethik‹ ist diskreditiert (Abschnitt 4.3). Nach 1945 folgt eine ›Wiederaufnahme des Professionalisierungsprojektes‹. Die Aufnahme von Krankenpflegern in den Agnes Karll-Verband signalisiert den Abschied von der Frauenberufsidee und die Hinwendung zu einem geschlechtsübergreifenden Professionalisierungskonzept (Abschnitt 4.4). Der letzte Zeitabschnitt ab 1972, die ›Arbeit am Professionalisierungsprozess‹, ist durch einen erneuten Prozess der Normalisierung und Differenzierung und durch neue Ansätze kritischer Reflexion gekennzeichnet. Im Vergleich zu der vorangegangenen Entwicklungsphase sind sie durch eine Entflechtung von Berufspolitik und wissenschaftlicher Analyse geprägt (Abschnitt 4.5).

Das einführende Kapitel zu den Entwicklungsphasen bietet jeweils einen groben Überblick über die wesentlichen Daten und die Themenstruktur der untersuchten Zeitschriften. In den darauf folgenden Abschnitten werden einzelne, grundlegende oder für den Gesamtzusammenhang besonders relevante Themen vertieft.

4.1 Die Frauenberufsidee

Das Professionalisierungsprojekt Krankenpflege der Berufsorganisation der Krankenpflegerinnen Deutschlands (B.O.K.D.) lässt sich in seiner ersten Phase zwischen 1903 und 1913 als ein Projekt komplementärer Professionalisierung kennzeichnen. In Anlehnung, aber auch im Unterschied und als Gegengewicht zu männlichen Professionalisierungsprojekten, in Anlehnung, aber auch in Auseinandersetzung mit anderen bürgerlichen Frauenberufsprojekten verfolgte die Berufsorganisation das Ziel einer Weiterentwicklung der Krankenpflege von der Berufung zum Beruf. Die dem Professionalisierungsprojekt zugrunde liegende ›Frauenberufsidee‹ speiste sich vor allem aus zwei Quellen: dem Protestantismus und der Frauenbewegung.

Die sozialen und politischen Bedingungen einer patriarchalen, ständischen Gesellschaft waren für ehrgeizige Frauenberufsprojekte nicht ideal. Weitgehend ohne bürgerliche Rechte in der zivilen Gesellschaft – bis 1908 galt z.B. in Preußen ein Vereinsgesetz, das ›Frauenspersonen,

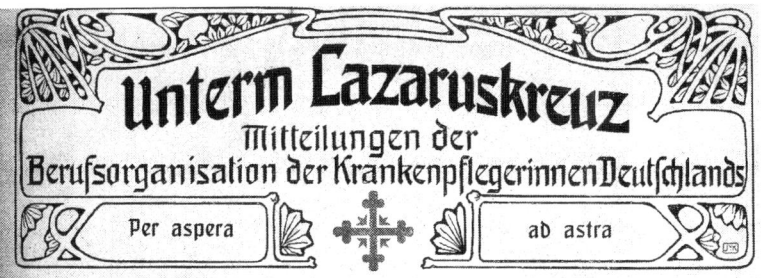

Unterm Lazaruskreuz

Mitteilungen der
Berufsorganisation der Krankenpflegerinnen Deutschlands

Per aspera · ab astra

Berlin, 1. Februar 1906 → Ich dien' ← Jahrgang I, Nr. 3

Die Mitteilungen der Berufsorganisation der Krankenpflegerinnen Deutschlands erscheinen am 1. und 15. jeden Monats. Bezug nur durch das Büro. Preis für das Inland 3,00 Mk. für das Ausland 4,00 Mk. jährlich. Einzelnummer 20 Pfg., für Mitglieder 15 Pfg.

Redaktion u. Bezugsstelle: Büro der Berufsorganisation der Krankenpflegerinnen Deutschlands, Berlin W 50, Nürnbergerstr. 22¹, Fernspr.: Ch., 4046. Annahme von Anzeigen: Deutscher Verlag (Ges. m. b. H.), Anzeigen-Abteilung, Berlin SW 11, Königgrätzerstr. 42 (Fernspr.: VI, 4247). Anzeigen-Preis 40 Pfg. die 4gesp. Petitzeile. Stellengesuche 10 Pfg. die Zeile.

Aufruf

zu einer Schwestern-Spende für die silberne Hochzeit unseres Kaiserpaares.

Am 27. Februar feiert unser Kaiserpaar die 25jährige Wiederkehr des Tages, der dasselbe fürs Leben vereinte. In hochherziger Weise haben die Majestäten den Wunsch ausgesprochen, das deutsche Volk möge nicht Ihnen kostbare Gaben zu diesem Tage darbringen, sondern die für solche bestimmten Summen benutzen, um die vielerlei bestehende Not zu lindern. Ueberall im Deutschen Reich werden Stiftungen geplant und vorbereitet, besonders für den Schutz der Säuglinge und des notleidenden Alters.

Nun kommt auch aus den Reihen unsrer Schwestern die Frage:

„Und was tun wir für unser Herrscherpaar?"

Auch in unserem Schwesternkreise droht Not, Alter und Krankheit, pocht die bittere Sorge, sogar der Hunger an einzelne Türen. Es gibt also nur eine Antwort:

„Wir helfen unseren Schwestern, die in Not sind!"

Gibt jede unserer Schwestern, soweit sie nicht selbst an eigenen Sorgen schwer genug trägt, nur ein Scherflein, so läßt sich der schwerste Druck lindern, und einige von uns werden auch Freunde finden, die mit helfen.

Unser Hilfskassenfonds hat in der kurzen Zeit eines Jahres, seit wir den Aufruf für denselben in die Welt sandten, noch keinen großen Umfang gewonnen. Aber selbst die ihm zugeflossenen Mittel dürfen nicht verwendet werden, da die Form der Hilfskasse nicht festgesetzt werden kann, solange wir die Rechte der juristischen Person nicht haben. Diese sind uns bei wiederholtem Antrag noch nicht bewilligt worden, da man trotz unserer schnellen, kraftvollen Entwicklung, trotz unserer über 800 Schwestern „noch keine Gewähr für unsere Bestandsfähigkeit" zu haben glaubt.

Die „Silberhochzeits-Schwestern-Spende" würde also zunächst nicht dem Hilfskassenfonds zufließen, sondern zur Verfügung des Vorstandes bleiben für Fälle dringender, augenblicklicher Not, bis die Hilfskasse begründet werden kann. Wir hoffen, daß dies in nicht allzu langer Zeit geschieht!

Bis zu diesem Zeitpunkt oder besser bis zum Schluß des Jahres 1906 bleibt unser Konto „Silberhochzeits-Schwestern-Spende" für Gaben von Schwestern und Freunden unserer Organisation geöffnet. Ueber die eingehenden Gelder wird mit Anfangsbuchstaben der Namen quittiert, also keine Quittung zugesandt. Auch über die Verwendung der Gelder wird ohne Namensnennung berichtet.

Möge es recht vielen Schwestern gelingen außer dem Wenigen, was sie selbst geben können, warme Herzen zu finden, die uns helfen, den Unsern die Not fern zu halten, um damit zugleich den Festtag unseres Kaiserpaares zu ehren!

Der Vorstand.

Titelblatt der Zeitschrift *Unterm Lazaruskreuz*, 1. Jg. 1906

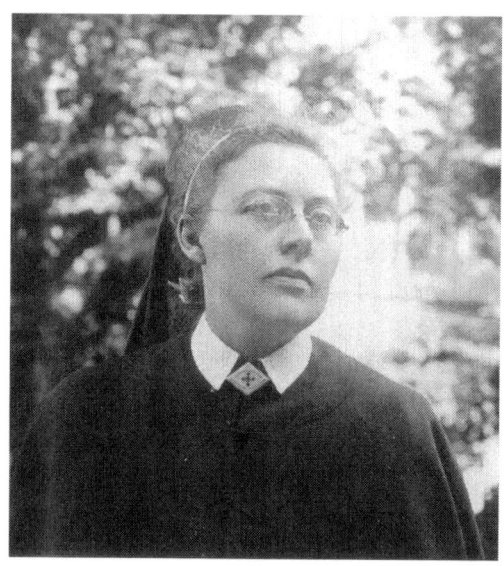

Agnes Karll um 1912

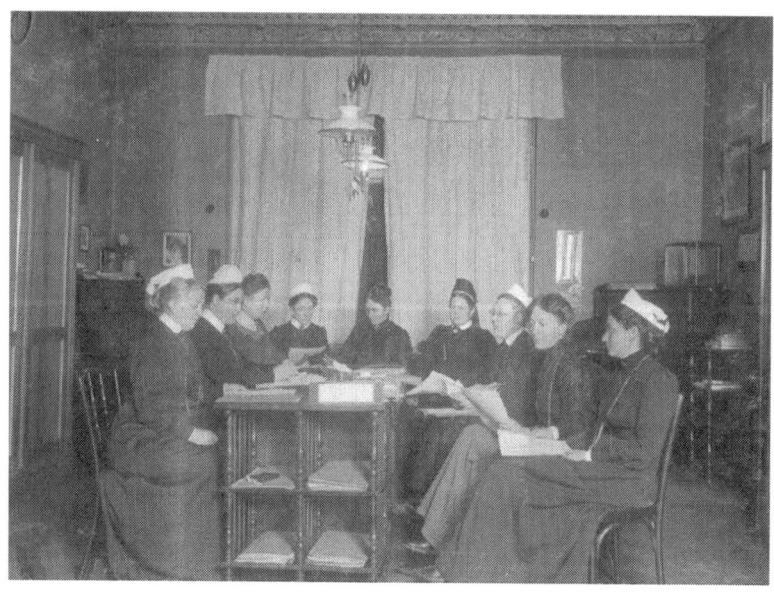

Vorstandssitzung im Büro der B.O.K.D. 1911:
Rechts vorne Maida Lübben, dritte von rechts Agnes Karll

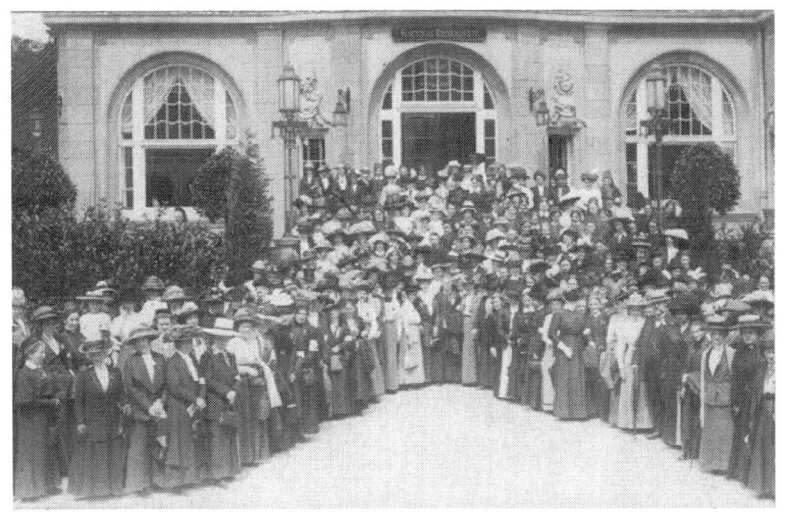

Kongress des International Council of Nurses 1912 in Köln. In der Mitte: Agnes Karll

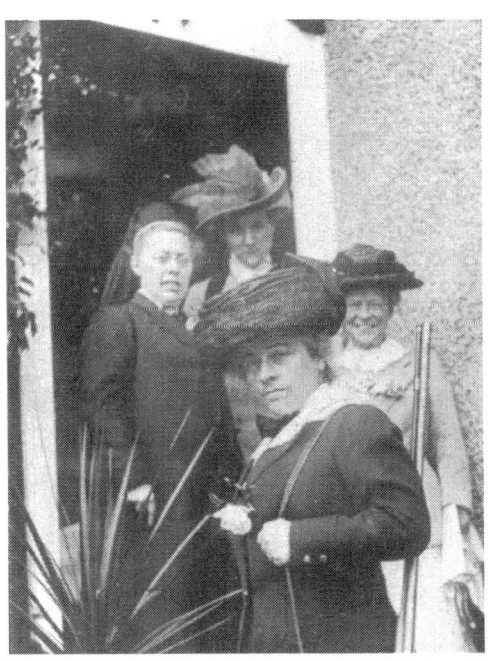

Von links nach rechts: Agnes Karll, Adelaide Nutting, Lavinia Dock, Emmy Oser, 1912

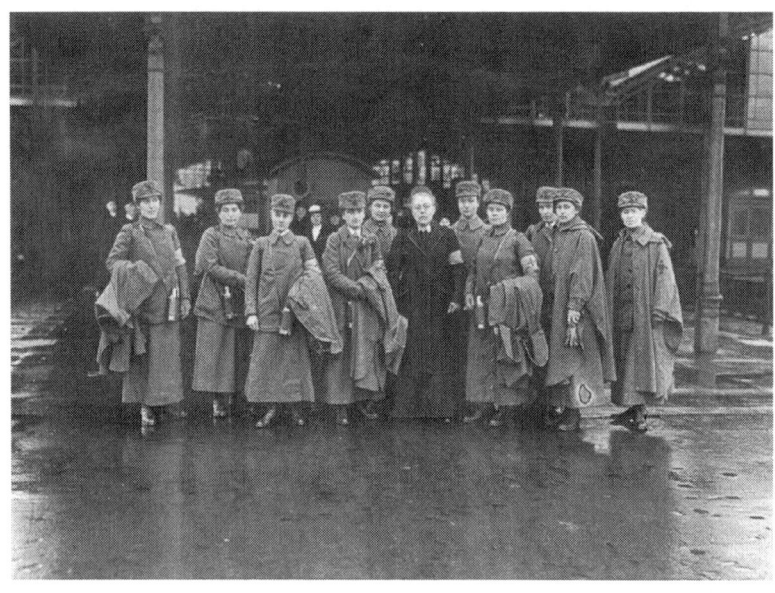

1914: Agnes Karll mit den nach Österreich abreisenden Kriegskrankenschwestern

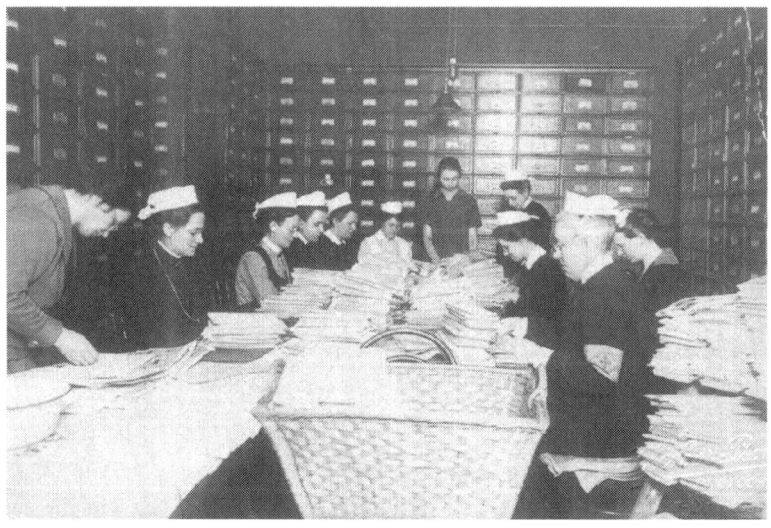

Zeitungsversand: Büro der B.O.K.D. 1926

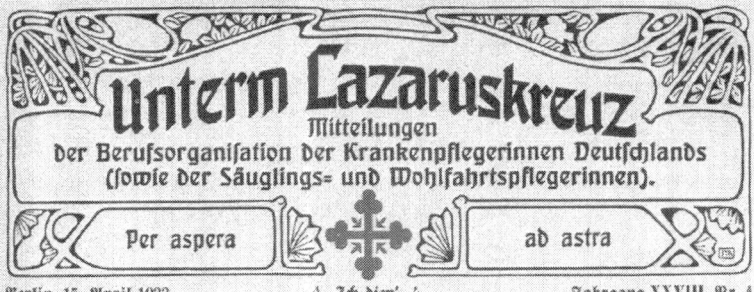

Unterm Lazaruskreuz

Mitteilungen
der Berufsorganisation der Krankenpflegerinnen Deutschlands
(sowie der Säuglings= und Wohlfahrtspflegerinnen).

Per aspera · ad astra

Berlin, 15. April 1933 —⚹ Ich dien' ⚹— Jahrgang XXVIII, Nr. 4

Die Mitteilungen der Berufsorganisation der Krankenpflegerinnen Deutschlands (sowie der Säuglings= und Wohlfahrtspflegerinnen) erscheinen monatlich. Bezug nur durch das Büro. Bezugsnummer 50 Pfennig, Jahrespreis 6 Mark. — Geschäftsstelle, Redaktion und Anzeigenannahme: Büro der Berufsorganisation der Krankenpflegerinnen Deutschlands, Berlin-Wilmersdorf, Hanauer Str. 61. Fernsprecher: H 0 Rheingau 1707. Postscheckkonto: Berlin 7004. — Anzeigen: Millimeterpreis 20 Pfennig. — Redaktionsschluß am 5. jeden Monats.

Unser Eigenheim
BERLIN-WILMERSDORF / HANAUER STRASSE 63

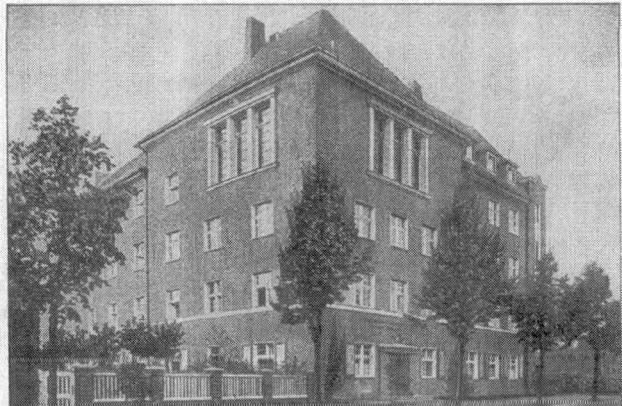

Die Generalversammlung der Gruppe Sachsen findet in der Himmelfahrtswoche statt. Der genaue Tag wird noch bekanntgegeben. Tagesordnung: Jahresbericht, Kassenbericht, Haushaltsplan, Vorstandswahl, Verschiedenes. Evtl. Anträge sind spätestens bis zum 14. Mai an die Gruppenvorsitzende zu richten.

Die Generalversammlung der Gruppe Hamburg findet am 7. Juni, nachmittags 4 Uhr, im Schwesternheim statt. Tagesordnung: Jahresbericht, Kassenbericht, Vorstandswahl, Verschiedenes. Anträge bis 15. Mai sind an die Vorsitzende zu richten, ebenso Vorschläge für die Neuwahlen von 2. Vorsitzende, 2. Schriftführerin, 2. Kassenführerin und Beisitzerin erbeten.

Wir bitten unsere Mitglieder
auf die Notiz betreffs der neuen Beitragsmarken in der Angestelltenversicherung zu achten

Titelblatt der Zeitschrift *Unterm Lazaruskreuz*, 28. Jg. 1933

Schülern und Lehrlingen‹ die Teilnahme an politischen Versammlungen verbot; ein politisches Wahlrecht erlangten Frauen in Deutschland erst 1918 – konnten Frauen ihre Qualifikationen nicht unmittelbar in den Arbeitsmarkt einbringen. Mit einer besonderen Organisationsstruktur, der ›Schwesternschaft‹, trug das Professionalisierungsprojekt der B.O.K.D. diesen Bedingungen Rechnung.

Im Folgenden stelle ich in fünf Abschnitten die zeitgenössischen Professionalisierungsdiskurse der Berufsorganisation, ihre beruflichen Ideen und Konzepte sowie typische Strukturen des Krankenpflegeberufes zu Beginn des 20. Jahrhunderts vor. Der erste Abschnitt skizziert die während dieses Untersuchungszeitraums relevanten Themen im Überblick. Auf grundlegende Themen und Zusammenhänge wird daran anschließend ausführlicher eingegangen. An den Themen Berufsidee, vertikale berufliche Gliederung, Ausbildung und Weiterbildung sowie den Arbeitsbedingungen lassen sich auf Dauer angelegte Entwicklungen aufzeigen.

4.1.1 Gründung und Aufschwung der Berufsorganisation der Krankenpflegerinnen Deutschlands 1903–1913

Die Gestaltung des Frauenberufes Krankenpflege an dem brisanten Wendepunkt von der Berufung zum Beruf wurde Lebensziel und Lebensinhalt der ehemaligen Rot-Kreuz-Schwester Agnes Karll (1868–1927).[1] Nach zehnjähriger Tätigkeit in der Privat- und Krankenhauspflege und Erfahrungen im Versicherungswesen, die sie als Angestellte des ›Deutschen Ankers‹[2] gesammelt hatte, brachte sie die Voraussetzungen mit, um den Aufruf der Frauenrechtlerin Elsbeth Krukenberg (1867–1954) zur Selbstorganisation umzusetzen (vgl. Karll 1908a, S. 5). Ihr Engagement galt vor allem der Entwicklung günstigerer Rahmenbedingungen für den Krankenpflegeberuf und der sozialen Sicherung von Krankenschwestern. Aus einer Gruppe von Schwestern, die den Bund Deutscher Frauenvereine (BDF) bei seiner Stellungnahme zur Entwicklung des Krankenpflegeberufes in Deutschland beriet, baute sie eine der erfolgreichsten deutschen Frauenberufsorganisationen auf: Am 11. Januar 1903 wurde die Berufsorganisation der Krankenpflegerinnen Deutschlands (B.O.K.D.) aus der Taufe gehoben.

Ein Blick zurück auf die unmittelbare Vorgeschichte erhellt den Entstehungszusammenhang und das Innovationspotenzial dieser Neugründung. Im Laufe des Jahres 1902 hatten sich vier in der Öffentlichkeit bekannte engagierte Krankenschwestern, Schwester Elisabeth Storp, Schwester Helene Meyer, Schwester Marie Cauer und Schwester Agnes Karll zusammengefunden, um das Vorstandsmitglied des Allgemeinen Deutschen Frauenvereins (ADF) Elisabeth Krukenberg bei der Formulierung eines Antragsentwurfes zu unterstützen. Die Generalversammlung des Bundes Deutscher Frauenvereine (BDF) beabsichtigte über die ›Hebung der Berufsverhältnisse in der Krankenpflege‹ zu beraten. Denn die gesellschaftliche Organisation der Krankenpflege war in die Diskussion geraten. Die Ordnung außerhäusiger, außerfamilialer Pflegetätigkeiten einerseits als gottgefällige ›Liebestätigkeit‹ im Rahmen katholischer Orden, evangelischer Mutterhäuser oder jüdischer Pflegevereine und andererseits als ›Krankenwartung‹, im Rahmen hauswirtschaftlicher und körperbezogener Dienstleistungs-, bzw. ›Gesindearbeit‹, genügte modernen Erfordernissen nicht mehr.

Seit Beginn des 19. Jahrhunderts hatte die Kritik an der Qualifikation des Pflegepersonals zugenommen. Vereinzelt gab es Institutionalisierungsversuche einer qualifizierten Ausbildung des Pflegepersonals wie die ›Schule für Gesundheits- und Krankenwärterlehre für weibliche Zöglinge‹ an der Universität Heidelberg, die 1801 von Franz Anton Mai gegründet worden war (Habs 1953; Schaper 1987, S. 66 ff.). Aber Konzepte für grundlegende Verbesserungen der Ausbildungssituation hatten sich gegen eine Vielzahl unterschiedlicher, konkurrierender wirtschaftlicher, sozialer und politischer Interessen zu behaupten. Die Heidelberger Schule scheiterte an Widerständen gegen eine Universitätsausbildung von Frauen.

In dieser Situation begann sich ein besonderes deutsches Modell der Arbeitsorganisation durchzusetzen. Nach dem Vorbild klosterlicher katholischer Pflegegemeinschaften und dem Ideal der patriarchal geordneten bürgerlichen Familie hatte der evangelische Pfarrer Theodor Fliedner mit seinen Gattinnen im ersten Drittel des 19. Jahrhunderts die ›Mutterhausdiakonie‹[3] entwickelt. 1836 richtete er in Kaiserswerth bei Düsseldorf ein Krankenhaus ein und begann dort mit der Unterstützung durch seine Frau Friederike, eine Pflegeausbildung für Diakonissen zu organisieren. Das Reglement der Fliednerschen Diakonissenanstalt war äußerst rigide, Verpflichtungen und Leistungen genauestens festgelegt. Vor allem herrschte unbedingtes Gehorsamkeitsgebot. Diakonissen erhielten Ausbildung, Kost, Logis sowie längerfristig auch Alterssicherung und ein Taschengeld für ihre Arbeitsleistungen.

Diakonissen und Ordensschwestern – aber auch B.O.K.D.-Schwestern – arbeiteten nicht auf der Grundlage direkter Arbeitsverträge. Ihre Mutterhäuser bzw. Orden oder Vereine schlossen ›Gestellungsverträge‹ mit Pflege- und Krankenanstalten ab, in denen die Bedingungen für die Übersendung von Pflegerinnen geregelt wurden. Das Arbeitsentgelt ging an die entsendende Organisation, die es entsprechend interner Regelungen verwendete. In der Regel wurden Schwestern in Gruppen unter der Leitung einer Oberin ›gestellt‹, der die interne und externe disziplinarische Kontrolle oblag. Wie einzigartig sich diese Form der Organisierung von Frauenarbeit unter männlicher Leitung in die Verhältnisse des patriarchalen kaiserlichen Deutschland einpasste, zeigt sich daran, dass auch das deutsche Rote Kreuz – im internationalen Vergleich einmalig – diese Form der Arbeitsorganisation übernahm.

Im Unterschied zu katholischen Ordensschwestern, die durch ein Gelübde an ihren Orden gebunden waren, konnten Diakonissen und Rot-Kreuz Schwestern ihre Mutterhäuser verlassen, ›kündigen‹. Aber dann verloren sie sämtliche Ansprüche auf ihre bereits angesparten Sozialversicherungsbeiträge. Hierfür vom Mutterhaus einbehaltenes Arbeitsentgelt wurden ihnen nicht ausgezahlt.

Als Berufsbezeichnung und Titel konnten die Angehörige der Orden und Mutterhausorganisationen den Ehrentitel ›Schwester‹ beanspruchen. Die Bezeichnung ›Schwester‹ kennzeichnete den Stand einer gebildeten, unverheirateten, unbescholtenen, in der Öffentlichkeit tätigen Krankenpflegerin, die ›dienen über verdienen‹ stellte und bereit war gegen geringes Entgelt große Arbeitsleistung zu erbringen. ›Schwester‹ sein, bedeutete das Bekenntnis zu einer beruflichen, oft religiös motivierten Ethik.

Das weltliche Pflegepersonal dagegen, Krankenwärterinnen und Krankenwärter, das häufig aus ehemaligen Patientinnen und Patienten rekrutiert wurde, hatte einen schlechten Ruf. Trunksucht, Diebstahl, Trinkgeldunwesen und Sarprovisionen sind Stichworte der zeitgenössischen öffentlichen Debatte über ihre Arbeitsauffassung. Für moralische Unzulänglichkeiten wurde unter anderem die mangelnde schulische Bildung und Ausbildung und das Geschlecht bzw. die soziale Herkunft verantwortlich gemacht. Das Plädoyer von Ärzten, Geistlichen und Politikern für eine Beschäftigung gebildeter bürgerlicher Frauen im Pflegebereich zielte auf moralisch disziplinertere Arbeitskräfte und auf die Nutzung vorhandener Bildungsvoraussetzungen. Eine gesetzliche Fixierung der Qualifikationserwartungen lehnten sie jedoch mehrheitlich ab. Hatten Schwestern ihr Mutterhaus verlassen, mussten sie auf dem freien Arbeitsmarkt mit Wärterinnen, Pflegerinnen oder Dienstmädchen konkurrieren. Dabei brachten bessere Qualifikationen nicht notwendig entsprechende Vorteile ein. Wie Dienstboten waren ›Schwestern‹ auf dem freien Arbeitsmarkt mit unterschiedlichsten Arten von Arbeitsverträgen konfrontiert. Weltliches Pflegepersonal – Krankenpflegerinnen und Krankenwärterinnen bzw. Krankenpfleger und Krankenwärter – unterstand zum Teil der Gewerbeordnung, in öffentlichen Anstalten in der Regel dem Bürgerlichen Gesetzbuch, in einigen Kommunen und Ländern unter bestimmten Arbeitsbedingungen sogar noch der Gesindeordnung (Reichel 1910).

Da die Bezeichnung ›Schwester‹ nicht gesetzlich geschützt war, konnten sich alle im Pflegebereich tätigen weiblichen Personen ungestraft ›Schwestern‹ nennen. Besondere Bedeutung kam daher für die ›echten‹ Schwestern, dem Kampf um einen Schutz der Berufsbezeichnung und der äußeren Attribute des Schwesternstandes, des Abzeichens und der Tracht, zu.

Pfleger und Wärter beanspruchten ihrerseits eigene Arbeitsgebiete (Streiter 1911). Sogenannte ›Schandbroschüren‹ (Brandes 1902; Stangenberger 1901) stellten die Schwesternpflege auf Männerstationen an den Pranger des öffentlichen Interesses und malten das Schreckgespenst einer Feminisierung der Krankenpflege an die Wand. »Der Frauenbewegung sei ja nicht jede Berechtigung abzusprechen [...]«, so einer der Autoren, »soweit gewisse Grenzen nicht überschritten werden« (Stangenberger 1901, S. 4). Die Forderung nach einer Einschränkung der Schwesternpflege an Männern durch die Gewerbeordnung stand auf der Tagesordnung der gemischtgeschlechtlichen Pflegegewerkschaften (Stangenberger 1901, S. 43; Unser Programm 1905a, 1905b; Der Krankenhausprozess in Hamburg 1904a, 1904b). Den schlechten Ruf der ›wilden Schwestern‹ (vgl. Karll 1903), derjenigen, die sich den Titel ›Schwester‹ ohne Berechtigung anmaßten, nutzten Pfleger für ihre eigene berufliche Aufwertung.

Unterstützt durch die Frauenbewegung und angesichts zunehmender beruflicher Alternativen kehrten zu Beginn des 20. Jahrhunderts immer mehr bürgerliche Frauen dem »knechtischen Joch« (Elisabeth Malo 1893, zit. nach Baumann 1992, S. 73) der Diakonissenanstalt oder des katholischen Ordens den Rücken. Trotzdem erschien selbst der Frauenbewegung eine Pflege ohne Mutterhausbindung fast zu revolutionär. Um ein Haar hätte sich der Bund Deutscher Frauenvereine (BDF) 1902 aufgrund der beredten Fürsprache der Rot-Kreuz Oberin Clementine von Wallmenich (vgl. Krukenberg 1904, 1905; Schmidt-Meinecke 1981) für eine Verbesserung der Krankenpflegeverhältnisse auf der Basis der Mutterhausverfassung ausgesprochen. Es bedurfte des vollen Einsatzes der freien Schwestern und ihrer Unterstützung durch den Gründer des evangelischen Diakonievereins, Friedrich Zimmer, um den vorbereitete Antragsentwurf mit der Option für die freie Krankenpflege als Grundlage der BDF Resolution zu erhalten (Cauer 1903; Krukenberg 1903).

Der Aufbau einer Berufsorganisation für Krankenschwestern stand unter einem günstigen Stern. Bereits kurz nach der Gründung des neuen Berufsverbandes erschienen dessen Mitteilungen in geringem Umfang in der Krankenpflege-Zeitung, dem renommierten, von Ärzten herausgegebenen Fachblatt des ›Bundes der Standesvereine der deutschen Krankenpfleger, Masseure und Heilgehilfen (Krankenpflegerinnen usw.)‹. Bis 1905 hatte der Einfluss der B.O.K.D. so zugenommen, dass die Krankenpflege-Zeitung erklärte, man sehe sich außer Stande weiterhin Werbung für ein neu zu gründendes Vereinsblatt zu machen (Karll 1905). Nach umfangreicheren Rundschreiben und nach Bedarf erstellten Zirkularen (vgl. Karll 1907d) konnte ein Jahr später eine eigene Zeitschrift herausgegeben werden. 1906 erschien erstmals die Zeitschrift der Berufsorganisation, Mitteilungsblatt, Sprachrohr, Bindeglied und Forum für die Bildung eines sehnsüchtig erwünschten ›Korpsgeistes‹ unter den Schwestern.

Schwester Charlotte von Caemmerer schilderte, wie es zu dem Titel ›Unterm Lazaruskreuz‹ und der Gestaltung des Titelblatts gekommen war: Wie der Orden der Kreuzritter vom Lazaruskreuz, der aussätzigen Menschen half, trete die Berufsorganisation mit ganzer Kraft für die sozialen Bestrebungen ihrer Zeit ein und bekämpfe Oberflächlichkeit, Selbstsucht, Untüchtigkeit und Minderwertigkeit in den eigenen Reihen (v. Caemmerer 1906, S. 3). Das Kreuz solle voranleuchten auf dem Weg zu dem Ziel, die Krankenpflege zum ›edelsten und beglückendsten Frauenberuf‹ zu machen, es solle helfen im Kampf gegen soziale Not und es solle symbolisieren, dass sich die Berufsorganisation, wie ehemals der Lazarusorden, mit ganzer Kraft für alle sozialen Bestrebungen der Zeit einsetze.

Es blieb erklärungsbedürftig, weshalb eine Organisation, die ihre Interkonfessionalität so sehr betonte, ein Kreuz als Abzeichen und Titel führte, wie Agnes Karll freimütig eingestand. Das Kreuz sei »selbstverständliches Sinnbild der Krankenpflegebestrebungen«, ein Symbol »getragen im Kampfe gegen die damals fürchterliche soziale Gefahr, den Aussatz. Und da auch wir alle im Kampf gegen soziale Gefahren: Krankheit und Leiden stehen, [...], so glauben wir den Ernst unseres Strebens nicht besser dokumentieren zu können, als indem wir ein Symbol aus alter Zeit [...] wieder belebten!« (Karll 1907d, S. 130) Eine wesentliche Rolle dürfte gespielt haben, dass am 1. Juli 1903 der gesetzliche Schutz des Rot-Kreuz-Abzeichens in Kraft getreten war. Die freiberuflichen Schwestern durften danach, auch wenn sie ihre Ausbildung beim Roten Kreuz gemacht hatten, das Abzeichen nicht länger tragen. Es gab für sie kein legitimes äußeres Attribut mehr, womit sie sich von ›fragwürdigen Gestalten in Schwesterntracht‹ (Karll 1909b, S. 255) absetzen konnten. Insofern könnte bei der Wahl des Lazaruskreuzes dessen Ähnlichkeit mit dem Roten Kreuz durchaus beabsichtigt gewesen sein. Die diesbezügliche Klage des Roten Kreuzes gegen die Berufsorganisation endete 1907 mit einem Freispruch für die B.O.K.D.

Die Berufsorganisation hatte sich als Verein konstituiert und führte aktive, passive und Ehrenmitglieder. Als Mitglieder wurden aufgenommen »unbescholtene, arbeitsfähige Krankenpflegerinnen im Alter von 25 bis 45 Jahren [...] mit guter Allgemeinbildung, ausreichender Berufsausbildung und mindestens dreijähriger Pflegetätigkeit, davon unbedingt ein Jahr Krankenhauserfahrung« (Satzungen 1903). Ihr Name musste im ›Lazaruskreuz‹ veröffentlicht werden, um den Mitgliedern der B.O.K.D. Gelegenheit zur Stellungnahme zu geben. Ablehnungen waren nicht selten. Zu den unabdingbaren Pflichten der aktiven Mitglieder gehörte die Selbstversicherung in der höchsten Klasse der staatlichen Invaliditäts- und Altersversicherung (§ 6 a), die Bereitschaft zur Kriegskrankenpflege und zur Hilfe bei Epidemien (§ 6 b) sowie – und dies wurde erst später eingefügt – die Wahrung der Pflichten gegenüber der Berufsorganisation. Verheiratete Schwestern konnten als passive Mitglieder weitergeführt werden. In der Regel aber schieden Schwestern nach einer Verlobung oder Heirat aus dem Berufsverband aus. Bei Pflichtverletzungen wie Beitragsrückständen, Nichtausfüllen der Statistikbögen, Nichthalten bzw. Nichtlesen des Vereinsblattes und Verstößen gegen die Trachtordnung drohte der Ausschluss aus der Berufsorganisation (Satzungen 1906, S. 1).

Zwei Jahre nach der Gründung, am 1. Januar 1905, war der Frauenberufsverein bereits auf rund 500 Mitglieder angewachsen. Die Zahl der Schwestern stieg kontinuierlich. 1912, als die Berufsorganisation mit ihrer Ausrichtung des Kongresses des International Council of Nurses (ICN) in Köln internationale und nationale Aufmerksamkeit erregte, gehörten ihr bereits ca. 3.200 aktive Mitglieder an. Nach neun Jahren war sie zu der größten beruflichen nicht konfessionell gebundenen Schwesternorganisation in Deutschland angewachsen.

Zur Gründungszeit war die B.O.K.D. eine relativ homogene Interessenorganisation von Privatpflegerinnen. Ihr Anteil lag im Jahre 1903 bei 76,2% (Hummel 1986, S. 156). Die drängendsten Probleme für Privatpflegerinnen bestanden in der Arbeitsvermittlung, der Selbstorganisation von Nahrung und Wohnung, der sozialen Sicherung und in der Notwendigkeit, Befähigung und Unbescholtenheit nachzuweisen. Von den Dienstleistungen, die das Berliner Büro für die Schwestern anbot, wurde anfangs insbesondere der kostenlose Stellennachweis nachgefragt. Mit der Zeit nahm der Anteil der Privatpflegerinnen ab, 1912 lag er noch bei 29,5% (ebd.). Nach den von der Büroschwester Charlotte von Caemmerer ausgewerteten Arbeitsstatistikbögen der B.O.K.D. (2260 verwertbare Angaben von 3000 verschickten Anfragen) waren im Jahre 1912 von 1258 aktiven Schwestern 366 in der Privatpflege und in Privatkliniken tätig. Die überwiegende Mehrheit der Schwestern arbeitete im Krankenhaus (520) sowie in Sanatorien und Heilstätten (192), in der Fürsorge (75), in der Gemeindekrankenpflege (46), in Laboratorien, Büros und Sprechstunden (40) und in Irrenanstalten (19) (v. Caemmerer 1915, S. 46).

Neben der Stellenvermittlung traten nach und nach andere Aufgaben in den Vordergrund. Auskunfts- und Beratungstätigkeiten, die Herausgabe des Mitteilungsblattes, Lobbying und eine zunehmend umfangreicher werdende Geschäftsführung angesichts der Organisation und Gründung weiterer regionaler Gruppen sowie der Besetzung von Heimen und Krankenhäusern mit BO-Schwestern und der damit verbundenen Aufgaben forderte die volle Arbeitskraft der Präsidentin und der Büroschwestern. Die Gründung von Ortsgruppen in den Ländern Württemberg, Sachsen, Baden und Bayern, letztere konnte sich ausnahmsweise ›örtlichen Gegebenheiten folgend‹ als katholische etablieren, sowie in den Städten Frankfurt am Main, Bremen, Dresden, Köln, Posen, Rheidt, Riga, Leipzig, Zeitz und Hamburg erweiterten allmählich den Einflussbereich der Berufsorganisation. Im zweiten Jahr nach der Gründung überstieg die Zahl der im gesamten deutschen Reichsgebiet tätigen Schwestern die der heimatlichen Berliner Basis (Sticker 1977, S. 168). Trotzdem galt die B.O.K.D. mit einiger Berechtigung als Berliner Organisation. 1908 vermerkte der fünfte Jahresbericht eine ungebrochene Dominanz des Berliner Einzugsgebietes. Von 1077 aktiven Schwestern waren 431 (40,0%) in Berlin tätig (Fünfter Jahresbericht 1908).

Ein Vergleich mit den Mitgliedszahlen anderer Krankenpflegeorganisationen bietet grobe Anhaltspunkte über Stellenwert und Bedeutung der Berufsorganisation im Rahmen der vielfältigen Krankenpflegeorganisationen zu dieser Zeit. Nach einer Aufstellung für die Berliner Frauen-Ausstellung im Jahre 1912 waren in katholischen Ordenshäusern 26.000 Schwestern organisiert, hinzu kamen auf Seiten der Mutterhäuser 12.000 Diakonissen und 4.500 Rot-Kreuz Schwestern (Karll 1913a). Der 1894 gegründete Evangelische Diakonieverein, der eigens für die Zielgruppe ›Frauen gebildeter Stände‹ gegründet worden war und auf die Mutterhausorganisation verzichtete, seine Schwestern aber weiterhin auf ein religiöses Bekenntnis und eine männliche Leitung verpflichtete, zählte 1.500 Schwestern (ebd., S. 116). Die weiblichen Mitglieder der gewerkschaftlichen Pflegeverbände gingen über ein paar Hundert nicht hinaus, so Agnes Karll in ihrem Beitrag für das Jahrbuch der Frauenbewegung des Bundes Deutscher Frauenvereine.

Die Berufsorganisation der Krankenpflegerinnen Deutschlands verstand sich als Teil der nationalen und der internationalen bürgerlichen Frauenbewegung. In der Frauenbewegung, betonte Agnes Karll, »müssen wir lernen unsere stärkste Stütze zu sehen« (Karll 1906a, S. 1). Die Frauenbewegung als »Hauptfaktor des Kulturfortschritts der heutigen Zeit [...]« und »Hauptträgerin des sozialen Ausgleichs [...]« sei eng mit der Krankenpflege verbunden, da die Krankenpflege der Frauenberuf der ›sozialen Fürsorge‹ sei (ebd.). Marie Cauer (1861–1950), Stieftochter der berühmten Vertreterin des radikalen Flügels der bürgerlichen Frauenbewegung, Minna Cauer[4], nahm eine reserviertere Haltung ein. Sie warnte davor, sich »von der Frauenbewegung in Schlepptau nehmen zu lassen [...]« (Cauer 1927a, S. 26) und plädierte für Eigenständigkeit und Unabhängigkeit. Aber da Cauer während der Aufbauphase der Berufsorganisation als leitende Oberin des Deutschen Krankenhauses in San Remo im Ausland arbeitete, war ihr Einfluss auf die innere Entwicklung der B.O.K.D. in der Gründungs- und Aufbauphase begrenzt. Die geschätzte Ratgeberin und beachtliche Theoretikerin auf dem Gebiet der Krankenpflege (vgl. Cauer 1906, 1931, 1940) sollte sich erst in der Nachkriegszeit intensiver in die Politik der B.O.K.D. einmischen. Die Vereinspolitik der Gründungsphase stand unter dem Einfluss der für die Frauenbewegung begeisterten Agnes Karll.

1906 schloss sich die B.O.K.D. dem Bund Deutscher Frauenvereine (BDF) an. Ab 1910 vertrat Agnes Karll die Berufsorganisation im erweiterten Bundesvorstand des BDF. In ihrer Zeitschrift nahmen Berichte über Debatten und Einrichtungen der Frauenbewegung sowie deren Entwicklung einen breiten Raum ein: Rechtsberatung für Frauen, die Entwicklung der Frauenberufsfrage, Fragen der Bildung und Ausbildung, die soziale Sicherung von berufstätigen und nichtberufstätigen Frauen, Mutterschutz, Prostitution, Mädchenhandel und die Alkoholfrage. Es bestand eine enge Verbindung zur ›Internationalen Abolitionistischen Föderation‹[5], der die B.O.K.D. seit 1910 angehörte, und zum radikalen ›Bund für Mutterschutz‹[6]. Bemerkenswerte Übereinstimmungen zwischen dem ›Lazaruskreuz‹ und den ›Neuen Bahnen‹, dem Publikationsorgan des ›Allgemeinen Deutschen Frauenvereins‹, insbesondere während der Zeit, in der Elsbeth Krukenberg die Zeitschrift herausgab (bis 1907), zeigen, dass die Schriftführerin des ›Lazaruskreuzes‹ Anregungen des gemäßigten bildungsbürgerlichen Flügels der Frauenbewegung empathisch aufnahm. Das Konzept beider Zeitschriften umfasste eine bunte Zusammenstellung von Informationen, Meinungen und allgemeinbildenden, bildungsbürgerlichen Beiträgen bis hin zu ›Gedichten‹, die das Lazaruskreuz um Reiseberichte, Briefe aus dem Ausland und Beschreibungen britischer, französischer, cubanischer oder koreanischer Krankenstationen und die unverzichtbaren Oster- und Weihnachtsgeschichten ergänzte. Trotz des dezenten, religiös geprägten, Haus- und Heimanstrichs fühlte man sich als Teil der fortschrittlichen Frauenbewegung in dem Sinne, wie sie Elsbeth Krukenberg definiert hatte: Fortschrittlich sind alle, die für die Frauenbewegung arbeiten, »denn wer rückschrittlich ist, gehört niemals zur Frauenbewegung« (Krukenberg 1907, S. 187).

Der internationalen Frauenbewegung verdankte die Berufsorganisation wichtige Impulse. Ihre Emanzipationskonzepte und beruflichen Innovationen lieferten Stichworte für die fortschrittliche deutsche Krankenpflegerinnenbewegung. Im Ausland, vor allem in den USA und in Großbritannien, könne man sehen, dass Krankenpflege und Frauenbewegung viel enger miteinander verwachsen seien, als man es in Deutschland annehme, so Agnes Karll (Karll 1910a; vgl. auch Abel-Smith 1960). Sie betonte die enge Zusammengehörigkeit von Krankenpflege und Frauenbewegung. Außerdem sah sie perspektivisch weiterführende inhaltliche Überschneidungen zwischen den beruflichen Konzepten der Aktivistinnen des International Council of Nurses (ICN), einer Unterorganisation des ›International Council of Women‹ (vgl. Blunck 1947; Bridges 1967), und dem, was sie als Berufsziel einer deutschen Krankenpflege betrachtete. In der englischsprachigen Diskussion werde Krankenpflege als ›Profession‹ (profession) angesehen. »The idea of profession was in the air« (Strauss 1966, S. 26), so der Soziologe Anselm Strauss über die US-amerikanische Krankenpflegebewegung dieser Zeit, ein elitäres Ziel, das ganz ähnlich auch die ›British Nurses‹-Association‹ verfolgte (vgl. Parry/Parry 1976, S. 181 ff.). Agnes Karll erkannte die semantische Entsprechung zwischen dem deutschen Begriff ›Beruf‹ und dem englischen Begriff ›profession‹. Im Kern beinhalteten beider Begriffe den Verweis auf einen religiösen, im weiteren Sinne ethischen Ursprung. ›Beruf‹ geht auf ›Berufung‹ (calling) zurück, ›profession‹ auf ›ich bekenne‹ (vgl. Conze 1972). Für Karll bestand der besondere Werte beide Begriffe darin, wie sie Ethik und fachliches Wissen und Können in Verantwortung für abhängige Patienten verknüpften. Genau dieses Ziel beabsichtigte sie, mit ihren Schwestern beruflich zu verwirklichen.

Im Rahmen des Weltfrauenkongresses 1904 in Berlin hatte die B.O.K.D. ihre Mitgliedschaft im ICN erklärt. Durch diesen frauen- und berufspolitisch motivierten Schritt wurde die Berufsorganisation der Krankenpflegerinnen Deutschlands zu einem Gründungsmitglied des ICN, was weitreichende Folgen hatte. In der Aufbruchsstimmung des Weltfrauenkongresses nahm der International Council of Nurses die B.O.K.D. auf, obwohl satzungsgemäß nur ›nationale Krankenpflegeorganisationen‹ zugelassen waren. Für die B.O.K.D. erwies sich die Mitgliedschaft im ICN langfristig auf nationaler wie auf internationaler Ebene als großer Gewinn. Sie trug dazu bei, dass der politische Einfluss der B.O.K.D. weit über das hinausreichte, was aufgrund ihrer Mitgliedszahlen zu erwarten gewesen wäre. 1909 wurde die Vorsitzende der B.O.K.D. zur Präsidentin des ICN gewählt. Daisy Caroline Bridges, in den 50er Jahren Generalsekretärin des ICN, zitierte die amtierende Präsidentin: »Mrs. Fenwick announced that the executive committee had nominated as the new president of the ICN ›one of the greatest leaders of nursing reform in the world‹ – Fraulein Agnes Karll« (Bridges 1967, S. 31). Unter dem zukunftsweisenden Leitwort ›Aspiration‹ (Streben) lud sie zum nächsten ordentlichen Kongress 1912 nach Köln ein. Dieser Kongress wurde mit 924 Teilnehmerinnen aus 23 Nationen ein großer Erfolg. Er ging als Höhepunkt der berufspolitischen Karriere von Agnes Karll in die Geschichte der B.O.K.D. ein. Die Abschlussresolution bekräftigte das enge Verhältnis zwischen Frauenbewegung und

Krankenpflege nachdrücklich:»In der Ueberzeugung, dass der höchste Zweck der Zivilisation und das wahre Glück der Menschheit nur durch gleichberechtigte und gemeinsame Arbeit von Frauen und Männern erreicht werden kann, welche gleiche und unverkürzte politische Rechte besitzen«, so die Resolution der Generalversammlung des ICN in Köln, »erklären wir unsere grundsätzliche Zustimmung zur Forderung des Frauenstimmrechtes. Wir sehen in der Bewegung für dieselbe eine große moralische Macht zur Bekämpfung des menschlichen Elends und zur Verhütung von Krankheit und Verbrechen, während sie zu gleicher Zeit das Gefühl menschlicher Verbrüderung kräftigen muß« (Die III. Generalversammlung 1912, S. 211).

Die Zeit von der Gründung der Berufsorganisation bis zum Ausbruch des Ersten Weltkrieges wurde im ›Lazaruskreuz‹ durch eine euphorische Aufbruchsstimmung in frauenpolitischer wie in berufspolitischer Hinsicht gespiegelt. Die Themenstruktur des ›Lazaruskreuzes‹ war bis zum Tod der Gründerin und Schriftleiterin Agnes Karll im Jahre 1927 durch das Engagement für zwei Zielsetzungen geprägt: Emanzipation und Professionalisierung.

Zwischen 1903 und 1912 konnte die B.O.K.D. ca. 3000 Schwestern hinzugewinnen (vgl. Dritter Jahresbericht 1906; Karll 1913c). Die Auflage des zweimal im Monat erscheinenden Nachrichtenblattes stieg auf über 3.200 Exemplare an. Die Zeitschrift der B.O.K.D. war Mitteilungsblatt und ›Sprachrohr‹ der Berufsorganisation. Im Vordergrund der Berichterstattung stand die Entwicklung der Berufsorganisation, ihre Struktur, ihre Entwicklung und ihre Erfolge. Selbstverständnis und Ziele wurden diskutiert, es wurde über die Entfaltung gemeinsamer Symbole (Abzeichen, Tracht) und schwesterliche Zusammenkünfte (Feiern, Feste) berichtet. Mitteilungen über die innere und äußere Entwicklung wie Satzungsänderungen, Gründung von Orts- und Landesgruppen, Besetzung von Krankenhäusern und Schulen und berufspolitische Initiativen und Erfolge wie die Verleihung der Korporationsrechte, Überleitungen nach dem Krankenpflegegesetz, Soziale Sicherung, Fahrpreisermäßigung standen im Mittelpunkt der beruflichen Selbstdarstellung. Besonderes Interesse widmete die Präsidentin und Schriftleiterin dem Problem der sozialen Sicherung ihrer Schwestern mit Beiträgen zur Krankenversicherung, Unfall- und Invaliditätsversicherung und insbesondere auch zur Altersvorsorge.

Eine vergleichbare Bedeutung kam der Berichterstattung über Themen der Aus- und Weiterbildung zu. Die Beiträge reichten von Informationen über Ausbildungswege im In- und Ausland, Vorstellungen von Krankenhäusern, Sanatorien und anderen Heilanstalten, Ausstellungsberichten, Gesetzen und Gesetzesinitiativen, Berichten über angrenzende Frauenberufe (Polizeiassistentin, Fürsorgerin etc.) und deren Entwicklung (Hebammenreform) bis hin zu Fort- und Weiterbildung im medizinisch-pflegerischen Bereich.

Zurückhaltend wurde über das Krankenpflegegesetz aus dem Jahre 1906 berichtet. Der Beschluss des Bundesrates, den die einzelnen Länder nur zögerlich in Landesgesetze umsetzten – als Vorreiter Preußen schon im Jahr 1907 – sah eine freiwillige Prüfung auf der Grundlage eines einjährigen Unterrichts in Theorie und Praxis der Krankenpflege vor. Im Vergleich zu Regelungen in Großbritannien und den USA war dies eine äußerst bescheidene Lösung. Trotzdem brachte das Gesetz Fortschritte: Schulen mussten eingerichtet werden und nach und nach gingen die Krankenpflegeanstalten dazu über, nur noch examiniertes Pflegepersonal einzustellen.

Die bereits erwähnte Berichterstattung zu Organisationen, Personen und Themen der bürgerlichen Frauenbewegung nahm einen breiten Raum ein. Zu den größten Erfolgen der Berufsorganisation während dieses Zeitabschnitts gehört, dass es ihr gelang, den Kongress des International Council of Nurses in Köln zu veranstalten. Nationale und internationale Frauenbewegung und ihre Organisationen gehörten zu den stärksten Bündnispartnern der B.O.K.D. während des Kaiserreichs.

4.1.2 Die Berufsidee: Dienen, Mütterlichkeit, Schwesterlichkeit

Die Berufsidee der B.O.K.D-Schwestern kreiste um den Begriff des ›Dienens‹. Schwester Agnes Karll wurde nicht müde zu betonen, dass das Motto ›Ich dien'‹, nicht zufällig an herausragender Stelle der Zeitschrift der Berufsorganisation, nämlich unter dem Lazaruskreuz im Titel der Zeitung, stehe.»›Ich dien'‹ sei ein »sicheres Geleitwort [...]« auf dem Weg zu »höchster Berufstüchtigkeit, Korpsgeist und Standesehre« (Karll 1910b, S. 2).»Den Kranken, den Mitschwestern in unermüdlicher Treue, unter Entwicklung aller unserer bester Eigenschaften [...]« zu dienen, sei die beste Vorbereitung auf die Aufgaben, die den Krankenpflegerinnen im sozialen Leben mehr und mehr zugewiesen würden (ebd.). Karll plädierte für einen Mittelweg zwischen ›Idealismus und Materialismus‹. Denn dem Idealismus, der absoluten Hingabe an den

Beruf bis hin zur Vernichtung der eigenen Existenz, müsse in ›natürlicher Pendelbewegung‹ ein Rückschlag in ›Egoismus und Individualismus‹ folgen, was ein ›Unglück für den Beruf‹ sei. ›Unklarer Idealismus‹ und egoistischer Materialismus seien gleichermaßen von Übel. Das Ideal des Krankenpflegeberufes dürfe nicht im beruflichen Alltag verbraucht werden. Jede Pflegerin habe die Pflicht, ihre körperliche Widerstandsfähigkeit zu erhalten und ihr Leben vernünftig zu gestalten, um ihre Erfahrungen so lange als möglich, dem Beruf widmen zu können. »Nicht Aufopferung bis zur Vernichtung, wenn nicht besondere Umstände zeitweise dazu zwingen!« (ebd.) Aber nur vom Brot allein könne man nicht leben. Der Mensch *brauche* auch Ideale. Das Ideal der Berufsorganisation sei ›Gott in der Menschheit dienen‹. »ohne dieses Ziel«, so Karll, »ist eine volle Befriedigung in unserem Beruf nicht denkbar, und nichts ist geeigneter, den Menschen zur Persönlichkeit zu entwickeln, wie unsere Arbeit unter diesem Gesichtspunkt« (Karll 1906d, S. 2). ›Dienen‹ bedeute die Essenz menschlichen Zusammenlebens, »das bewußte Einordnen in die menschliche und kosmische Gemeinschaft« (ebd.). Ungeachtet dieses letzten transzendenten Bezugs sind Karlls Ausführungen im Allgemeinen rational argumentierend, praktisch und auf das Diesseits gerichtet. ›Dienen‹ ist dann der zielgerichtete und methodische persönliche Einsatz von Arbeitskraft zur Entwicklung »höchster Tüchtigkeit im Beruf [...]« und die Pflege aller »Gaben des Körpers und des Geistes [...], die uns ein gütiges Geschick mitgegeben hat« (Karll 1910b, S. 2). Im Unterschied zu anderen Vertreterinnen der Berufsorganisation, die ›Dienen‹ ausschließlich als ethisch-religiös motiviertes Leitziel verstanden, legte Karll, in Übereinstimmung mit der gemäßigten bürgerlichen Frauenbewegung, besonderes Gewicht auf die staatsbürgerliche Dimension des Dienstgedankens. Sie betonte: »Wer in unseren Beruf eintritt, sollte es mit dem Bestreben tun, sich zu einem so vollkommenen Bestandteil des großen Ganzen auszubilden, als nur irgendmöglich« (ebd.). Innerlich, aber auch äußerlich gleiche das Berufsleben der Krankenschwestern dem des Heeres. Wie Soldaten leisteten Schwestern ihren Dienst für die Gemeinschaft als ›Freiwillige gegen Krankheit und Not‹ (Karll 1906e). Wie sie hätten Schwestern und Pflegerinnen Disziplin zu üben und sich in die Gemeinschaft einzufügen. »höchstes Pflichtbewußtsein, Selbstzucht, reine Menschenliebe« (Karll 1910b, S. 1) sind die Eckpunkte ihres säkularen Verständnisses von ›Dienen‹ als staatsbürgerlicher Tugend. Im Gegenzug erwartete Karll von der Gemeinschaft, der sie diente, die Anerkennung der Krankenpflege als bürgerlicher Frauenberuf. In Karlls Konzept des Berufes im Dienste der Gemeinschaft schlugen sich Elemente des ›protestantischen Berufsbegriffes‹ nieder. Zwischen 1905 und 1906 waren im ›Archiv für Sozialwissenschaft und Sozialpolitik‹ Max Webers Studien zur Kulturbedeutung des Protestantismus erschienen, Höhepunkte einer wissenschaftlichen und politischen Diskussion über die Ursachen des katholischen ›Modernisierungsdefizits« (vgl. Baumann 1992, S. 20 ff.; Käsler 1995; Mooser 1991; Nipperdey 1986; v. Dülmen 1988). Weber charakterisierte die ›Protestantische Ethik‹ idealtypisch durch deren Idee der ›innerweltlichen Askese‹, die im Beruf ihre gesellschaftliche Form finde. ›Berufstüchtigkeit‹ und ›Berufspflicht‹ seien im Protestantismus der höchste Inhalt, »den die sittliche Selbstbetätigung überhaupt annehmen könne« (Weber 1904/1905, S. 67).[7] Der gebräuchliche Berufsbegriff, der durch die lutherische Bibelübersetzung in protestantischen Ländern allgemeine Verbreitung gefunden habe, vereine Beruf und Berufung. ›Beruf‹ werde verstanden als die gehorsame Erfüllung des göttlichen Willens. Weltliche Berufsarbeit stehe als äußerer Ausdruck der Nächstenliebe in Kontrast zum abgelehnten katholischen Leitbild der mönchischen Lebensführung.

In diesem Sinne verstand die protestantische Agnes Karll und mit ihr die Führungselite der B.O.K.D. ›Beruf‹. Beruf war ›Berufung‹, Selbstzweck, Nächstenliebe. Während Max Weber der geschlechtsdifferenten Bedeutung des Berufsbegriffes keine Beachtung schenkte, lebten die Schwestern jedoch im Bewusstsein und mit der Erfahrung der Differenz von Männer- und Frauenkarrieren. Sie waren dazu gezwungen, sich mit daraus folgenden Behinderungen auseinanderzusetzen. Ihre Benachteiligung interpretierten die Schwestern als ein Ergebnis verhältnisbedingter Nachteile und Zeitverzögerungen, nicht als Folge natürlicher Geschlechtsunterschiede. Ein grundsätzlicher Optimismus milderte ihre kritische Einschätzung der patriarchalen Geschlechterverhältnisse im Kaiserreich. »Die Frau an sich [...]« sei »in vieler Beziehung durch die von Männern geschaffenen Gesetze benachteiligt‹ und besonders dadurch gefährdet, daß ihre in wenig Jahrzehnten total verschobene wirtschaftliche Lage in der Gesetzgebung noch nicht berücksichtigt wurde« (Karll 1910d, S. 97). Auf die künftige Korrektur dieser Politik setzte die B.O.K.D. große Hoffnungen. Außer Frage stand für die Schwestern, dass Berufsideal und Pflichterfüllung keine geschlechtsspezifischen Differenzierungen kenne. Männer wie Frauen dienten ihrem Beruf, ihrem

Staat und ihrer Gesellschaft. Berufliche Ethik wurde als unteilbar betrachtet.

Im beruflichen Alltag musste diese Position stets neu erarbeitet werden. Denn nach herrschender Meinung zielte der ›eigentliche‹ Beruf der Frau auf den ›Gatten- und Mutterberuf‹ (Schmidbaur 1999). ›Dienen‹ bedeutete demnach vor allem auch dem Ehegatten dienen, ihm zu helfen, getreu dem Bibelwort: »Und Gott der Herr sprach: Es ist nicht gut, daß der Mensch allein sei. Ich will ihm eine Gehilfin machen, die um ihn sei« (Moses 2,18). Die vorherrschende Interpretation dieses Abschnitts der Schöpfungsgeschichte als göttliche Idee einer hierarchischen Geschlechterordnung beschränkte sich nicht auf das Private. Ein Teil der Ärzteschaft sah hierin ein ideales Modell der beruflichen Arzt – Schwester Beziehung, ein Grund für die nachdrückliche Förderung der Schwesternpflege. Die Krankenpflegerin sei ›Gehilfin‹ des Arztes. Sie müsse und könne sich als seine ›rechte Hand‹ fühlen. Eine untergeordnete Stellung nehme sie demnach nicht ein. Aber in letzter Instanz entscheide der Arzt und die Schwester dürfe nicht vergessen, dass »die rechte Hand nicht der Körper, sondern nur ein Teil desselben ist« (Esser 1907, S. 58). Die geforderte ›Ethik der Duldsamkeit‹ (Schenk 1908, S. 144) implizierte die Anerkennung eines, ›sachlich geforderten‹ Unterordnungsverhältnisses zwischen Arzt und Schwester. »Die Ueberschrift zu diesem Kapitel muß die unbedingte Unterordnung der Schwester unter den Arzt sein. Es erfordert dies die ganze Natur der Sache, allein schon der Umstand, dass die Schwester eine Helferin des Arztes sein soll, die in pünktlicher Erfüllung aller ärztlichen Anordnungen gleichzeitig auch die Erfüllung ihrer einmal übernommenen vornehmen Pflicht der Nächstenliebe vollzieht. Nur ein gemeinsames Wirken von Schwester und Arzt kann den Kranken zum Heile sein, nicht Ungehorsam, Widerspenstigkeit oder gar Selbständigkeit von ihrer Seite« (ebd., S. 152). Abweichend hiervon betrachteten die Schwestern der B.O.K.D. ›Dienen‹ als selbstbewusste, eigenständige Entscheidung zum Nutzen und Erfolg eines gemeinsamen Zieles. Nicht das Verhältnis zwischen Arzt und Schwester, sondern ›die Sache‹, die Verbesserung der Lage des Patienten oder der Patientin stand für sie im Vordergrund. ›Selbständige Gehilfin der Wissenschaft‹ sei die Krankenpflegerin, so Agnes Karll (1907c, S. 121), nicht Gehilfin einer Person. In der Not solle die Schwester in der Lage sein, den Arzt zu vertreten, das war die weit verbreitete Meinung unter den Schwestern (vgl. Brauer 1906). Im Alltag prallten die gegensätzlichen Auffassungen aufeinander. Das Bemühen der Ärzte, einen bedingungslosen, aber gleichzeitig vernunftgeleiteten Gehorsam durchzusetzen, begründete Maßnahmen zur Einschränkung der Macht der Oberinnen und ein ambivalentes Verhältnis zu Aus- und Weiterbildung der Schwestern. Neben der protestantischen Berufsethik prägte das Konzept ›soziale Mütterlichkeit‹, das erfolgreiche Deutungsmuster der historischen bürgerlichen Frauenbewegung, das berufliche Selbstverständnis der B.O.K.D. Dank ihrer ›angeborenen Mütterlichkeit seien Frauen von sich aus mehr oder weniger für den Pflegeberuf geeignet, ansonsten sähen die Zustände im Krankenpflegeberuf noch weit trauriger aus als sie sind, argumentierte Agnes Karll in einer frühen Skizze der Ziele der Berufsorganisation (Karll 1906b, S. 2). Der Schwesternberuf verlange Mütterlichkeit, so Schwester Charlotte von Caemmerer im Rahmen einer Buchbesprechung im ›Lazaruskreuz‹. Mütterlichkeit sei nicht an Mutterschaft gebunden. Jedes weibliche Wesen habe Mütterlichkeit und wisse, sie zu entfalten, auch wenn ihr kein volles Lebenslos zuteil geworden sei (v. Caemmerer 1908). ›Mütterlichkeit‹ sei das, was den Pflegeberuf adele, stellte Marie Cauer, Mitinitiatorin der B.O.K.D. und liberale Gegenspielerin von Agnes Karll fest (Cauer 1902/03, S. 49). Über konzeptionelle, soziale und politische Unterschiede hinweg bezogen sich die Organisatorinnen der Berufsorganisation auf eine Idee von ›Mütterlichkeit‹.

Das Konzept ›Mütterlichkeit‹, die Annahme, dass Frauen aufgrund ihrer Erfahrungen und Kenntnisse eine besondere Eignung und eine besondere Fähigkeit für soziale Belange auszeichne, und die Forderung, entsprechende Arbeitsmöglichkeiten zu schaffen, war für die historische Frauenbewegung eine wichtige Argumentationsfigur im Kampf für eine stärkere und gerechtere Beteiligung von Frauen in Staat und Gesellschaft gewesen (vgl. Peters 1984; Sachße 1986; Bock/Thane 1991; Allen Taylor 1991, 1996). Die Mitbegründerin der Kindergartenbewegung, Henriette Schrader-Breymann (1827–1899), hatte Mitte des 19. Jahrhunderts ihrem Bildungs- und Berufskonzept die Überschrift ›geistige Mütterlichkeit‹ gegeben. In ihrer größeren »Assimilationsfähigkeit, Vielseitigkeit, Elasticität, Feinheit und Beweglichkeit [...]« (Schrader-Breymann 1868, zit. nach Blochmann o.J., S. 10), liege die besondere Begabung der Frau. Eine Beschränkung ihrer Aufgaben auf die Familie sei unvernünftig. Schrader-Breymann forderte, »daß die geistige Mütterlichkeit mit ihrer pflegenden Kraft, ihrer wärmenden Liebe sich nicht allein an die eigene Kinderstube, nicht allein an die physische Mütterlichkeit bindet; sondern daß überall, wo Hülfsbedürftige sind an Leib und Seele, die Frau auch außerhalb des Hauses zum mütterlichen Wirken berufen ist, wenn keine eigenen Familienbande sie fesseln oder ihre Zeit genügend ausfüllen können« (ebd., S. 11). Das Schlagwort der ›Mütterlichkeit als Beruf‹ (Sachße 1986; Hoffmann o.J., S. 6) einte eine Vielzahl von Frauen über soziale Differenzen hinweg und gab eine Richtung vor für die anzustrebenden Arbeitsgebiete und -inhalte. In der Krankenpflege wurde dieser Diskurs nicht nur von den Schwestern aufgegriffen. Seit dem ersten Drittel des Jahrhunderts warben Ärzte, Pfarrer und Pädagogen verstärkt um Krankenpflegerinnen aus ›gebildeten Ständen‹ (vgl. Bischoff 1992a, S. 81 ff.).[8] Die Frau, so hieß es, sei aufgrund ihrer angeborenen Mütterlichkeit zur Krankenpflege besonders geeignet (z.B. Horn 1818). Opferbereitschaft, Selbstlosigkeit, Geduld und Demut und lägen in ihrer Natur. Ihre natürlich ›zarten Hände‹ (Haupt 1900, S. 170)[9] seien eine Wohltat für die Kranken. Zudem, so die nüchternere Feststellung, sei Frauen generell der Vorzug zu geben, da Krankenwärter ihre Freizeit mit Spielen und Trinken vergeudeten (vgl. Runge 1870) und sich viele von ihnen um Kranke nur kümmerten, wenn diese sie mit Trinkgeldern beglückten (vgl. Zimmer 1897, S. 19, 1904, S. 344).

Für die Schwestern hatte die Verknüpfung beruflicher Tätigkeiten mit weiblicher Natur ein Janusgesicht. Zwar bot ihnen diese Argumentationsfigur die Einstiegshilfe in einen Beruf, der unter diesen Bedingungen allmählich zu einem ›Frauenberuf‹ wurde. Indem aber Qualifikationsanforderungen mit ›natürlichen Geschlechtseigenschaften von Frauen gebildeter Stände‹ gleichgesetzt wurden, lag über den geforderten Inhalten in Bildung und Ausbildung, der Bezahlung und dem Berufsbild ein Schleier, der sie rationaler Messung und Gestaltung entzog. Diese Gefahr hatten die ›Erfinderinnen‹ dieser Idee durchaus bedacht. Bereits Schrader-Breymann hatte betont, dass neben die ›natürliche Mütterlichkeit‹ der Frau eine Ausbildung treten müsse, da »Instinct und Liebe, so hoch bedeutungsvoll diese beiden Factoren auch sind, zum wahrhaft mütterlichen Wirken doch nicht mehr allein ausreichen in unserer Zeit, weder bei der Erziehung eigener Kinder, noch bei der Pflege Anderer [...]« (Schrader-Breymann 1868, zit. nach Blochmann o.J., S. 11 f.).

Die Schwestern der B.O.K.D. nutzten das Konzept ›soziale Mütterlichkeit‹ und verfingen sich in seinen Widersprüchen. ›Mütterlichkeit als Beruf‹ – die Bedeutung des Konzepts für die Entwicklung sozialer Frauenberufe wurde bereits eingehend untersucht (vgl. Baron 1983; Sachße

1986; Zeller 1987) – war in vielerlei Hinsicht ein überzeugendes Argument für Arbeitsteilungen und berufliche Schließungsprozesse entlang geschlechtlicher und sozialer Differenzen. Ethik und pflegerische Leistungen im Bereich des Sozialen wurde zur Sache der Schwestern erklärt, Fachwissen, insbesondere medizinisches Fachwissen, oblag den Ärzten. Die Oberin kontrollierte Habitus, berufliche Einstellung und die Grundpflege, die Ärzte verfügten über medizinische Assistenz und Hilfeleistungen in der Behandlungspflege. Die Schwestern verorteten Krankenpflege im Arbeitsbereich ›care‹ und akzeptierten die durch die Medizin gesetzten Grenzen. Aber mit der Zuschneidung des Berufsbildes Krankenpflege auf einen ›sozialen Frauenberuf‹ nahmen sie auch gravierende Einschränkungen in Kauf. So wurde z.b. auf eine Weiterentwicklung in Richtung auf eine medizinisch/naturwissenschaftliche Krankenpflege im Arbeitsfeld Medizin/Gesundheit verzichtet. Entwicklungsmöglichkeiten in diese Richtung waren durchaus debattiert worden. ›Hypurgie‹ hatte z.b. Dr. Martin Mendelsohn den in die ärztliche Ausbildung neu einzuführenden Bereich medizinischer Wissenschaft genannt, dessen Gegenstand die Pflege Kranker und Rekonvaleszenter sein sollte (Mendelsohn 1898; vgl. auch Jacobsohn 1902; Lampe 1969). Das neu zu entwickelnde Arbeitsgebiet wurde in klarer Abgrenzung zur ›sozialen Krankenpflege‹ (vgl. Dietrich 1900) als ›wissenschaftliche Krankenpflege und Krankenversorgung‹ definiert. Da die naturwissenschaftlich-medizinische Option für Frauen weitgehend versperrt war – erst ab 1900 ließen Universitäten Deutschlands Frauen, unter zahlreichen Einschränkungen und Schwierigkeiten, zum Studium zu – waren die Alternativen tatsächlich begrenzt. Trotzdem – auch das Vorstellungsvermögen blieb eingeschränkt und der Schwerpunkt für die berufliche Entwicklung der Krankenpflege war gesetzt und veränderte sich nicht, auch nachdem Frauen der Zugang zu Universitäten allmählich eingeräumt wurde. Aus der Not machten die frühen Krankenpflegeaktivistinnen eine Tugend. Sie idealisierten die soziale Dimension des Berufsbildes. Krankenpflege sei Krone der Diakonie und Grundlage aller sozialer Frauenberufe (Karll 1913d). Angesichts der Dominanz von Ärzten, Politikern und Pfarren bei der Gestaltung der beruflichen Verhältnisse in der Krankenpflege stießen allerdings Versuche, diese Auffassung durchzusetzen, bei anderen Frauenberufen auf heftigen Widerstand. Krankenpflege sollte sich in der Folge konsequent zu einem ›besonderen‹ sozialen Frauenberuf entwickeln.

Angesichts des mit unzähligen Schwierigkeiten behafteten Schrittes in die Öffentlichkeit, der Rechtlosigkeit, der Schutzlosigkeit gegen Anfeindungen und Ausbeutung, des Misstrauens gegen berufstätige Frauen, entwickelten die Schwestern der Berufsorganisation eine besondere Organisationsform. Die B.O.K.D. konstituierte sich als Verein und *Schwesternschaft*. Sie verband moderne, individuelle Arbeitsstrukturen mit der traditionellen Mutterhausstruktur und verlieh ihr einen einigenden und modernen Charakter durch den Bezug auf die Frauenbewegung. Zur Begründung dieser organisatorischen Struktur führte Agnes Karll an, dass ein Fachverband nur als Zusammenschluss selbständiger Menschen Sinn mache. Selbständigkeit sei aber unter den deutschen Frauen, besonders unter den Krankenpflegerinnen, aufgrund der Verhältnisse sehr ungenügend entwickelt, obwohl sie die wirtschaftliche Lage dazu zwinge. Um durch persönlichen Zusammenhalt, Beratung und Fürsorge zu helfen bis die Schwestern zur inneren Selbständigkeit herangereift seien, müsse man eine gewisse Zeit an der geschlossenen Organisationsstruktur einer Schwesternschaft festhalten (Karll 1909c, S. 254). Dass bei der Wahl dieser Lösung auch die emotionale Suche nach einem inneren Zusammenhalt, nach einer ›Berufsfamilie‹ eine Rolle spielte, zeigt der immense Aufwand und die große Begeisterung, mit der sich die Schwestern der B.O.K.D., und ganz speziell Agnes Karll, dem Aufbau der schwesterlichen Gemeinschaft widmeten. Mit jährlichen Stiftungsfesten, gezielten Maßnahmen zur Bildung einer eigenen Tradition wie Rückblicke auf die Entstehungsgeschichte oder die Würdigung berühmter Frauen aus der Frauen- und Krankenpflegebewegung sowie Mitteilungen über ›Freunde im In- und Ausland‹ wurde versucht, den ›Korpsgeist‹ zu stärken. In ihren Leitartikeln beschwor die Präsidentin und Schriftleiterin die Berufsorganisation als solidarische, soziale Frauenbewegung mit gemeinsamen Interessen, Ideen und Vorstellungen. Sie berichtete über »Unser(en) Pariser Kongreß« (Karll 1907a), »Unser(en) Weltbund« (Karll 1907b), »Unsere Berufsorganisation« (Karll 1908a), »Unsere Kriegspflicht« (Karll 1908b), »Unsere 10jährige Jubelfeier« (Karll 1913a). Der inflationäre Gebrauchs des ›Gemüts-Possessivs‹, das die bekannte Protagonistin der bürgerlichen Frauenbewegung, Helene Lange, bereits um 1900 ironisch kritisch aufs Korn genommen hatte (vgl. Lange 1900), offenbarte den dringlichen Wunsch, einen gemeinsamen Arbeits- und Lebenszusammenhang zu schaffen, einen Gemeinschaftssinn herzustellen.

Eine besondere Bedeutung kam der Entwicklung und Pflege beruflicher Attribute zu. Das ›Lazaruskreuz‹, das dem Vereinsblatt seinen Titel gab, und die am Kragen getragene Brosche mit dem roten Kreuz auf weißem Grund, umgeben von der Umschrift ›Berufsorganisation der Krankenpflegerinnen Deutschlands‹, lege mit den Farben schwarz, rot und weiß ein Bekenntnis zum deutschen Vaterland ab und symbolisiere ›Liebe und Reinheit‹, die inneren Ziele der B.O.K.D.-Schwestern (v. Caemmerer 1906, S. 3). Es wurde nummeriert an die Mitglieder vergeben. Verlust oder Nichttragen des Abzeichens konnten zum Ausschluss aus dem Verband führen. Nach außen symbolisierte das Kreuz Ehrbarkeit sowie berufliche Kenntnisse und Fähigkeiten, Stand und Beruf, nach innen die Zugehörigkeit zu einer Gemeinschaft. Eine vergleichbare Funktion erfüllte das Tragen der ›Tracht‹, deren Gestaltung Agnes Karll persönlich in die Hand genommen hatte. Sie orientierte sich mit ihrem Entwurf am ›Reformkleid‹, ohne Korsett, »hübsch, gesund und praktisch« (Karll 7.11.1904, zit. nach Sticker 1977, S. 149). Unbeirrt hielt die Präsidentin der B.O.K.D. gegen alle Widerstände an der Tracht fest. Schwester Charlotte v. Caemmerer hatte z.b. die Auffassung vertreten, dass die Tracht als Abkömmling des Nonnenkleides in einem bürgerlichen Frauenberuf allenfalls noch hygienischen Wert habe und eigentlich darauf verzichtet werden solle (v. Caemmerer 1907), was eine umfangreiche Diskussion auslöste (Unterm Lazaruskreuz 1907, Nr. 9, 10, 14). Mit einem Machtwort gegen individuelle Unterschiede und für die symbolische Einordnung in eine schwesterliche Wertegemeinschaft entschied Agnes Karll schließlich für die Tracht (Karll 1908c). Abzeichen und Tracht fungierten in dieser frühen Phase der Verberuflichung der Krankenpflege nicht nur für die B.O.K.D., sondern auch für konfessionelle Pflegegenossenschaften, das Rote Kreuz, ja sogar für freigewerkschaftliche Gruppierungen als berufliche Attribute, die Laiinnen und Expertinnen, private und öffentliche, religiöse und weltliche Krankenpflege unterschieden und klassifizierten. Sie dienten dem öffentlichen Nachweis charakterlicher und fachlicher Qualifikation.

Für Agnes Karll ging die Bedeutung der Tracht noch darüber hinaus. Die Tracht war Symbol der Zugehörigkeit zu einem Schwesternverband, zu einer gemeinsamen Kultur, zu gemeinsamen Interessen, zu einer idealen Frauengemeinschaft. Euphorisch beschwor sie die Gemeinschaft der Schwestern: »Den geistigen ethischen *Inhalt* der Schwesternschaft haben wir mit herübergenommen aus der alten Zeit und wer den wahren Geist der Schwesternschaft gespürt hat, wie vielleicht die meisten von uns, der wird ihn nie missen wollen, wo es sich um unseren Beruf handelt. Schwestern den Kranken und Schwestern untereinander!

[...] Die Schwesternschaft setzt einen weit höheren moralischen und ethischen Gehalt voraus, als der Fachverband. [...] Unser Beruf wird immer Entsagung in vielen Dingen und den ganzen Menschen fordern, aber in der ›Schwesternschaft‹ bietet er uns Deutschen eine wertvolle Gegengabe, nach der andere Länder in den verschiedensten Formen streben, weil sie ihre hohe Bedeutung erkennen« (Karll 1910c). Agnes Karlls Konzeption einer säkularen Schwesternschaft wurzelte einerseits in der Tradition religiöser Frauengemeinschaften und andererseits in einer modernen Arbeitsgesellschaft mit individuell ausgehandelten Arbeitsverträgen und der selbständigen Sorge für Lebensunterhalt und soziale Sicherung. Einem Teil der Schwestern ging der Schritt in die Eigenverantwortlichkeit zu weit. Sie setzten sich dafür ein, dass die Berufsorganisation für ihre Mitglieder stärkere Verpflichtungen in Hinblick auf die soziale Sicherung übernehme. Einem anderen Teil der Schwestern ging die Lösung aus dem »hohlen Gerüst der eingebildeten Gemeinschaft« nicht weit genug (Cauer 1901/02a, S. 8). Sie hätten gerne die der familialen Ordnung entnommene Berufsbezeichnung ›Schwester‹ und die Standes- wie Berufskleidung ›Tracht‹ und ›Haube‹ hinter sich gelassen. Berufliche Ethik war für sie unteilbares, individuelles Verantwortungsbewusstsein. Der entscheidende Punkt, an dem sie berufliche Autonomie maßen, waren berufliche Kenntnisse und Fähigkeiten.

4.1.3 ›Mutter Oberin‹ – das Problem der beruflichen Autonomie

Die von den Mutterhäusern den Krankenanstalten überstellten Schwestern unterstanden der Leitung einer ›Oberin‹. Der Begriff ›Oberin‹ kann aus dem lateinischen Begriff ›prior‹, vorgesetzt, vorstehend, abgeleitet werden. Gegen Ende des 18. Jahrhunderts setzte sich die eingedeutschte Übersetzung ›Oberin‹ für von Frauen eingenommene Leitungspositionen durch. Die männliche Form, die noch im 15. Jahrhundert übliche Bezeichnung ›Oberst‹ bzw. ›Oberste‹, blieb nur im militärischen Bereich erhalten. Der männliche Vorsteher eines Klosters wurde mit dem lateinischen Begriff als ›Prior‹ bezeichnet, die Vorsteherin dagegen als ›Oberin‹ (vgl. Mitzka 1954). Die Oberin im Krankenhaus oder Heim war zugleich Vorsteherin der dort angestellten konfessionellen oder städtischen Schwesternschaft. Im Laufe der Zeit wurde der Begriff synonym auch für die Position der ›leitenden Oberschwester‹ in Häusern ohne konfessionelle Schwesternschaften verwendet (vgl. Grauhan 1992a).

In Doppelfunktion vertrat die Oberin einerseits das entsendende ›Mutterhaus‹, andererseits sorgte sie für den Arbeitseinsatz und die moralische Integrität der entsandten Schwestern am Ort. Sie gehörte der Krankenhausleitung an und war zugleich Repräsentantin des Vertragspartners. Insbesondere in konfessionellen Einrichtungen, wo im Konfliktfall Entscheidungen der Kirche die der Ärzte überstimmten, war sie eine sehr mächtige Person.

Eine geregelte Ausbildung für die Position der Oberin gab es in größerem Rahmen erstmals 1902 an der Münchener Oberinnenschule des Roten Kreuzes. Bis dahin und in seltenen Fällen bis heute war das Institut der ›Oberin‹ eine Aufstiegsposition, ein ›Amt‹, das nach Erfahrung und Verdienst verliehen wurde. In der Regel wurden Schwestern dazu ausgewählt, die nach einer gewissen Zeit beruflicher Erfahrung bereits als ›Schulschwester‹ Krankenpflegeunterricht erteilt hatten.

Die Oberin koordinierte die Gruppe der entsandten Schwestern, hatte bei Einstellungen oder Entlassungen ein entscheidendes Wort mitzureden und ergriff erzieherische Maßnahmen, wann immer sie es für nötig hielt. In der Krankenanstalt war die Oberin für den Arbeitseinsatz und für die Planung des pflegerischen und praktischen Teils der Ausbildung zuständig. Oft leitete sie zudem die interne Verwaltung und den Einsatz der Hilfskräfte. Die Krankenanstalten hatten nach der Tradition konfessioneller Mutterhäuser keinen direkten disziplinarischen Zugriff auf die Oberin oder ihre Schwestern. Sie blieb letztendlich ihrem Mutterhaus verpflichtet. Ihre Mittlerfunktion bündelte die Macht unterschiedlicher Institutionen und begründete damit eine höchst vielseitig nutzbare Form beruflicher Autonomie, die dem ärztlichen Handlungsspielraum einerseits Grenzen setzte. Andererseits beruhte diese Autonomie der Pflege auf einer abgeleiteten Machtposition. Sie war abhängig von der Kirche.

Für ihn gäbe es keine ›Schwestern‹, sondern nur ›Pflegerinnen‹ vertrat der liberale Arzt Rudolf Virchow, der mit der Parole: »Organisieren wir uns ganz in der bürgerlichen Gesellschaft [...]« (Virchow 1869, S. 49) für die Abschaffung des Instituts der Oberin an der Berliner Charité eintrat (vgl. auch Jaeckel 1991). Neue freiberufliche Krankenpflegeorganisationen warben in der Konkurrenz um Arbeitsplätze für sich mit dem Angebot, einen Teil dieser aus der Tradition der religiösen Pflegegemeinschaften stammenden beruflichen Autonomie preiszugeben. So argumentierte die Mitgründerin der Berufsorganisation der Krankenpflegerinnen Deutschlands, Elisabeth Storp, dass die Vorteile der freiberuflichen Krankenpflege für die Krankenanstalten unter anderem darin lägen, dass Krankenhausdirektoren selbst Einstellungsentscheidungen treffen könnten, statt sie Oberinnen überlassen zu müssen (Storp 1901).

Ein Ereignis, das den durch vielfältige Entwicklungen bedingten Wandel des Instituts der ›Mutter Oberin‹ zur arztabhängigen Krankenschwester im Laufe der ersten Hälfte des 20. Jahrhunderts exemplarisch verdeutlicht, machte im ›Lazaruskreuz‹ in den Jahren zwischen 1906 und 1907 Schlagzeilen. 1905 hatte die B.O.K.D. Verhandlungen mit der Stadt Düsseldorf über die Besetzung der dort im Bau befindlichen Krankenanstalten aufgenommen. Das ehrgeizige Projekt gliederte dem städtischen Krankenhaus eine Forschungsanstalt, die ›Akademie für praktische Medizin‹, und eine Krankenpflegeschule mit zweijähriger Pflegeausbildung an. Im Vorfeld war es bereits zu heftigen Auseinandersetzungen über die Besetzung gekommen. Die streng katholische, ultramontane Partei im Düsseldorfer Stadtparlament hatte für die Anforderung katholischer Nonnen gefochten, die Liberalen dagegen waren für Schwestern der Berufsorganisation eingetreten. Die Einschaltung eines interkonfessionellen Vereins, so ihre Begründung, könne Streitigkeiten zwischen den Konfessionen vermeiden helfen und der Erleichterung der wissenschaftlichen und verwaltungstechnischen Arbeit dienen, denn diese Arbeit werde, so die Erfahrung, durch außer dem Betrieb stehende religiöse Vorsitzende der Schwestern erschwert (Karll 1906c). Dafür, dass sich Krankenpflegerinnen »strikte und ohne Vorbehalt allen Anforderungen anpassen« (zit. nach Karll 1906c, S. 4), wie die Düsseldorfer Zeitung vom 31.12.1906 forderte, trete man für ausreichend besoldete Schwestern ein, von denen man diese Unterordnung, im Gegensatz zu unbezahlten Krankenpflegerinnen, erwarten dürfe. Ein umstrittener Stadtverordnetenbeschluß gab schließlich das Signal für Verhandlungen mit der B.O.K.D. Während des Verhandlungszeitraums wechselte jedoch die Verhandlungsführung und was vielversprechend begonnen hatte, wurde zunehmend kompliziert.

Der neue Verhandlungsführer, Prof. Dr. Arthur Schloßmann, später Direktor der Kinderklinik, bevorzugte das Modell der Berliner Charité und bekämpfte mit allen Mitteln die Einrichtung einer Leitungsposition in Schwesternhand. Er gestand allenfalls die Einstellung einer ›geschäftsführende Oberschwester‹ zu, der die Pflegeschülerinnen unterstellt werden würden. In allen dienstlichen Belangen habe sich die Kliniksoberschwester an den Kliniksdirektor zu wenden und nicht an die geschäftsführende Oberschwester. Agnes Karll berichtete im Lazaruskreuz: »Selbst das Recht der Inspizierung der Privatzimmer der Schwestern hat *nicht* die geschäftsführende Oberschwester, sondern der ›Kliniksdirektor‹. *Scheinbar* will man die Schwestern unabhängig machen, indem man ihnen keine Oberin gibt, in Wahrheit wird nur die weibliche Oberleitung durch männliche ersetzt und der durchaus nötige weibliche Einfluß ausgeschaltet, wo es sich um die Förderung von Fraueninteressen handelt« (Karll 1906f, S. 4). Trotz erheblicher Bedenken unterzeichnete die B.O.K.D. den Gestellungsvertrag und entsandte unter der Leitung von Oberin Helene Meyer fünfzig Schwestern nach Düsseldorf (vgl. Sticker 1977, S. 166). Schloßmann wehrte sich nach wie vor gegen die Besetzung der Krankenanstalten mit einer einheitlichen Schwesternschaft – er selbst hatte für die Kinderklinik, gängiger Praxis folgend, ›seine‹ Schwestern aus Dresden mitgebracht – und gegen das Institut der Oberin. Im Lazaruskreuz stellte er klar, die geschäftsführende Oberschwester müsse gewählt werden. Dies sei ein Akt der Demokratie, der dem ›Oberinnendespotismus‹ Einhalt gebiete und den Schwestern einen Einfluss auf ihre Leiterin ermögliche (Schloßmann 1907). Demgegenüber vertrat die Oberin der Berufsorganisation, Helene Meyer, die Auffassung, Demokratie sei mehr als die bloße ›Anhörung‹ der Kliniksoberschwestern bei der Wahl der geschäftsführenden Oberschwester wie im Düsseldorfer Modell vorgesehen. Wenn es dem Kliniksdirektor um Demokratie ginge, müsse man die Schwestern auch abstimmen lassen und zwar nicht nur die Oberschwestern, »sondern namentlich den großen Kreis der übrigen Schwestern, für die die geschäftsführende Oberschwester ja viel mehr bedeutet« (Meyer 1907, S. 19). In Wirklichkeit ginge es bei diesem Vorhaben darum, den Kliniksdirektoren das Zepter in die Hand zu geben und das Institut der weiblichen Leitung abzuschaffen. Anders als Karll argumentierte Meyer im Folgenden nicht politisch, sondern pädagogisch. Sie vertrat die Auffassung: »Dazu *weibliche* Oberleitung entbehren zu können, halte ich allerdings die meisten Schwestern nach meinen Erfahrungen in 10jähriger Zugehörigkeit zu einem der größten Vereine Deutschlands *nicht* für reif. [...] Der größte Teil (der Schwestern, M.S.) braucht weibliche Erziehung und Fürsorge. Aus dieser Ueberzeugung heraus äußerte ich vor einiger Zeit, die geschäftsführende Oberschwester habe mütterliche Aufgaben zu erfüllen. [...] Unsagbar beklagenswert wäre es, wenn unser Geschlecht die wünschenswerte, größere Selbständigkeit auf Kosten des Gemütslebens erlangte. Dieses zu vertiefen und in den Dienst der Menschheit zu stellen, ist eine Aufgabe der Frauenbewegung, für die eine bedeutende Frau eine so schöne Definition gegeben hat in den zwei Worten: ›Organisierte Mütterlichkeit‹« (ebd.). Doch die Machtfrage war gestellt und Oberin Helene Meyer war ihr nicht gewachsen. Zwei Wochen nach Dienstantritt wurde Meyer mitgeteilt, sie sei vorläufige vom Dienst enthoben. Ihre Bitte um eine Untersuchung der Vorwürfe führte zu Prof. Dr. Schloßmann, der seine Beschwerde gegen sie wie folgt begründete: »Es ginge nicht mehr weiter mit Schw. Helene, die ihre Stellung als gesch(ä)f(tsführende). Oberschw. falsch auffasse, nach dem Posten einer *Oberin* strebe, Okkupationsgelüste zeige, bereits eine destruktive Tätigkeit in den Anstalten begonnen habe, den ruhigen Betrieb störe, einen Zwiespalt in die Schwesternschaft getragen habe, *herumlungere!* Die Schw(estern) schikaniere und drangsaliere, in souveräner Weise mit pedantischer Schulmeisterei den Schw(estern) bei Tisch gegenübertäte« (nach Karll 1907e, S. 147). Das Ergebnis des Ermittlungsverfahrens bewog den Oberbürgermeister zu einer Aufhebung der Amtsenthebung. Meyer sah jedoch keine Grundlage mehr für eine vertrauensvolle Zusammenarbeit und bat zwei Monate nach ihrem Amtsantritt um die Entlassung.

Ein vielversprechendes Projekt der Berufskrankenpflegerinnen hatte damit ein vorzeitiges Ende gefunden. Die Besetzung anderer Krankenhäuser folgte. Doch Agnes Karll trauerte noch lange um dieses Projekt, da sie sich gerade durch die Eingliederung der Krankenpflegeschule in eine ›Akademie für praktische Medizin‹ auch hinsichtlich der Weiterentwicklung der Krankenpflegeausbildung Impulse von Düsseldorf versprochen hatte (vgl. Sticker 1977, S. 168). Ungeachtet der persönlichen Probleme und der speziellen internen Zusammenhänge verdeutlicht der Fall Düsseldorf exemplarisch die besonderen Schwierigkeiten der Institutionalisierung qualifizierter pflegerischer Berufspositionen. Aus unterschiedlichen Motiven einte fortschrittliche Politiker, Ärzte, Verwaltungsleiter sowie Wärter und Pfleger der Wunsch, ›Oberinnendespotismus‹ zu verhindern und die Pflege zu demokratisieren, wobei ›Demokratie‹, wohlverstanden, auf das männliche Wahlrecht beschränkt war. Eines der wichtigsten Ziele auf diesem Weg war die Entmachtung der Oberinnen. Vordergründig gegen die Macht der Kirche ging es dabei hintergründig auch um patriarchale Interessen und berufliche Schließungsstrategien: Das ›Zepter‹ in den Kliniken sollte auf die Ärzte übergehen, die externe und zunehmend auch interne Verwaltung sollte auf den ›Verwaltungsleiter‹ zugeschnitten werden und schließlich sollte der Arbeitsmarkt im Bereich Pflege für männliche Wärter und Pfleger weiter geöffnet werden. Erstaunt stellten Adelaide Nutting und

Lavinia Dock in ihrer zeitgenössischen, umfassenden, vergleichenden ›Geschichte der Krankenpflege‹ fest, dass den Oberinnen in Deutschland, so sie denn eingestellt würden, weder die ihnen zukommende Stellung gegeben werde, noch dass ihnen eine ihren Aufgaben und Erfahrungen entsprechende Ausbildung sicher sei (Nutting/Dock 1910–1913, S. 459 f.).[10] Im Unterschied zu Großbritannien und USA, wo die protestantischen ›matrons‹ ihre Stellung behaupteten und zum Teil noch ausbauten, war die ›Oberin‹ in Deutschland zwischen die Linien konfessioneller, politischer, sozialer und professioneller Interessen geraten.

Dadurch dass die traditionelle pflegerische Leitungsposition zur Disposition stand, wurde die Herausbildung einer Trägerschicht für Professionalisierungsinteressen in der Pflege erschwert. Dies ist einer der Gründe für die an Professionskriterien gemessene Rückständigkeit (mangelnde berufliche Autonomie, keine Hochschulausbildung) der deutschen Pflege im internationalen Vergleich. So nimmt es nicht Wunder, dass Agnes Karll, die in der Berufsorganisation zu denjenigen gehörte, die eine Professionalisierung der Krankenpflege am stärksten befürworteten, neidvoll ins Ausland blickte. »wenn man die Persönlichkeiten der englischen und amerikanischen Oberinnen auf den Kongressen des Weltpflegerinnenbundes kennen gelernt hat, versteht man, daß sie bei ihrer Schulung zu den klaren, zielbewußten Frauen werden konnten und mußten, die sie sind, und die man bei uns so schwer findet. Ihre Stellung ist ihrem Können entsprechend allerdings auch eine ganz andere [...]. Die meisten stehen an der Spitze der ganzen wirtschaftlichen Verwaltung und der Schwesternschule, die Auswahl der Schülerinnen, der Oberschwestern und des weiblichen Personals liegt ganz in ihrer Hand. Daß bei der Entscheidung der Prüfung die Oberin überhaupt keinerlei Stimme hat, wie in Deutschland nach der neuen Prufungsordnung, wäre ganz undenkbar« (Karll 1908a, S. 31).

4.1.4 Ausbildung und Weiterbildung – disparat und kontrovers

Nach den Ergebnissen einer schriftlichen Befragung von 2.650 Mitgliedern der Berufsorganisation der Krankenpflegerinnen Deutschlands stammten die B.O.K.D. Mitglieder um 1910 überwiegend aus dem mittleren und gehobenen Bürgertum. Die Väter der Schwestern waren Kaufleute (475), Handwerker (326), untere Beamte (256), Landwirte (225), Fabrikbesitzer und -direktoren (220), mittlere Beamte (209),

Gutsbesitzer (147), Pastoren (122), höhere Beamte (108) sowie unter anderem Offiziere, Professoren, Ärzte, Gastwirte, Arbeiter und Rechtsanwälte (v. Caemmerer 1915, S. 24). Agnes Karll (Jahrgang 1860) wuchs in einer verarmten Gutsbesitzerfamilie auf. Sie besuchte eine einklassige Volksschule im kleinen Dorf Embsen, zugleich wurde ihr Privatunterricht erteilt. Mit vierzehn Jahren setzte sie ihre Ausbildung an der Fortbildungsschule der Pädagogin und Aktivistin der frühen Frauenbildungsbewegung, Johanna Willborn, in Schwerin fort. Obwohl sie wegen ihrer Jugend nach zweijähriger Ausbildung noch kein Abschlussexamen hatte absolvieren können, arbeitete Karll anschließend als Privatlehrerin. 1887 trat die Neunzehnjährige in das Clementinenstift vom Roten Kreuz in Hannover ein und begann eine Karriere als Krankenpflegerin (Sticker 1977, S. 15-27).

Soziale Herkunft und Bildungsvoraussetzungen der B.O.K.D.-Aktivistinnen ähneln sich.[11] Marie Cauer (Jahrgang 1860), Tochter des Gymnasiallehrers und Historikers Eduard Cauer, kritische Stieftochter der berühmten radikalen Frauenrechtlerin Minna Cauer, besuchte bis zu ihrem sechzehnten Lebensjahr die städtische höhere Töchterschule in Danzig. 1888 absolvierte sie eine halbjährige Ausbildung am Viktoriahaus für Krankenpflege in Berlin und arbeitete seitdem als Krankenpflegerin. Zur Zeit ihres Eintritts in die B.O.K.D. war sie Oberin des Kaiser-Friedrich-Krankenhauses in San Remo. In ihrem Anmeldebogen für die Berufsorganisation mit der Mitgliedsnummer ›87 act.‹, Sommer 1903, gab sie an, über gute Fremdsprachenkenntnisse in Französisch, Englisch und Italienisch zu verfügen[12]. Maida Lübben (Jahrgang 1870), ›Generaloberin‹ der B.O.K.D. von 1927–1933, kam ebenfalls aus einem gebildeten Elternhaus. Sie war Tochter des Kreisphysikus Dr. Karl Heinrich Lübben, evangelisch. Wie Agnes Karll und Marie Cauer besuchte sie ein Töchterinstitut und eine Fortbildungsschule. Im Aufnahmebogen der Berufsorganisation bezeichnete sie ihre Sprachkenntnisse in Französisch und Englisch als ›gut‹, in Latein und Griechisch als ›mäßig‹. Zwischen 1897 und 1898 absolvierte sie im Diakonie-Seminar des evangelischen Diakonievereins eine Krankenpflegeausbildung. Am 12. 3. 1903 trat sie in die B.O.K.D. ein[13].

Im Vergleich zu anderen Krankenpflegeorganisationen gehörten die Schwestern der B.O.K.D. einer relativ homogenen gehobenen sozialen Schicht mit vergleichsweise guter schulischer Bildung an. Die Mitglieder der Sektion ›Gesundheitswesen‹ des freigewerkschaftlichen Gemeinde- und Staatsarbeiterverbandes zum Beispiel stammten dagegen zum größten Teil aus der Arbeiterschaft. Vor ihrer Tätigkeit als Wärter/Wärterin oder Pfleger/Pflegerin waren sie Handlungsgehilfen, Schreiber, Schlosser, Kellner, Schuhmacher oder Dienstmädchen gewesen (Umfrage des Gemeinde- und Staatsarbeiterverbandes, nach Streiter 1910, S. 26 f.). Diese Unterschiede in Hinblick auf soziale Herkunft und Geschlecht und die dadurch bedingten widersprüchlichen Interessenlagen erklären Positionsunterschiede zwischen den Pflegeverbänden bezüglich einer Regelung der Krankenpflegeausbildung. Vorschläge reichten von einer halbjährigen Krankenpflegelehre mit vorwiegend bis ausschließlich praktischer Tätigkeit von gewerkschaftlichen Verbänden über die Position konfessioneller Pflegeverbände, Krankenpflege auf jeden Fall auch als ›christliche Liebestätigkeit‹ zu erhalten, bis hin zu dem Konzept einer dreijährigen Grundausbildung in Theorie und Praxis der Krankenpflege mit anschließenden Möglichkeiten zur Weiterqualifizierung, wie sie Marie Cauer im Sinne der Berufsorganisation bereits zu Beginn des Jahrhunderts gefordert hatte. Der Inhalt des Unterrichts, so Cauer, »umfasse neben dem notwendigen Maße von Fachkenntnissen auch die Grundbegriffe der Krankenküche; ebenso Anweisungen zur Herstellung von Kissen, Polstern und sonstigen für den Komfort des Kranken in Betracht kommenden Gegenständen; die einfachsten Tatsachen der Chemie mit direktem Hinweis auf ihre Bedeutung für die Küche und für die Reinigung und schonende Desinfektion von Wäsche und Gerätschaften. Aber auch die Kenntnisse, deren die Pflegerinnen zur Wahrung ihrer persönlichen und beruflichen Interessen bedürfen, sollen ihnen vermittelt werden, und endlich dürfen einige Elemente einer allgemeineren Bildung nicht fehlen, vornehmlich solche, die den Blick weiten, und die Fähigkeit erhöhen, sich in die Lage anderer Menschen zu versetzen« (Cauer 1901/02b, S. 16; vgl. auch Cauer 1909a-d).[14]

Auf Initiative Preußens kam im Jahre 1906 ein Bundesratsbeschluss zustande, der den deutschen Ländern erstmals eine Regelung der Ausbildungsverhältnisse in der Krankenpflege nahelegte. Die ›Vorschriften über die staatliche Prüfung von Krankenpflegepersonen‹ vom 22. März legten folgenden Rahmen fest: Praxisorientierung als Ziel der Ausbildung, Volksschulbildung oder gleichwertige schulische Bildung und die Vollendung des 21. Lebensjahres als Voraussetzungen der Ausbildung sowie theoretischer und praktischer Unterricht in Krankenpflegeschulen ›geeigneter Krankenpflegeanstalten‹ im Umfang von zwölf Monaten. Inhalte der Ausbildung waren: Kenntnisse über den Bau und die Verrichtungen des menschlichen Körpers, Krankheitslehre, Einrichtung von

Krankenhäusern, Krankenwartung (Reinlichkeit, Wäsche, Lagerung, Beförderung, Bad), Krankenernährung, Krankenbeobachtung, Hilfeleistung bei der Krankenuntersuchung und -behandlung, Hilfeleistung bei plötzlich auftretenden Leiden und Beschwerden, Pflege bei ansteckender Krankheit, Tod sowie gesetzliche Bestimmungen, Verpflichtungen des Krankenpflegers in Bezug auf allgemeines Verhalten (Angehörige etc.) und für weibliche Prüflinge außerdem die wichtigsten Grundsätze der Säuglingspflege (Vorschriften über die staatliche Prüfung von Krankenpflegepersonen 1907). Auf eine Mindeststundenzahl für den Unterricht konnten sich die Länder nicht einigen. Ausbildung und Prüfung waren ›fakultativ‹, d.h. weder die Berufsbezeichnung ›Krankenpfleger/-pflegerin‹ noch die Ausübung der Krankenpflege setzte zwingend eine staatliche Anerkennung voraus. Allerdings sollten geprüfte Krankenpflegepersonen bei Anstellung und Besoldung bevorzugt werden – soweit die Krankenpflege nicht durch Mitglieder einer staatlich anerkannten geistlichen oder weltlichen Krankenpflegegenossenschaft ausgeübt wurde (vgl. Streiter 1910, S. 96). Als erstes Land setzte das Königreich Preußen am 10. Mai 1907 den Bundesratsbeschluss um. Bayern, das sich 1906 der Stimme enthalten hatte, folgte erst vierzehn Jahre später.

Die B.O.K.D. kritisierte an der vergleichsweise fortschrittlichen preußischen Prüfungsordnung die zu kurze Dauer der Ausbildung und die ungeregelten Ausbildungsbedingungen im ›Krankenhaus als Schule‹. Zudem sei die Struktur der Ausbildung an der Tätigkeit von Sanitätssoldaten und den wenigen Tausend anderen männlichen Krankenpflegern orientiert. Die für Schwestern unumgänglichen Kenntnisse in der Frauen- und Kinderpflege, der Krankenküche und der Verwaltungsarbeit seien nicht bzw. unzureichend berücksichtigt (v. Caemmerer 1915, S. 26). ›Hoffnung auf Fortschritte‹, war für Karll die verordnete Prüfungsordnung, die im internationalen Vergleich schlecht abschneide. Zu ihrem größten Bedauern werde Deutschland in der Krankenpflegeausbildung »von einer Reihe von Ländern germanischer Rasse [...] weit überholt« (Karll 1907c, S. 121).

Die Berufsorganisation nahm durch ihre Aufnahmebedingungen und ihre Arbeitsverträge Einfluss auf die aus ihrer Sicht unzureichend geregelte Ausbildungssituation. Neben der Aushandlung von Gestellungsverträgen, die dem Ausbildungsniveau der Vertragspartner einen hohen Stellenwert beimaß, förderte die B.O.K.D. die Weiterbildung der Schwestern durch Berichte von Fachvorträgen im ›Lazaruskreuz‹ und regelmäßig stattfindende Fachkongresse, sowie durch die Unterstützung von Auslandsaufenthalten, insbesondere in Großbritannien. Fachliche Beiträge im engeren Sinn orientierten sich an der üblichen Form der Wissensvermittlung in der Krankenpflege. Ärzte boten pflegerisches Wissen aus dem Bereich der Medizin. Sie informierten z.b. ›ueber Wochenbettpflege« (1909), ›Säuglingspflege‹ (1909), ›Pflege bei Nervenkrankheiten‹ (1909) oder ›Pflege bei chronisch Kranken‹ (1910). Schwestern nahmen in der Vermittlung medizinisch-pflegerischen Wissens Brückenfunktion ein, indem sie über ärztliche Vorträge berichteten. Diese Struktur der Wissensvermittlung gab es in der pflegerischen Ausbildung bis in die 70er Jahre (vgl. Kruse 1995). Relativ autonom und innovativ dagegen waren die Schwestern in der Vermittlung sozialer und sozialwissenschaftlicher Anteile der Pflege. Ihre besondere Aufmerksamkeit richtete die Berufsorganisation auf die Erziehung ihrer Schwestern zu moderner Arbeitsfähigkeit, zu Selbstdisziplin, Korpsgeist, Organisationsfähigkeit und Selbstfürsorge. Zur Berufsfähigkeit der Schwestern gehöre die Sorge für die Erhaltung der eigenen Arbeitskraft. »haben die Schwestern selbst ihre Schuldigkeit in diesem Punkt getan? Haben sie nicht zuweilen in jugendlichem Ueberschwang etwas darin gesucht, recht lange zu wachen, recht Schweres zu leisten? Haben sie von ihrer Freizeit immer einen verständigen Gebrauch gemacht? Haben sie, wenn sie überbürdet waren, statt zu raisonnieren oder sich bis zum Zusammenbrechen abzuhetzen, den Versuch gemacht, ruhig, fachlich und verständig ihren Vorgesetzten zu sagen, daß es unmöglich ist, das auf die Dauer zu leisten, was ihnen zugemutet wird? Ich weiß sehr wohl, daß der letztere Weg oft ein vergeblicher ist, da ja die Vorgesetzten selbst die Dienste einer Schwester nie geübt haben. Aber oft *hat* es genützt, weil nur aus Unkenntnis und Achtlosigkeit gesündigt wurde« (Karll 1908a, S. 23).

In Zusammenarbeit mit der 1911 von der Fröbelianerin Henriette Goldschmidt gegründeten Frauenhochschule in Leipzig[15], gelang es der Berufsorganisation im April 1912 eine Oberinnenausbildung auf Hochschulniveau anzubieten (Karll 1912b). Das zweijährige Weiterbildungsprogramm für Oberinnen, Heimleiterinnen und Fürsorgeschwestern umfasste Vorlesungen in Nationalökonomie, Sozialpolitik, Verwaltungslehre, Buchführung und Pädagogik. Theoretische und praktische Ausbildung waren durch Fachpraktika verzahnt. Voraussetzung für die Teilnahme waren der Nachweis einer vollwertigen Ausbildung und die staatliche Prüfung sowie eine mindestens fünfjährige Berufstätigkeit. Mit einer stärker sozialwissenschaftlich als medizinisch orientierten

Ausbildung hatte sich Karll gegenüber den Vorschlägen der ›Kommission zur Ausarbeitung eines Studienplanes zur Fortbildung von Krankenschwestern an der Hochschule für Frauen zu Leipzig‹ unter Vorsitz von Dr. Prüfer durchsetzen können (vgl. Entwurf der Kommission 1913; Entwurf von Schwester Agnes Karll). Der Zweck der Ausbildung zielte ab auf eine Erweiterung der Fach- und Allgemeinkenntnisse sowie auf eine Einführung in die »sozialen Aufgaben der Schwester« (Ausbildung von Krankenpflegerinnen 1912, S. 175). Die Geschichte der Frauenbewegung gehörte mit zu den Studieninhalten. Vorbild für die deutsche Pflegeausbildung war für Karll die Verankerung der Krankenpflege an Hochschulen nach US-amerikanischem Beispiel. Karll, die sich um 1912 mit der Übersetzung der ›Geschichte der Krankenpflege‹ von Lavinia Dock und Adelaide Nutting aus dem Amerikanischen auch als Dolmetscherin einen Namen gemacht hatte, was, wie sie schmerzlich vermerkte, in der deutschen Presse mit mehr Anerkennung gewürdigt wurde als ihre gesamte vorherige Arbeit für den Krankenpflegeberuf, blickte neiderfüllt in die USA: »Das praktische Amerika ist uns seit Jahren mit der Gründung einer Oberinnenschule als Abteilung einer Universität vorangegangen, in der als wichtigste Grundlage Hospitalwirtschaftslehre allem voranging und die Verbindung mit einer Haushaltsschule bald hergestellt wurde, der man dann die Möglichkeit der Fortbildung für soziale Arbeit hinzufügte. Unsere erste Frauenhochschule, unsere sozialen Frauenschulen müssen auch uns Möglichkeiten nach dieser Richtung geben« (Karll 1912a).

4.1.5 Überanstrengung, Übermüdung und Überbürdung – Arbeitsbedingungen und berufspolitische Forderungen

Überanstrengung, Übermüdung und Überbürdung kennzeichneten die Arbeitsbedingungen in der Krankenpflege zu Beginn des 20. Jahrhunderts aus der Sicht der Berufsschwestern. Mit regelmäßig erhobenen Daten dokumentierte die Berufsorganisation die Arbeits- und Lebensbedingungen ihrer Mitglieder.[16] Das Ausfüllen der Statistikbögen zählte zu den satzungsgemäß festgelegten Pflichten. Es galt als so bedeutsam, dass Versäumnisse zu einem Ausschluss aus der Organisation führen konnten. Themen der verbandlichen Datenerhebung waren die Verteilung der Pflegerinnen auf die verschiedenen Arbeitsgebiete sowie die Armenpflege, die Stellenvermittlung, die Arbeitszeit, das Einkommen und der Gesundheitszustand der Schwestern. Die Ergebnisse waren bedrückend. Tägliche Arbeitszeiten zwischen 13 und 14 Stunden mit daran anschließenden, sogenannten ›Schlafwachen‹ waren die Regel. Nach der Arbeitszeitstatistik aus dem Jahre 1912 kamen 77,9% (N=1.258) der Berufskrankenschwestern auf eine Arbeitszeit von über zehn Stunden pro Tag (v. Caemmerer 1915, S. 42 ff.). Eine Trennung von Tag- und Nachtschicht war in deutschen Krankenanstalten nicht üblich. Nach einer amtlichen Erhebung über die Arbeitsverhältnisse der in Heilanstalten im Krankenpflegedienst beschäftigten Personen für das Land Preußen aus dem Jahre 1910 leisteten 30% der erfassten Krankenpflegerinnen (N=31.200) außer der regelmäßigen täglichen Arbeitszeit zusätzlich Nachtdienst (nach v. Caemmerer 1915, S. 48). Von den befragten Schwestern der Berufsorganisation gaben 1912 vergleichsweise wenige, nämlich 2,6% an, neben dem Tagdienst zusätzlich volle Nachtwachen übernehmen zu müssen. Der Unterschied zwischen der amtlichen Erhebung und der eigenen Untersuchung der B.O.K.D. kann auf die Zusammensetzung des Pflegepersonals zurückgeführt werden: Von den 31.200 weiblichen Angestellten in preußischen Heilanstalten gehörten fast die Hälfte geistlichen Organisationen an (ebd., S. 48 f.), die das Ideal eines ganzheitlichen, zeitlich kaum begrenzten ›Dienstes am Nächsten‹ vertraten.

Die übliche Art der Beschäftigung des Heil- und Hilfspersonals in Kranken- und Irrenanstalten nach dem Vorbild der Dienstbotenarbeit inklusive ›Kost und Logis‹ sicherte den Zugriff auf die Arbeitskräfte. An der Verpflegung wurde gespart. Die Pflegeverbände beklagten unzureichendes, zum Teil ungenießbares Essen. Der christliche Gewerkschafter Georg Streiter zitiert den Wochenspeiseplan des Berliner Krankenhauses ›Am Urban‹. Kost dritter Klasse für Pflege- und Dienstpersonal bedeutete zum Beispiel: Sonntag Brühsuppe mit Graupen, Montag Brühsuppe mit Gries, Dienstag Brühsuppe mit Reis. Ab Mittwoch wiederholte sich die Speisefolge (Streiter 1910, S. 143). Die Unterbringung erfolgte in Schlafsälen. Wohnräume für Pflegepersonal existierten nicht. In ihren Lebenserinnerungen zeichnete Marie Cauer ein anschauliches Bild der Verhältnisse während ihrer Ausbildung zur Hebamme: »Für die 10 Schülerinnen, die in der Anstalt selbst wohnen konnten, gab es einen gemeinsamen Saal, darin standen, dicht aneinander geschoben [...] zehn Betten, einige Stühle, ein langer Tisch und ein Schrank zur Aufbewahrung des Eßgeschirrs [...]. Gleichzeitig beherbergte er auch für alle 30 je eine Brotration für die halbe Woche, an der man beliebig herunter essen

konnte, und – o, Schrecken – auch 30 Halbwochenportionen eines stark
duftenden Käses!« (Cauer 1969, S. 141; vgl. auch Cauer 1949).
Die Einkommensstatistik der B.O.K.D. dokumentiert ein durch-
schnittliches Schwesterngehalt zwischen 700 und 1.200 Mk. im Jahr.
Hebammen und Masseusen hatten die besten Einkommensverhältnisse.
Sie verdienten alle über 1.200 Mk. im Jahr. Am schlechtesten standen
die Gemeindepflegerinnen. Von ihnen kamen nur 4,7% auf einen Jah-
resverdienst von 1.200 Mk. (v. Caemmerer 1915, S. 71). Zwischen dem
Einkommen von Frauen und Männern klaffte eine Lücke. Schwestern,
Pflegerinnen und Wärterinnen verdienten bis zu 25% weniger als Pfleger und Wärter in vergleichbaren Positionen (vgl. Streiter 1924, S. 96,
S. 101). Trotz besserer Ausbildung, bürgerlicher Herkunft und vielbe-
tonter ›besonderer Eignung‹ erhielten selbst Schwestern oft weniger
Geld als das männliche Wartepersonal. Zum Teil nahm die Differenz
mit steigender Position sogar noch zu (vgl. Streiter 1910, S. 129 f.; Bischoff 1992a, S. 113-118). Wegen des Kost- und Logiszwangs für unverheiratete Pflegekräfte – und für Frauen galt das Berufszölibat – konnte das Einkommen der Pflegerinnen abzüglich der freien Station bis auf
50% des Männereinkommens zusammenschrumpfen. Die B.O.K.D.
wehrte sich gegen diese Ungleichbehandlung unter anderem mit ihrer
Statistikarbeit und führte den Nachweis, dass das Argument, Männer
hätten im Unterschied zu Frauen für eine Familie zu sorgen und bräuch-
ten deshalb ein höheres Einkommen, nicht stichhaltig war. 543 Schwestern (18,1% der Mitglieder) gaben im Jahre 1912 an, Angehörige zu
unterstützen, wobei Karll eine erhebliche Dunkelziffer vermutete (Karll
1914a). Über die Hälfte der für Mutter, Schwester und andere Personen
sorgenden Schwestern wandte dafür zwischen 100 und 600 Mk. jährlich auf. Angesichts des geringen Einkommens und der Unterstützungs-
verpflichtungen für Angehörige sei es kein Wunder, dass keine Möglichkeit bleibe, für die eigene Zukunft zu sorgen, auch wenn eigene
Erkrankung sofort bitterste Not bedeute, kommentierte Karll das Ergebnis ihrer Erhebung.
Die soziale Sicherung der Krankenschwestern war ein drängendes
Problem. Für Krankenversicherung und Altersrente hatten die Schwestern selbständig zu sorgen. Wegen des hohen Risikos lehnten die Versicherungen Pflegepersonal häufig ab bzw. verlangte hohe Beiträge. Eine
Vereinbarung zwischen der B.O.K.D. und dem ›Deutschen Anker‹ bot
für Schwestern relativ günstige Konditionen. Für einen Beitrag von
115,80 Mk im Jahr konnte eine 20-jährige Schwester einen Pensionsan-

spruch von 600 Mk ab dem 55. Lebensjahr erwerben. Die Vermittlungsgebühr in Höhe von 10% der ersten Prämie floss statt in die Hände der Versicherungsagenten in die Unterstützungskasse der Berufsorganisation, wenn die Versicherung direkt abgeschlossen wurde. Trotzdem waren zu Beginn des Jahres 1908 von 1.800 B.O.K.D.-Schwestern nur 200 versichert (Karll 1908a, S. 55). Die Mitglieder der Berufsorganisation wurden zwar satzungsgemäß dazu verpflichtet, sich in der höchsten Versicherungsklasse zu versichern. In Wirklichkeit wurde dieser Verpflichtung kaum entsprochen, sei es, weil die Schwestern aus gesundheitlichen Gründen von den Versicherungen abgelehnt wurden, sei es wegen des geringen Verdienstes und der Unterstützungsverpflichtung für Angehörige oder aus ›Gleichgültigkeit‹. Eine Vielzahl der redaktionellen Beiträge im ›Lazaruskreuz‹ galt dem Aufrütteln der Saumseligen. Wenn sie nachgewiesenermaßen die Sorge für ihre Zukunftssicherung versäumt hatten, verloren die Schwestern den Anspruch auf Zahlungen aus der Unterstützungskasse der B.O.K.D.

1910 publizierte die B.O.K.D. Schwester Charlotte Reichel eine Untersuchung zum ›Dienstvertrag der Krankenpflegerinnen unter Berücksichtigung der sozialen Lage‹, die das ›Lazaruskreuz‹ auszugsweise veröffentlichte. Sie stellte fest, dass Pflegerinnen und Schwestern unter unterschiedlichsten rechtlichen Bedingungen arbeiteten. Nicht ausgebildetes Pflegepersonal wurde zum Teil, z.B. in Hamburg, auf der Grundlage der Gesindeordnung beschäftigt (Reichel 1910a, S. 17), für in öffentlichen oder gemeinnützigen Anstalten beschäftigtes Pflegepersonal galten die Bestimmungen des Bürgerlichen Gesetzbuches und Privatpflegerinnen sowie die in privaten Kranken- und Irrenanstalten tätigen Pflegekräfte unterstanden der Gewerbeordnung. Entsprechend ungeklärt war die an die Zugehörigkeit zu bestimmten Arten von Betrieben gebundene soziale Sicherung. Reichels Fazit: »Die meisten der vorhandenen Missstände sind durch das Gesetz sanktioniert. Die Krankenpflegerinnen sind bisher die besonders schlecht bedachten *Stiefkinder der Sozialpolitik* eine staatliche Regelung der Verhältnisse erscheint dringend geboten« (ebd., S. 93). Die B.O.K.D. setzte sich mit großem Elan für eine Verbesserung der versicherungsrechtlichen Situation der Pflegekräfte ein. Zusammen mit weiteren Frauenberufsorganisationen petitionierte sie für die Ausweitung der Versicherungspflicht und für die Einbeziehung der Schwestern in die Versicherung der Privatangestellten. Im April 1909 kommentierte Agnes Karll eine modern anmutende gemeinsame Eingabe der verbündeten Vereine für weibliche Angestellte, des

Allgemeinen Deutschen Lehrerinnen-Vereins, der Berufsorganisation der Krankenpflegerinnen Deutschlands und des Allgemeinen Deutschen Vereins für Hausbeamtinnen vom 1. März:»Die Stellung, die man den Frauen in der Versicherung anweist, ist eine widerspruchsvolle und zwiespältige; man unterscheidet zwei Sorten von Frauen: versicherungspflichtige Berufstätige (weibliche Privatangestellte) und versorgungsbedürftige Hausfrauen (Ehefrauen von Privatangestellten). Es ergibt sich daraus der ungerechte Zustand, daß erstere höhere Beiträge zahlen sollen, als der durch sie verursachten Belastung entspricht, letztere gar keine Beiträge entrichten dürfen und Renten erhalten, welche die Gesamtheit belasten« (Karll 1909a, S. 73). Mit ihren Vorschlägen für eine alternative Sicherung der Witwen und Waisen anstelle der Alimentierung des ›Gattinnenberufes‹ hatten die B.O.K.D. und die anderen Frauenberufsorganisationen keinen Erfolg. Aber die Reichsversicherungsordnung vom 19. Juli 1911 brachte trotzdem einige Verbesserungen. Die Versicherungspflicht wurde trotz des massiven Widerstandes der Ordens- und Diakonissenhäuser, die der Krankenpflege den Charakter der ›freien Liebestätigkeit‹ erhalten wollten, auf alle Personen ausgedehnt, die in abhängiger Stellung arbeiteten und modifiziert auch auf Privatpflegerinnen übertragen (vgl. v. Caemmerer 1915, S. 105). Für die freie Krankenpflege, welche die Bindung der sozialen Sicherung an eine bestimmte Einrichtung ablehnte, war dies ein großer Erfolg. Weitgehende Ausnahmeregelungen berücksichtigten allerdings die besonderen Bedingungen der Mutterhäuser. Diakonissen und Nonnen blieben über ihre Mutterhäuser abgesichert und waren nicht versicherungspflichtig. Bei einem Austritt aus ihrer Organisation verloren sie sämtliche Ansprüche auf Kranken-, Unfall-, Invaliden- und Altersversicherung.

Die Folgen der Arbeitsbedingungen in der Krankenpflege gehen aus den statistischen Erhebungen über den Gesundheitszustand von 2.500 Schwestern der B.O.K.D. aus dem Jahre 1909 hervor (Statistische Erhebungen 1910; Hummel 1986, S. 121 ff.). Lediglich 77,8% der Schwestern bezeichneten sich als voll leistungsfähig (Hummel 1986, S. 137, eigene Berechnungen), dies, obwohl die B.O.K.D. nur gesunde und leistungsfähige Mitglieder aufnahm. 32% der Schwestern waren ›häufig krank‹. Nach zehnjähriger Dienstzeit trat ein Gefühl der ›Überanstrengung‹ auf. Die Durchschnittsdienstzeit der B.O.K.D.-Schwestern betrug 8,6 Jahre, was in etwa den Ergebnissen vergleichbarer heutiger Untersuchungen über die Berufsverweildauer in der Krankenpflege entspricht. Nach Art der Erkrankungen folgten in der Häufigkeit auf Bleichsucht,

Influenza, Angina, Bronchitis und Nervenerkrankungen, die Infektions-
erkrankungen Tuberkulose, Diphtherie, Typhus, Scharlach, und Ma-
sern. Nicht nur die Arbeitsbedingungen, sondern auch die besondere
Konstitution des weiblichen Geschlechts galt als ursächlich für Art und
Ausmaß der Erkrankungen. So führte der geh. Medizinalrat Dr. H.
Hecker in seinem in der gesamten deutschen Presse vielbeachteten Ein-
gangsreferat zu dem von der B.O.K.D. ausgerichteten Kongress des
International Council of Nurses 1912 in Köln aus: Die ›Ueberbürdung
der Krankenpflegerin‹ sei auf eine ›Überschwemmung mit Übermü-
dungsstoffen‹ zurückzuführen, die Verdauungsstörungen, Blutarmut
und Siechtum zur Folge hätten (Hecker 1912a, S. 232). Da das weibliche Geschlecht intensive und insbesondere geistige Arbeit schlechter
vertrage als das männliche komme es zu einer höheren Erkrankungs-
häufigkeit (ebd.). Auch Georg Streiter, der Vorsitzende des gemischtgeschlechtlichen ›Verbandes der Krankenpfleger und -Pflegerinnen‹ beobachtete eine Häufung ›neurasthenischer Beschwerden‹ besonders beim
weiblichen Personal (Streiter 1910, S. 174).

Die geschlechtsspezifische Struktur und Bewertung der Arbeitsbedingungen spiegelte sich in den Forderungen der verschiedenen Krankenpflegeorganisationen. In ihren ›Leitsätzen‹ aus dem Jahre 1911 forderte
die Berufsorganisation der Krankenpflegerinnen Deutschlands: 1. Die
Beschränkung der Arbeitszeit auf zehn Stunden pro Tag, 2. die Beschäftigung gesonderten Pflegepersonals für den Tag- und Nachtdienst,
3. eine dreijährige Grundausbildung, 4. die Einrichtung von Kursen zur
Vorbildung von Oberinnen und Lehrkräften, 5. das Verbot der Anstellung ungeprüften Pflegepersonals, 6. die Anrechnung der Dienstjahre
bei einem Wechsel des Arbeitsfeldes, 7. eine ausreichende staatliche
Unfallfürsorge, 8. die Einbeziehung in die Privatbeamtenversicherung,
9. Kostgeldentschädigung während des Urlaubs und schließlich 10. eine
staatliche Enquête über die wirtschaftliche Lage des Krankenpflegepersonals (Leitsätze 1911).

Zwischen den Forderungen der B.O.K.D. und denen gemischtge-
schlechtlicher Pflegeverbände gab es erhebliche Unterschiede, die einerseits auf eine heftige Konkurrenz um Arbeitsplätze und andererseits auf
unterschiedliche Arbeits- und Lebensbedingungen zurückzuführen waren. Der freigewerkschaftliche ›Gemeinde- und Staatsarbeiterverband‹,
die ›Vertretung der Interessen des gesamten Personals in Kranken- und
Irren-Anstalten, Sanatorien, Heil-, Pflege- und Badeanstalten, Massage –
und Wasserheil- Instituten, Kliniken, Seebädern ect.‹ repräsentierte

1909 1.500 Mitglieder im Gesundheitswesen (Schulz 1929). Neben der Unterstellung unter die Reichsgewerbeordnung, der Abschaffung der Gesindeordnung, der Regelung der Ausbildung sowie den Zehn-Stundentag und Anspruch auf Urlaub mit Kostgeldentschädigung hatte er immer auch gefordert: Nach beruflicher Stellung und Geschlecht differierende Löhne, keine Frauenpflege auf Männerstationen und die Abschaffung des ›Kost- und Logisunwesens‹ (vgl. Aus der Bewegung 1904; Unser Programm 1905; Berufs- und Programmfragen 1907). Eine moderatere Position nahm Georg Streiter, der Geschäftsführer des christlichen ›Deutschen Verbandes der Krankenpfleger und -Pflege-rinnen‹[17], ein, der um 1909 ca. 900 Pfleger und 500 Pflegerinnen orga-nisierte (vgl. Der keifende Streiter 1909). Das Schlagwort ›Mädchenopfer‹ (Brandes 1902) habe in Bezug auf die Frauenpflege auf Männerstationen durchaus seine Berechtigung, so Streiter. Es es eine ›Entwürdigung des Berufes der Pflegerin‹, wenn sie zu Pflegeakten herangezogen würde, die das weibliche Schamgefühl verletzten (Streiter 1911, S. 24). Für neu in den Beruf eintretende, unverheiratete Pfleger und Pflegerinnen werde es stets eine ›Gefahr‹ sein, auf das Essen in Wirtshäusern angewiesen zu sein (Streiter 1910, S. 149). Daher plädierte er nur teilweise für eine Aufhebung des Kostzwanges. Charlotte v. Caemmerer kommentierte das zeitgenössische ›Geschlechtsproblem in der Krankenpflege‹ mit der trockenen Bemerkung, dieses habe zwei Ursachen, 1. Prüderie und 2. Konkurrenz (v. Caemmerer 1915, S. 112).

Die Diskussion der Krankenpflegeverhältnisse im Reichstag 1913/14 spiegelte die unterschiedlichen Interessenlagen. Allgemein anerkannt war der dringende Handlungsbedarf. Die Übereinstimmung darüber, wohin der Weg führen sollte, war aber gering (vgl. Verhandlungen des Reichstags 1914). An den Vorstellungen des Gemeinde- und Staatsar-beiterverbandes orientiert forderten die Sozialdemokraten eine obligato-rische Ausbildung, die Unterstellung unter die Reichsgewerbeordnung, Zulagen, Beseitigung des Trinkgeldunwesens, den Acht-Stunden Tag, die Beseitigung des Kost- und Logisunwesens, die Gleichstellung des männlichen und weiblichen Personals, das Verbot weiblicher Pflege auf Stationen für männliche Geschlechtskranke an öffentlichen Anstalten, Sommerurlaub, Ruhelohn und Hinterbliebenenversorgung sowie Stel-lennachweise. Sie konnten sich nicht durchsetzen. Unter gingen auch die Interessen der Berufsorganisation, die sich von Konservativen und Libe-ralen vertreten ließ (ebd.; vgl. auch Die Krankenpflege im Deutschen Reichstag 1913). Statt einer klaren Position wurde ein Kompromiss beschlossen, der eine frühere Resolution bestätigte, nämlich:»die Arbeits- und Rechtsverhältnisse des in privaten und öffentlichen Kranken-, Heil und Pflegeanstalten beschäftigten, wie des selbständigen in der Privatpflege tätigen Krankenpflegepersonals (seien, M.S.) durch Aufstellung einheitlicher Grundsätze zu regeln [...]« (zit. nach Karll 1914b, S. 98). Dazu kam es in dieser Legislaturperiode nicht mehr.

4.1.6 Zusammenfassung

Im Rahmen der Leitideen des Dienens, der ›sozialen Mütterlichkeit‹ und der organisierten Schwesterlichkeit entfalteten die Schwestern der Berufsorganisation der Krankenpflegerinnen Deutschlands ihre Frauenberufsidee. Trotz ihres Selbstverständnisses als säkulare Organisation hielten sie an einer religiösen Begründung ihres Berufes fest. Beruf war ihnen ›Berufung‹. Eine ethische, durch entsprechende Berufserziehung und Selbstkontrolle seitens des Berufsverbandes als Fachverband und Schwesternschaft gesicherte Haltung erschien ihnen für ihre Berufsausübung und für ihre Stellung in der Gesellschaft gleichermaßen wesentlich. Mit der Orientierung an religiösen Pflegegenossenschaften, mit dem Festhalten an der Bezeichnung ›Schwester‹ und der öffentlichen Darstellung und Betonung dieser Bindungen durch Tracht, Haube und Brosche grenzten sich die Schwestern gegen Pflegerinnen und Wärterinnen, ihre unmittelbare berufliche Konkurrenz ab. Die Gestaltung der Berufsorganisation als ›Schwesternschaft‹ bedeutete einerseits die Sicherung einer ›Berufsheimat‹ und die Bereitstellung einer ›Ersatzfamilie‹ für die in der Öffentlichkeit weitgehend recht- und schutzlosen Frauen. Andererseits war sie eine Schließungstrategie, die minder qualifizierte und statusniedrigere Personen aus dem Schwesternstand ausgrenzte.

Besondere Bedingungen kennzeichneten die Einführung des Krankenpflegeberufes als bürgerlichen Frauenberuf. Die Schwestern der Berufsorganisation brachten spezifische Voraussetzungen in den Beruf ein. Zum einen verfügten sie über eine überdurchschnittliche Bildung, aufgrund derer sie in der Lage waren, sich ihre Ausbildung in großem Umfang selbst zu organisieren. Auf der anderen Seite lebten sie wie konfessionelle Schwestern zölibatär. Sobald sie heirateten, mussten B.O.K.D.-Schwestern die Berufsorganisation verlassen, denn es wurde vorausgesetzt, dass sie in diesem Fall ihre Arbeitskraft dem Ehegatten bzw. der Familie widmeten. Soziale Voraussetzungen und Lebensweise, insbesondere die durch das Berufszölibat bedingte Fokussierung auf den Beruf, trennte die Schwestern von Wärterinnen und Krankenpflegerinnen, die neben ihrer Arbeit oft noch eine Familie zu versorgen hatten.

Die wichtigsten Bündnispartner der Schwestern bei der Entwicklung ihrer Konzepte und bei der Gründung und dem Aufbau des Berufsverbandes waren die nationale und die internationale historische Frauenbewegung sowie einzelne Ärzte und Politiker, die sich für die ›Hebung des Krankenpflegeberufes‹ einsetzten. Auswirkungen der spezifischen Arbeits- und Lebensbedingungen für Frauen im patriarchalischen deutschen Kaiserreich und die konzeptionelle Orientierung an ihren Bündnispartnern, der nationalen und der internationalen Frauen- und Krankenpflegebewegung beeinflussten die Richtungsentscheidung der B.O.K.D. bei der Entwicklung des Berufsbildes Krankenpflege. Sie legten den Schwerpunkt auf Pflege und Fürsorge, hauswirtschaftliche Versorgung und Verwaltung sowie auf pädagogische Aufgaben in der Gesundheitsfürsorge und Personalentwicklung. Entsprechend der bürgerlichen Geschlechterordnung und in Übereinstimmung mit der Ideologie der historischen bürgerlichen Frauenbewegung beanspruchte das Frauenberufsprojekt Krankenpflege ein Arbeitsgebiet im Arbeitsbereich ›Pflege und Fürsorge‹ (Care) und entwarf sein Projekt als komplementär – different, aber gleichrangig – in Abgrenzung zu dem männlichen Professionalisierungsprojekt Medizin.

Nach dem Vorbild ihrer Kolleginnen in Großbritannien und USA kämpften die Schwestern der B.O.K.D. für staatliche Registrierung und eine qualifizierte Ausbildung. Angesichts der gewünschten Kombination von hohen Leistungen in Hinblick auf Kenntnisse/Fähigkeiten und Arbeitsbereitschaft bei einem möglichst geringen Grad der Formalisierung des Berufsbildes bot ihr ideologisches Konzept ›sozialer Mütterlichkeit‹ ambivalent zu bewertende Voraussetzungen. Es verbesserte einerseits die Chancen und brachte Konkurrenzvorteile. Andererseits erschwerte es die Begründung und Bewertung von Ausbildungskonzepten und verschleierte die Arbeitsbedingungen. Versuche, das Aus- und Weiterbildungsniveau zu steigern und der Einsatz für eine angemessene Vergütung und Begrenzung der geforderten Arbeitsleistungen, hatten sich mit starken Widerständen auseinanderzusetzen. Die Kirchen, vor allem katholische Kirche, traten für eine Erhaltung der Krankenpflege als ›soziale Liebestätigkeit‹ ein und sperrten sich gegen jede Formalisierung der Ausbildung. Konzepte und Initiativen blieben daher disparat und kontrovers. Bündnisse mit gewerkschaftlichen Organisationen gingen die Schwestern aus sozialen und politischen Gründen nicht ein. Bündnisse mit Ärzten erforderten den Preis bedingungsloser Unterordnung. Wie die Professionalisierungsprojekte in Großbritannien und USA lässt sich das Professionalisierungsprojekt der Berufsorganisation der Krankenpflegerinnen Deutschlands in der Zeit zwischen 1903 und 1913 als ein Frauenberufsprojekt (›female professional project‹) kennzeichnen, das spezifische Schließungsstrategien verfolgte. Die Struktur der Kombination von Ausschließungsstrategien (›Schwesternschaft‹) und Widerstand gegen ärztliche Demarkationsstrategien (Orientierung am Arbeitsbereich ›Care‹) gleicht dem ›dual closure‹-Muster der angelsächsischen Vorbilder und zeichnet sich andererseits durch besondere deutsche Formen aus.

4.2 Die Berufskonstruktion

Differenzierungs- und Anpassungsprozesse kennzeichnen die Entwicklungsphase des Professionalisierungsprojektes Krankenpflege zwischen dem Ersten Weltkrieg und 1933. Der Alltag holte das große, enthusiastisch begonnene Projekt ein. Ein ›Berufshaus‹ wurde gebaut, aber immer weniger Frauen ließen sich von dem Konzept einer besonderen ethischen Verpflichtung zu aufopfernder Berufstätigkeit überzeugen. Die Berufsorganisation musste Abstriche an ihrem Professionalisierungsprojekt in Kauf nehmen. Je stärker die Interessen an Individualisierung und Selbständigkeit hervortraten, desto offensiver wurden Symbole und Ideen des Zusammenhalts vertreten. Vorschlägen der politischen Linken zur Kommunalisierung des Gesundheitswesens und zur Stärkung der Krankenpflege auf einer unteren beruflichen Ebene standen die Berufsschwestern misstrauisch bis ablehnend gegenüber. Ihre traditionellen Bündnispartner im liberalen und konservativen Lager unterstützen sie bei ihren Bemühungen um eine Professionalisierung der Krankenpflege aber nur sehr zurückhaltend. Unter diesen Bedingungen unterlag das bisher von einer kleinen, aber einflussreichen Berufsorganisation vertretene Professionalisierungsprojekt Krankenpflege mehr und mehr einem Prozess der ›Berufskonstruktion‹. Das Professionalisierungskonzept der Berufsorganisation verlor in der Auseinandersetzungen mit anderen Berufsprojekten und mit gewerkschaftlichen Organisationen an Konturen. Nicht nur die Umsetzung des Projektes, die auch während des Kaiserreiches Utopie war, schien infrage gestellt, sondern die Idee selbst verliert an Zugkraft. An der Themenstruktur der Zeitschrift der Berufsorganisation zwischen 1914 und 1933 lassen sich zunehmender Machtverlust und eine durch innere Probleme und äußere Entwicklungen verursachte Orientierungskrise ablesen.

Im folgenden Abschnitt wird zunächst der gesamte Zeitraum im Überblick skizziert. Anschließend gehe ich ausführlicher auf spezifische Themensetzungen während dieses Untersuchungszeitraums ein. Diese sind insbesondere die Auseinandersetzung mit der Kriegswirtschaft und den Kriegsfolgen, mit Kriegskrankenpflege, Patriotismus und der Regulierung der Frauenarbeit nach dem Krieg sowie Konflikte und Allianzen mit konkurrierenden Berufen und beruflichen Organisationen und ihre Auswirkungen auf das von den Schwestern der Berufsorganisation verfolgte Professionalisierungsprojekt.

4.2.1 Machtverlust und Orientierungskrise. Die Berufsorganisation der Krankenpflegerinnen Deutschlands 1914–1933

Enthusiastisch prophezeite Agnes Karll im Oktober 1914 den ›Ritterschlag der B.O.‹ (Karll 1914f). Sie mahnte die Schwestern der Berufsorganisation: »Die schwerste Prüfung unseres deutschen Vaterlandes und Volkes hat begonnen, und das Vorgehen der vier Länder, die uns zum Kriege gezwungen haben, beweist, daß man Deutschland völlig vernichten will! Jeder Deutsche, ob Mann oder Weib, muß jetzt sein Alles für das Vaterland einsetzen. [...] Die Berufsorganisation erwartet, jede ihrer Schwestern werde jetzt beweisen, eine wie ernste Aufgabe es ihr ist, durch äußerste Pflichterfüllung ihrem Verband Ehre zu machen. [...] Unsere Schwestern haben in dieser ernsten Zeit eine nie wiederkehrende Gelegenheit, der Welt zu beweisen, was sie wert sind, und für den guten Ruf ihres Verbandes unzerstörbare Grundlagen zu schaffen. [...] Es gibt keine Parteien mehr, es gibt nur noch ein Volk von Deutschen« (Karll 1914c, S. 189). Mit den Schlagworten vom ›Krieg als Lehrmeister‹ und ›Förderer der Krankenpflege‹ setzte sich Agnes Karll für die Kriegskrankenpflege ein (Karll 1915a). In Bezug auf Disziplin und absolute Zuverlässigkeit solle das Heer den Schwestern Vorbild sein. Die Kriegszeit könne jede deutsche Frau lehren, den richtigen Maßstab für das innere und äußere Leben wiederzufinden (Karll 1914d, S. 193). Seit August 1914 wurde jede Nummer des ›Lazaruskreuzes‹ mit einem aufrüttelnden Appell der Präsidentin ›An unsere Schwestern!‹ eingeleitet.

Agnes Karll feierte den Kriegsbeginn mit euphorischer Begeisterung und setzte große Hoffnungen auf den ›Vater aller Dinge‹ (vgl. Bäumer 1914a). Ihre Beiträge sind bildhafter Ausdruck des ›Geistes von 1914‹ (Rürup 1984). Doch das bereitwillig gestellte Kriegsdienstangebot der B.O.K.D. wurde schroff abgelehnt. Dem Roten Kreuz stünden mit 5.000 ausgebildeten Schwestern (Grüneisen 1939, S. 110) für den Sanitätsdienst genug Kräfte zur Verfügung und außerdem sei der Krieg nicht dazu da, arbeitslose Krankenschwestern zu beschäftigen, so das Kriegsministerium (vgl. Karll 1914e). Enttäuscht bot die Berufsorganisation ihre Dienste in Österreich an. Agnes Meyer, Oberin der 680 deutschen Schwestern, organisierte das Feldlazarett in Wien. Sie kämpfte dort gegen »drei besonders stark hervortretende Feinde: die Tradition, die Religion und die Nationalität« (Meyer 1915, S. 73). Einige Wochen nach der Mobilmachung wurde verfügt, dass Berufspflegerinnen an zweiter Stelle, d.h. nach den Ordensschwestern, aber vor den freiwilligen Helferinnen zu berücksichtigen seien. Zu diesem Zeitpunkt waren jedoch schon die meisten der kriegsdienstbereiten B.O.K.D.-Schwestern in Österreich tätig (Bäumer 1914b, S. 27 f.). Mit Aufrufen zum Kriegsdienst, Berichten aus Lazaretten und ›Feldpostbriefen‹ beherrschte der Krieg die Berichterstattung des Lazaruskreuzes zwischen 1914 und 1918. Trotz der Produktionsprobleme erschien die Zeitschrift ohne Unterbrechung alle vierzehn Tage mit einem Umfang von ca. zehn Seiten pro Nummer. Zwar musste ab September 1914 aus ›Sparsamkeitsgründen‹ auf das Kreuz und den Schmuckbogen im Titelblatt verzichtet werden (Karll 1914e, S. 201). Aber schon ein Jahr später wurde die Zeitschrift wieder in gewohnter Form herausgegeben.

Ein halbes Jahr nach Kriegsbeginn ging Karll mit ihrer Botschaft zum Neuen Jahr 1915 vorsichtig auf Distanz und bekannte sich zu einer ›Sehnsucht nach Frieden‹. Die Hoffnung auf Förderung und Anerkennung der Krankenpflege hatte sich als trügerisch erwiesen. Der erhöhte Bedarf an Pflegekräften war in Dequalifizierung umgeschlagen. Unter dem Eindruck des übergroßen Bedarfs war am 3.8.1914 trotz heftiger Kritik der Ärzteschaft und der Berufsschwestern die Notprüfung für Pflegepersonal nach einer halbjährigen Ausbildung eingeführt worden (Karll 1915b). Das Rote Kreuz richtete überall Ausbildungskurse ein, an denen Frauen und Mädchen unterschiedlicher sozialer Schichten mit entsprechend verschiedenen Bildungsvoraussetzungen teilnahmen. Außer bisher nicht berufstätigen Frauen wandten sich Verkäuferinnen, Kontoristinnen, Dienstmädchen und Fabrikarbeiterinnen, die durch den Krieg arbeitslos geworden waren, der Krankenpflege zu (vgl. Gaebel 1915, S. 45). Die heftige öffentliche Kritik am ›Helferinnenunwesen‹ (vgl. Das Helferinnenunwesen 1915; Karll 1914d; Würdeloses Verhalten 1915), vor allem an der ›Moral‹, aber auch an der fachlichen Qualifikation der Hilfskräfte, führte bald zu einer Modifizierung. Die Notprüfung nach der halbjährigen Ausbildung wurde wieder abgeschafft. Statt dessen galt eine einjährige Lazaretttätigkeit als gleichwertig mit der einjährigen Ausbildung an einer Krankenpflegeschule.

Durch den kriegsbedingten Bedarf hatte sich die soziale Zusammensetzung im Krankenpflegeberuf dramatisch geändert. Es waren nicht nur Frauen aus bildungsfernen Schichten hinzugekommen, sondern auch zahlreiche männliche Pflegekräfte, Sanitäter aus den Reihen der Arbeiter und Handwerker. Nach Kriegsende musste Agnes Karll feststellen, dass die Erwartung, der Krieg werde wegen des erhöhten Bedarfs an Pflegekräften die Krankenpflege fördern, ein Trugschluss gewesen war. Rückblickend berichtete Agnes Karll vor dem ICN-Kongress in Helsinki zehn Jahre später, der Krieg habe sich mit seinen Folgen als »Zerstörer der deutschen Krankenpflege erwiesen« (Karll 1925, S 125).

Die Reformvorhaben der Weimarer Republik beobachteten die Schwestern der B.O.K.D. mit Argwohn und Kritik. Gegen arbeitsrechtliche Verbesserungsansätze führten sie beharrlich ethische Bedenken ins Feld. Bündnisse mit den Mutterhausorganisationen lagen hier näher als die Kooperation mit den freigewerkschaftlichen Verbänden. Ab 1918 sorgte z.b. die Verkündigung des Achtstundentages für heftige Kontroversen. Mit der Festlegung der 60-Stundenwoche fand diese Debatte 1924 ein vorläufiges Ende. Arbeitsbedingungen und Soziale Sicherung waren weiterhin wichtige Themen im Mitteilungsblatt der Berufsorganisation. Sie hatte jedoch ihre Dringlichkeit verloren und wurden nicht mehr mit derselben Verve vertreten.

Als erste bedeutende Neuregelung nach dem Krieg wurde das Gesinderecht abgeschafft. Für die Arbeitsverhältnisse der Schwestern war dies von geringer Bedeutung. Aber für den Krankenpflegeberuf insgesamt bedeutete die Modernisierung der Arbeitsverhältnisse einen wichtigen Schritt hin zu einer Überwindung feudaler Strukturen im Pflegebereich, zur Ordnung der Arbeitsverhältnisse des Wartepersonals und dessen Integration in einen ›Krankenpflegestand‹. Die erstarkten gewerkschaftlichen Krankenpflegeorganisationen konnten ihren Einfluss in der Gestaltung von Tarifverträgen geltend machen (vgl. Steppe 1996b, S. 46 ff.; Maes 1922). Nach und nach gab es auch Verbesserungen in der sozialen Sicherung bei Unfall, Krankheit und Alter, so z.b. die Aufhebung der Versicherungsfreiheit für Anstaltsschwestern im Jahre 1919 (Fischer 1924, S. 198; Streiter 1924, S. 147-175).

In der Diskussion über die neue preußische Prüfungsordnung für Krankenpflegepersonen zu Beginn der 20er Jahre prallten die nach wie vor extrem gegensätzlichen Positionen aufeinander. Die B.O.K.D. scheiterte mit ihren Vorschlägen. Die Forderung nach einer Verlängerung der Ausbildungsdauer auf drei Jahre wurde strikt abgelehnt. Entgegen den Vorstellungen der Berufsorganisation blieben allgemeine Fortbildung und hauswirtschaftliche Ausbildung in die Krankenpflegeausbildung integriert. Die Ablehnung einer Verlängerung der Krankenpflegeausbildung wurde mit erwarteten Kostensteigerungen, der sozialen Mischung des Pflegepersonals sowie mit der Befürchtung, der Nachwuchsmangel könne sich verschärfen, begründet. Bitter kommentierten die Schwestern die Debatte einer Sachverständigenkommission im preußischen Ministerium für Volkswohlfahrt:»Das Fehlen weiblicher Vertretung an den entscheidenden Stellen rächt sich bitter an dem weiblichsten aller Berufe« (Neuregelung der Prüfungsordnung 1921, S. 16 f.).

Neben der Werner-Schule vom Roten Kreuz (vgl. Schmidt-Meinecke 1978) und der Leipziger Frauenhochschule, deren ›Abteilung Krankenpflege‹ seit 1917 von der B.O.K.D. Schwester Agnes Meyer geleitet wurde, entstanden in der Weimarer Republik weitere konfessionell nicht gebundene Weiterbildungseinrichtungen, die eine Fortbildung für Leitungsfunktionen und pädagogische Aufgaben anboten: 1918 die Kaiser-Wilhelm Schule des Vaterländischen Frauenvereins, 1925 die ›Deutsche Akademie für soziale und pädagogische Frauenarbeit‹, 1927 wurden Fortbildungslehrgänge für Oberinnen und Schwestern in leitenden Positionen an der Hygiene Akademie Dresden eingerichtet (vgl. Maes 1922, S. 81 ff.; Wittneben 1995; Deutsche Akademie für soziale und pädagogische Frauenarbeit). Eine abgeschlossene Ausbildung, Berufserfahrung und zum Teil der Abschluss einer höheren Schule (Lyceum) waren Voraussetzungen für den Besuch dieser Einrichtungen, die mit ihrer praxisorientierten Ausbildung auf wissenschaftlicher Grundlage als Vorläuferinnen heutiger Fachhochschulen und Gesamthochschulen gelten können. Zu Beginn der 20er Jahre erschienen die ersten Dissertationen zum Krankenpflegeberuf (v. Abendroth 1921; Maes 1922; Carst o.J.).

Trotz der Fortschritte in Aus- und Weiterbildung, bei den Arbeitsbedingungen und in der sozialen Sicherung des Pflegepersonals kam ein reichseinheitliches Krankenpflegegesetz, für das die beruflichen Krankenpflegeorganisationen, allen voran der freigewerkschaftliche Gemeinde- und Staatsarbeiterverband, nachdrücklich eintraten, während der Weimarer Republik nicht mehr zustande. Zu unterschiedlich waren die Interessenlagen zwischen den Pflegeorganisationen auf der einen Seite und privaten sowie öffentlichen Arbeitgebern auf der anderen Seite. Die Mitgliedszahlen der Berufsorganisation stagnierten. Seit Beginn der 20er Jahre wurden konstant etwa viertausend Schwestern gezählt. Ab 1922 ging die Zahl der Mitglieder zurück. Energisch rief Agnes Karll ihre Schwestern zur Geschlossenheit auf. Wer die ›schwesterliche Gesinnung nicht mit tragen könne und wolle, der finde seit der Revolution eine außerordentlich kräftige wirtschaftliche Vertretung seiner materiellen Interessen. Die neuen Verbände legten ihren Mitgliedern keine Beschränkung des persönlichen Gehabes durch ›Schwesterntracht‹ und ›Titel‹ auf. Man müsse sich nun entscheiden (vgl. 20 Jahre Berufsorganisation 1923). Von den Mitgliedern der B.O.K.D. sei mehr als je die Erfüllung sämtlicher Verbandspflichten gefordert:»Nicht aus geistigem Hochmut nennen wir uns Schwestern, keine Standes- und Bildungsgrenzen darf es für diesen Ehrentitel geben, sondern nur die der *Gesinnung*« (ebd., S. 66).

Im Verhältnis zu den traditionellen Bündnispartnern der Berufsorganisation gab es nachhaltige Veränderungen. Nationale Politik und die Auseinandersetzung mit wirtschaftlichen und gesellschaftlichen Veränderungen traten auf Kosten der Frauenpolitik in den Vordergrund. 1922 führte die Frage der Wiederaufnahme der internationalen Arbeit anlässlich der Tagung des International Council of Nurses (ICN) in Kopenhagen zu einem gravierenden internen Konflikt. Eine knappe Mehrheit setzte ihre nationalistische Position durch und sprach sich gegen eine Teilnahme an der Tagung aus, solange sich der ICN nicht öffentlich vom Vorwurf der Kriegsschuld distanziere (vgl. Bericht über die Beiratssitzung der B.O.K.D. 1922; Zur Sitzung des Weltbundes 1922; Die Sitzung des Weltbundes 1922). Agnes Meyers Leserinnenbrief gegen den Beiratsbeschluss wurde aus ›Kostengründen‹ nicht veröffentlicht. Statt dessen bot die Redaktion an, eine kürzere Stellungnahme zu publizieren und forderte gleichzeitig andere Leserinnen auf, sich zu äußern. Nach drei Monaten ist einer kurzen Anmerkung zu entnehmen, dass die»plötzlichen ungeheuren Preissteigerungen« dazu geführt haben, dass auf Schwester Agnes Meyers Fragen nicht eingegangen werden konnte. In Abschrift wolle man interessierten Schwestern den Schriftwechsel auf Wunsch zustellen (Unterm Lazaruskreuz 1922, S. 53). Welche Position Agnes Karll in dieser Angelegenheit einnahm, geht aus den überlieferten Zeugnissen nicht hervor. Sie hatte sich im Jahre 1922 wegen einer Krebsoperation zeitweise aus den Verbandsangelegenheiten zurückgezogen. Vermutlich teilte Karll die Auffassung des Beirats nicht. Sie nahm 1923 an einer Vorstandssitzung des ICN teil und fuhr 1925 mit weiteren 26 Schwestern zu dem ICN-Kongress nach Helsinfors (Helsinki), obwohl sich die Beschlusslage nicht geändert hatte – dort beteiligte sie sich allerdings nicht als ›Vertreterin des Verbandes‹, sondern als ›Ehrenpräsidentin des Weltbundes‹ (Bericht über die Konferenz des Beirates 1925, S. 60).

Das Verhältnis zur nationalen Frauenbewegung wurde im Vergleich zur Zeit des Kaiserreiches selbstverständlicher. Die Frauenbewegung war nicht mehr außenstehender, idealisierter Bündnispartner, sondern mitgestaltete und mitzugestaltende politische Heimat. Die Berufsorganisation der Krankenpflegerinnen Deutschlands verstand sich als selbstbewusster Teil einer sich etablierenden Frauenbewegung und der sie stützenden Frauenberufsverbände. Aufsätze und Stellungnahmen zu neuen Berufsbildern und Arbeitsmöglichkeiten beanspruchten zunehmend Raum im Mitteilungsblatt der B.O.K.D. Ausführlich wurde über Ausbildungskonzepte, staatliche Anerkennungen und Verdienstmöglichkeiten in sozialen Frauenberufen berichtet. Engagiert beteiligte sich die B.O.K.D. an Petitionen und Protesten des Bundes deutscher Frauenvereine zur Regulierung der Frauenarbeit nach dem Krieg und zur Forderung nach einer eigenständigen sozialen Sicherung für berufstätige Frauen. Nach langer, konfliktreicher Diskussion beschloss die Berufsorganisation 1926 bei Voraussetzungen, die den Anforderungen an die Krankenschwestern entsprachen, auch Säuglings- und Wohlfahrtspflegerinnen in den Verband aufzunehmen.

Bis 1927 dominierte die Präsenz der seit 1919 als ›Generaloberin‹ (Bericht über die XVI. General-Versammlung 1919) geehrten Vorsitzenden Agnes Karll die Berichterstattung des Lazaruskreuzes. Auf einen Leitartikel berufspolitischen Inhalts, in der Regel von Agnes Karll selbst verfasst, folgten fachlich-wissenschaftliche und/oder weitere berufspolitische Beiträge. Zahllose Berichte über Jubiläen und die Geschichte einzelner Landes- und Ortsgruppen, sowie die ausführliche Darstellung der baulichen Fortschritte des mithilfe von Anteilsscheinen der Mitglieder finanzierten ›Eigenheims‹ für die B.O.K.D. in Berlin (Einweihung 1927) sind Anzeichen für eine zunehmende Schließung. 1927 verursachte der Tod Agnes Karlls einen spürbaren Einschnitt. Die ›große‹ Politik verschwand für mehrere Jahre aus den Schlagzeilen.

Während des ›Interregnums‹ (Cauer 1927b), der gemeinsamen Regelung der Vereinsangelegenheiten durch den Vorstand, entwickelte sich eine intensive Diskussion über die Satzung. Die inhaltliche und personelle Orientierungskrise fand einen nur vorläufigen Abschluss durch die Wahl der bisherigen Leiterin des Berliner B.O.K.D.-Büros, Maida Lübben, zur neuen Generaloberin. In diesen Jahren verantwortete das Berliner Büro kollektiv die Gestaltung der Zeitung. Die Zeitschrift wurde entpolitisiert. Unterschiedlichste Inhalte standen unvermittelt nebeneinander. Richtungsweisende berufspolitische Leitartikel verschwanden. Es fehlten neue Ideen, welche die ›Frauenberufsidee‹ an die sozialen und politischen Verhältnisse der Weimarer Republik angepasst hätten. Statt dessen herrschte schmuckloser Alltag: Adressen (Grüße), ›Gedenk‹- und ›Merktafeln‹ (Beiträge, Preise für Broschen u.ä.) sowie Sitzungsberichte. Marie Cauer, Leitfigur einer Vielzahl kritisch eingestellter Gruppen und Einzelpersonen, opponierte gegen die elitäre, berufliche Ideologie und suchte eine Verbreiterung der B.O.K.D. durch eine andere Mitgliederstruktur zu erreichen. Diese Strategie lehnte Agnes Karll ab. Gegenüber Marie Cauer stellte sie unmissverständlich klar: »Was nun Ihren Wunsch anbelangt, möglichst alle Persönlichkeiten an uns zu ziehen, die nicht in die kirchlichen Institutionen gehören, so übersehen Sie schon dabei, dass auch das Rote Kreuz da ist, das in seinem Kampf ums Dasein alles aufbietet, an sich zu ziehen. Außerdem kann Ihnen naturgemäss nicht klar sein, wie diese Masse, die Sie uns zuzuführen wünschen, wirklich aussieht« (Agnes Karll an Marie Cauer 16.11.1925). Cauers wichtigste Forderungen waren die Demokratisierung des Verbandes und die Entmachtung des führenden Berliner Büros.[18] Damit und mit ihren weitergehenden Reformvorschlägen in Bezug auf eine Veränderung der Mitgliedsstruktur konnte sich Marie Cauer nicht durchsetzen. Ab 1929 zog sie sich aus der Diskussion zurück.

Anfang der 30er Jahre deuteten sich zwei Entwicklungsmöglichkeiten an. Der Chefredakteur der renommierten Fachzeitschrift ›Nosokomeion‹, Dr. Alter, forderte in einem großzügig skizzierten Entwurf zur ›Emanzipation der Krankenpflege‹ eine Befreiung der Krankenpflege aus der Arztabhängigkeit, ihre administrative und wirtschaftliche Emanzipation. Die Krankenpflege sei in Wirklichkeit eine dem ärztlichen Wirken gleichwertige Leistung, sie sei ein ebenso wichtiges und wertvolles Heilmittel wie der Arzt selbst und nehme einen zentralen Platz in der Gesamtgesundheitsfürsorge ein. Eine ärztliche Tätigkeit im Krankenhaus setze im Grunde die vollkommene Ausbildung in der Krankenpflege voraus. Grundlage des Verhältnisses zwischen Arzt und Schwester dürfe daher nicht ›Subordination‹, sondern müsse ›Coordination‹ und ›Cooperation‹ sein (Alter 1932a). Voraussetzung für eine Krankenpflege in diesem Sinne sei eine Berufsauffassung, die ›innere Berufung‹ und ›ethische Voraussetzungen‹ beinhalte (Alter 1932b, S. 126). Krankenpflege könne nicht ›reine Erwerbsarbeit‹ werden, ohne ihren eigentlichen Charakter zu verlieren. Alters Diskussionsanstoß, der in vielem dem entsprach, was die Berufsorganisation zu ihrem Programm gemacht hatte, löste internationale Debatten aus (vgl. Reimann 1933). Folgenreicher für die Krankenpflege in Deutschland wurde aber eine andere Entwicklung. Der Ton bevölkerungspolitischer Beiträge, die während der gesamten Zwischenkriegszeit im Zusammenhang mit der Berichterstattung über Säuglings- und Kleinkinderfürsorge sowie der Arbeit von Eheberatungsstellen Thema gewesen waren, wurde gegen Ende der 20er Jahre schärfer. Unwidersprochen vertrat der Chemiker Hans Ziemann, geschätzter Gastautor ›fachlicher‹ Beiträge im Rahmen der wissenschaftlichen Weiterbildung, die Auffassung, dass es angesichts der »Not des Vaterlandes [...]« und der »Überlastung der Gefängnisse und Krankenhäuser mit geistig Minderwertigen [...]« unverständlich sei, dass das Problem der »Sterilisation geistig Behinderter, Schwachsinniger und Verbrecher [...]« nicht energischer verfolgt werde (Ziemann 1926, S. 47; vgl. auch Fürst 1930). Die Redaktion des Lazaruskreuzes veröffentlichte Ziemanns Beitrag unkommentiert unter der Rubrik ›Fachaufsätze‹.

4.2.2 Patriotismus und ›soziales Dienstjahr‹

Die in der Kriegskrankenpflege tätigen Schwestern machten enttäuschende Erfahrungen. Statt ›neben‹ den Ärzten direkt ›nach‹ den Soldaten, wie erwartet, rangierten sie weit unter den Ärzten. Auch der Ausnahmezustand ›Krieg‹ führte nur in Einzelfällen zu einem Durchbrechen der geschlechtsspezifischen und sozialen Hierarchien. Der patriotische Dienst der Krankenschwestern wurde nicht anerkannt.
Agnes Meyer berichtete von ihrem Kampf gegen die Tradition in Ös-

terreich: »Die Tradition besagt, daß die Krankenpflege ausschließlich ein Werk der Barmherzigkeit ist, daß jede Frau, die den guten Willen hat, sie auszuüben imstande sei, daß man sie ohne systematische Schulung erlernen kann [...]. Durch diese Auffassung ergibt sich folgerichtig die soziale Stellung. Die Krankenpflegerin [...] darf nicht selbständig denken oder handeln. Sie ist der Sklave des Arztes, abhängig von seinem Willen. [...]« (Meyer 1915, S. 73).

Vom männlichen Sanitätspersonal wurden die Schwestern offen angefeindet. In Käthe Gaebels Bericht zur Kriegskrankenpflege im Kriegsjahrbuch des Bundes Deutscher Frauenvereine aus dem Jahre 1915 werden die Konflikte in der Zusammenarbeit auf Unterschiede in der sozialen Herkunft und auf das Geschlechterverhältnis zurückgeführt: »Die Schwester ist ihm (dem männlichen Sanitäter, M.S.) gleichgeordnet und so hängt es von dem Übergewicht ihrer Persönlichkeit ab, ob sie ihre bessere Ausbildung und im Allgemeinen auch wohl höhere Allgemeinbildung geltend machen kann. Vielfach hat sich eine sehr praktische Arbeitsteilung in der Weise ergeben, daß die Schwester die Schwerkranken übernimmt, bei denen ihre besonderen Fähigkeiten am meisten gebraucht werden. Sehr häufig aber scheinen sich äußerst unerquickliche Verhältnisse entwickelt zu haben« (Gaebel 1915, S. 47).

Hinter den vieldimensionalen Beschwerden, die unter dem Stichwort ›Helferinnenunwesen‹ in der Öffentlichkeit diskutiert wurden, stand das Aufeinandertreffen verschiedener Welten und Interessen. Frauen seien es nicht gewohnt, selbstverantwortlich zu handeln. Sie hätten Probleme, sich der Befehlshierarchie unterzuordnen. Sie versuchten anzubändeln, nicht nur mit Ärzten oder Patienten, sondern auch mit ›dem Feind‹. Sie stellten ihre persönlichen Interessen über den Dienst an der Nation. In der Frauenpresse dagegen standen andere Beschwerden im Vordergrund: Mit Ärzten und Sanitätern gäbe es keine Kooperation. Krankenschwestern würden offen angefeindet und/oder als untergeordnete Befehlsempfänger behandelt.

Die Anzweiflung ihrer patriotischen Gesinnung empörte die Schwestern der Berufsorganisation. Typisch für den entschieden vaterländischen Ton ist folgendes 1916 in der 38. Kriegsnummer des Lazaruskreuzes abgedrucktes Gedicht (Der Krieg und die Frauen 1916, S. 56), das Geschlechterdifferenz und Ergänzungstheorie mit den Topoi ›Helferinnenunwesen‹, ›Frauendienstpflicht‹ und ›Patriotismus‹ zusammenreimte:

Als damals der eherne Ruf erscholl:
Auf, Deutschland, es gilt, dich zu wahren!
Da eilten nicht nur die Männer herbei
In vollen, freudigen Scharen;

Mit ihnen in hoher Begeisterung
Kamen die Mädchen und Frauen,
Gleich, welchen Standes, ob alt oder jung,
Aus allen deutschen Gauen

Und boten auch ihre Dienste an,
Bewußt des weiblichen Wertes;
Denn nicht allein ist's im Krieg getan
Nur mit der Kraft des Schwertes.

Und das Vaterland nahm sie alle an!
Da konnte man staunend es schauen:
Das vergeblich Erstrebte, hier war es erreicht,
Das freiwillige Dienstjahr der Frauen.

Und trugen sie auch kein Gewehr wie der Mann,
Sie dienten dem Lande nicht minder,
Das Amt, das er ließ, sie füllten es aus;
Sie sorgten fürs Haus, für die Kinder.

Sie halfen steuern und mildern die Not
Bei den Flüchtlingen, Schwachen und Alten;
Und zumal im Kampf gegen Krankheit und Tod
Zeigt sich ihr gesegnetes Walten.

Sie trugen's hinaus selbst ins Schlachtgefild,
Wo's viel – ach – zu heilen gab;
Und manch eine Schwester, treu, pflichterfüllt,
Fand dorten ihr Heldengrab.

Da stieg begeistert empor das Lied,
Das Lied von der deutschen Treue,
Die Frauen wie Männer gleicherweis'
Wieder bewiesen aufs neue.

Doch leider auch Ehrvergess'ne es gab,
Die der Krieg, diese ernste Zeit,
Nur fand zu lockerem Tändelspiel,
Zu sündhaftem Leichtsinn bereit.

Schmach über diese! Wußten sie nicht,
Daß für einzelner frevelnd' Verschulden
Ihr ganzes Geschlecht, der eigene Stand
Schmählichen Vorwurf muß dulden?

Gaben sie nicht, da die Augen der Welt
Auf Deutschland und auf dem Tun

Seiner Männer und Frauen drauß' und drinn'
Mit krittelnden Blicken ruh'n?

Soll *das* Wort nicht mehr in Geltung sein,
Das geprägt seit uralter Zeit,
Der Germanin hohe Tugend rühmt,
Den Sinn für die Häuslichkeit?

Frauen Deutschlands, hier heißt's zu halten Wacht,
Laßt uns kämpfend zusammensteh`n,
Daß die gute altdeutsche Sitte und Art
Auch jetzt nicht möcht' untergeh'n.

Wo immer Deutschlands Preislied ertöne,
Kling' es begeisterungsgeschwellt:
Die deutschen Frauen, die deutschen Mädchen
Wohl über alles in der Welt!

Für die bürgerliche Frauenbewegung und die Berufsorganisation der Krankenpflegerinnen Deutschlands war das ›Freiwilligenjahr‹ in zweierlei Hinsicht Teil ihres Konzepts von ›Mütterlichkeit‹. Zum einen verstanden sie es als eine politische Umsetzung der ›sozialen Mütterlichkeit‹ im Sinne einer staatsbürgerlichen Tugend in einen Dienst für die Gemeinschaft, vergleichbar dem Wehrdienst von Männern, und erhofften sich davon die Anerkennung der staatsbürgerlichen Pflichten und Rechte der Frau nicht nur im Privaten, sondern auch in der Öffentlichkeit. Zum anderen erhoffte man sich vom ›Dienstjahr der Frauen‹ eine staatlich geförderte Ausbildung und Schulung von Mädchen und Frauen, eine Aufwertung und Verbesserung der Mädchen- und Frauenbildung (vgl. Dammer 1988). Die Pädagogin Henriette Goldschmidt, hatte die Idee vom ›Freiwilligenjahr für Frauen‹ in Deutschland publik gemacht. Sie hatte bei der Gründung des Vereins für Familien- und Volkserziehung 1871 das Freiwilligenjahr für jedes Mädchen im Volkskindergarten gefordert, als »Vorbereitung für den Dienst gegen die inneren Feinde unserer Kultur, gegen Elend und Armut, gegen Rohheit und Unwissenheit!« (Goldschmidt 1913, S. 17).

Das ›freiwillige Dienstjahr der Frauen‹ war ein zwiespältiges problematisches Konzept, in das unterschiedlichste Beiträge eingebracht wurden. Auch Männer beteiligten sich intensiv an der Diskussion. Zufrieden zitiert der Gründer des evangelischen Diakonievereins, Friedrich Zimmer, Erfahrungen von Schwestern seiner Organisation mit dem freiwilligen Dienstjahr: »Wir sind mehr dazu berufen, unseren Nebenmenschen zu helfen, sie körperlich und geistig aufzurichten, als der

Frauenemanzipation Hymnen zu singen und nach dem Doktorhut zu streben« (Zimmer 1900, S. 654). Politiker, Pädagogen und vor allem auch Geistliche stimmten darin überein, dass der eigentliche ›Frauenberuf‹ der Eheberuf sei, alle anderen Berufe ein Ersatz dafür (vgl. Zimmer 1901, S. 43). Im ›Freiwilligenjahr‹ würden junge Mädchen durch Berufserziehung und Allgemeinbildung zur Gemeinschaft hin erzogen. Die pflegende ›Naturbestimmung‹ von Frauen für die private und öffentliche Gesundheitsfürsorge nutzbar zu machen und zugleich ein System von Mädchenbildung zu installieren, dessen letzter Zweck in der Ausbildung zum Ehegatten- und Mutterberuf unter männlicher Leitung lag, war das angestrebte Ziel. Nicht politische und soziale Rechte, sondern ›Liebestätigkeit‹ sei Motiv und Ziel des Freiwilligenjahres. Vor dem Hintergrund dieser Vorstellungen warnte Helene Lange, angesichts der Konjunktur der Debatte in der Vorkriegszeit, nachdrücklich davor, sich bei Projekten zu einem ›weiblichen Dienstjahr‹ an männlichen Vorstellungen zu orientieren (Lange 1913).

Die Diskussion über die Frauendienstpflicht erreichte während des Krieges einen ungeheuren Aufschwung (Dammer 1988, S. 148 f.). Erfolge, aber auch Probleme des ›nationalen Frauendienstes‹, der organisierten Kriegshilfe der deutschen Frauenbewegung, gaben Anlass zu weiterführenden Überlegungen. Es hatte sich gezeigt, dass freiwillige Arbeit wenig effektiv war. ›Dilettanten‹ seien nur schwer nutzbar zu machen und nicht leicht an die Arbeit zu fesseln, beurteilte Alice Salomon, Wegbereiterin einer Professionalisierung der sozialen Arbeit und Vorstandsmitglied im Bund deutscher Frauenvereine, die Kriegshilfe. Sie schloss daraus, dass die Kriegsfürsorge unzweifelhaft und deutlich eines erwiesen habe, nämlich den Wert geschulter, gelernter Arbeit auf sozialem Gebiet (Salomon 1916, S. 11).

Eine Beteiligung der Krankenschwestern an der Debatte über die weibliche Dienstpflicht war unumgänglich. Im Vergleich zu anderen, zum Teil euphorischen frauenbewegten Stellungnahmen zur ›weiblichen Dienstpflicht‹ hielten sie sich merklich zurück. Für die Krankenschwestern beinhaltete die Auseinandersetzung mit dem ›Freiwilligenjahr‹ die besondere Problematik der Abgrenzung zwischen freiwilliger und beruflicher Krankenpflege, zwischen Pflege als ›Liebestätigkeit‹ und spezifisch weiblichem Beitrag zum Dienst an der Gemeinschaft einerseits und Pflege als beruflicher, qualifizierter und verantwortungsvoller bezahlter Arbeit andererseits. Zudem hatten sie während des Krieges die ernüchternde Erfahrung gemacht, dass ihr staatsbürgerliches Engagement im

Rahmen patriarchalischer Politik und Kultur auf Handlangerdienste zurechtgestutzt wurde.

Für Marie Cauer sprachen vor allem drei Argumente für die Einführung einer Dienstpflicht für Frauen: Erstens könne damit Mängeln der weiblichen Erziehung abgeholfen werden, zweitens trüge die weibliche Dienstpflicht zur Gleichstellung der Geschlechter bei und drittens sei sie Grundlage der Hilfsarbeit für vaterländische Aufgaben (Cauer 1916). Cauer bezog sich auf die Diskussion in der Frauenbewegung und vollzog deren Argumentationsfiguren nach. Es ging ihr um eine allgemeine Erweiterung der Bildungsmöglichkeiten. Die Dienstpflicht war für sie vor allem ›Schulpflicht‹. Der Staat habe für eine Ausbildung der Frauen für ihre Aufgaben in Familie und Staat zu sorgen. Ausdrücklich trat sie dem verbreiteten Argument entgegen, die weibliche Dienstpflicht sei analog dem männlichen Militärdienst Teil ihrer staatsbürgerlichen Pflicht, durch die sie das Stimmrecht ›verdiene‹. Zum einen leisteten die Frauen ihre Pflicht zu Hause, zum anderen erhielten auch vom Militärdienst befreite Männer das Stimmrecht. Beides hätte nichts miteinander zu tun. Schließlich sprach sie sich für eine nach Einkommen differenzierte Dienstpflicht aus. Die wirtschaftlich besser gestellte Oberschicht könne die Verzögerung der Erwerbstätigkeit um ein Jahr eher verkraften. Frauen höherer Schichten seien also in erster Linie zur Dienstpflicht heranzuziehen (Cauer 1916, S. 20).

Agnes Karll setzte sich kritisch mit den beruflichen Problemen bei der Einführung einer weiblichen Dienstpflicht auseinander. Sie unterschied klar zwischen ›häuslicher‹ und ›beruflicher‹ Krankenpflege. Eine Ausbildung aller Frauen in häuslicher Krankenpflege und Haushaltsführung befürwortete sie. Eine Vermischung häuslicher und beruflicher Krankenpflege dagegen lehnte sie ab. Die berufliche Krankenpflege sei mit der Einführung der staatlichen Prüfung im Jahre 1907 ein ›wissenschaftlicher Beruf‹ geworden. Eine Ausbildung jeder Frau in der Krankenpflege sei weder den Patienten zuzumuten, die als Anschauungsmaterial missbraucht würden, noch sei die Absolvierung einer Krankenpflegeausbildung vor dem 24. Lebensjahr zu vertreten, da physische und psychische Reife der Schülerinnen vorausgesetzt werden müsse. Dienstpflicht verstand Karll als staatsbürgerliche Pflicht zur ›Mütterlichkeit‹. Die vielseitige Ausbildung zur ›Volkserzieherin‹ sei Aufgabe eines weiblichen Dienstjahrs (Karll 1916).

4.2.3 Fürsorgerin und Krankenschwester –
Bündnisse und Konkurrenzen

Bereits vor Kriegsbeginn hatte der Bund Deutscher Frauenvereine mit der Organisation des ›Nationalen Frauendienstes‹, der Kriegshilfe der deutschen Frauenbewegung, begonnen. Der Nationale Frauendienst sollte, so die Vereinbarung mit dem preußischen Innenministerium, die Organisation der sozialen Hilfstätigkeit übernehmen, soweit sie außerhalb der Aufgaben des Roten Kreuzes lag. Am 8. August wurde die generalstabsmäßig geplante Organisation offiziell eingesetzt. Die Arbeitsschwerpunkte waren: Erhaltung einer gleichmäßigen Lebensmittelversorgung, Familienfürsorge, Arbeitsvermittlung sowie Auskunftserteilung (vgl. Bäumer 1916; Boyd 1979; Hering 1990; Pappritz 1915; v. Gersdorf 1969). Die erfolgreiche Arbeit des Nationalen Frauendienstes während des Krieges trug entscheidend zu einer Aufwertung und Professionalisierung der öffentlichen Fürsorge unter starker Beteiligung von Frauen bei.

In der Nachkriegszeit sollten sie ihren Platz räumen. Ausdrückliches Ziel der Demobilmachungspolitik war die Verdrängung der Frauen aus dem Arbeitsmarkt und die Wiederherstellung der patriarchalen Familienordnung (vgl. Frauengruppe Faschismusforschung 1981; Gerhard 1988; Rouette 1993). Die während des Krieges neu besetzten Arbeitsgebiete waren bald verloren. Aber auch traditionelle Frauenberufe veränderten sich unter dem politisch-administrativen Druck heimkehrenden Kriegsteilnehmern Arbeit zu verschaffen. Wohlfahrtspflege und Krankenpflege waren von besonderen Problemen, neuen Anforderungen betroffen und spezifischen beruflichen Schließungs- und Eingrenzungsprozessen ausgesetzt.

Auf die Frage, was nach dem Krieg mit dem »Schwesternüberschuß« (Neu 1918) geschehen solle, gab der Ausbau der öffentlichen Fürsorge eine Antwort. In der Wohlfahrtspflege eröffneten sich Einsatzmöglichkeiten. Eine steigende Nachfrage nach ›Fürsorgeschwestern‹ verzeichnete die B.O.K.D. in ihrem Jahresbericht (XV. Jahresbericht 1918). In der Zeitschrift der Berufsorganisation kam eine Generation von Schwestern zu Wort, deren Tätigkeitsfelder nicht mehr in den traditionellen Arbeitsgebieten der Privatpflege, der Krankenhauspflege, der Irrenpflege oder der Gemeindekrankenpflege lagen. Soziale Frauenberufe hatten an Bedeutung gewonnen. Neue Berufe entstanden. Es fanden sich Arbeitsmöglichkeiten als ›Krankenhausfürsorgerin‹, ›Fabrikpflegerin‹, ›Wohnungspflegerin‹, ›Kinderfürsorgerin‹, ›Schulschwester‹. Berufsfelder wie die ›Flüchtlingsfürsorge‹, ›Kriegskrüppelfürsorge‹, die ›Tuberkulosefürsorge‹ oder die ›Trinkerfürsorge‹ setzten pflegerische Kenntnisse voraus oder ließen sich mit Kenntnissen in der Krankenpflege sinnvoll verbinden. Aus bevölkerungspolitischen Gründen wurde der Gesundheitsfürsorge besondere Bedeutung beigemessen. Eine Aufwertung der Säuglingspflege war unmittelbare Folge des Krieges. 1917 wurden in Preußen Vorschriften über die staatliche Prüfung von Säuglingsschwestern erlassen. Damit entstand die Säuglingspflege, die bisher Teil der Krankenpflegeausbildung gewesen war, als eigenständiges Ausbildungs- und Prüfungsgebiet. Für die staatliche Prüfung wurde eine einjährige Ausbildung in halbjährigen, aufeinander folgenden Lehrgängen in einer staatlich anerkannten Krankenpflegeschule und einer staatlich anerkannten Säuglingspflegeschule verlangt (v. Rohrscheidt 1917, S. 628-641).

Die kriegsbedingte politische Aufwertung der Säuglingspflege und Gesundheitsfürsorge wirkte sich auch auf die Fürsorgeberufe aus. Den Fürsorgerinnen brachte das Ende des Krieges eine Prüfungsordnung, welche die Handschrift der Ärzteschaft trug und Gesundheitsfürsorge zu einer tragenden Säule der Fürsorgeausbildung machte. Die Prüfungsordnung für Fürsorgerinnen, die das preußische Innenministerium am 10. September 1918 erließ, setzte Lyceumsabschluss voraus und forderte den Nachweis einer staatlichen Prüfung als Krankenpflegeperson oder Säuglingspflegerin neben der staatlichen Prüfung als Kindergärtnerin, Hortnerin oder Lehrerin. Nach einer erfolgreichen Teilnahme an einem eineinhalbjährigen Lehrgang in einer staatlichen oder staatlich anerkannten Wohlfahrtsschule konnte die staatliche Prüfung in der Fürsorge abgelegt werden (vgl. v. Rohrscheidt 1919, S. 1627-1635). Ab 1918 wurden nur noch staatlich anerkannte Fürsorgerinnen eingestellt. Alice Salomon wertete die preußische Prüfungsordnung als ›Schlag gegen die Frauenbewegung‹. Fürsorgerinnen würden zu Gehilfinnen von Männern, d.h. von Ärzten, ausgebildet (nach Peyser, S. 79).[19]

Die im Revolutionsjahr erlassene umstrittene Prüfungsordnung wurde nicht mehr umgesetzt. Am 22.10.1920 traten neue Bestimmungen in Kraft. Gegenüber dem Erlass von 1918 wurde diese Prüfungsordnung als Fortschritt betrachtet. Trotz der Opposition einzelner Mediziner sei die Einengung auf Probleme der Gesundheitsfürsorge abgemildert worden. Grundsätzlich habe sich die wissenschaftliche Erkenntnis der Wohlfahrtspflege durchgesetzt, dass die wirtschaftliche Förderung des Volkes der gesundheitlichen vorausgehe. Mit besonderer Anerkennung stelle Alice Salomon den Begriffswechsel von der Einzelfallhilfe, der ›Fürsorge‹, zur wissenschaftlich fundierten sozialen Arbeit, der ›Wohlfahrtspflege‹, heraus (Salomon 1920). Die Prüfungsordnung von 1920 sah die Wahlmöglichkeit zwischen drei Hauptfächern vor: der Gesundheitsfürsorge, der Jugendwohlfahrtspflege und der Wirtschafts- und Berufsfürsorge (vgl. Daniels u.a. 1964, S. 1-2). Nur noch für das Hauptfach Gesundheitsfürsorge wurde eine staatliche Prüfung als Kranken- oder Säuglingspflegerin vorausgesetzt. Ein Wermutstropfen für die Verfechterinnen einer professionellen Wohlfahrtspflege war die Herabsetzung der schulischen Eingangsvoraussetzungen. Durch den Erlass vom 22. Okt. 1920 konnten auch Volksschülerinnen mit abgeschlossener Berufsausbildung, Berufserfahrung und Ablegung einer schulwissenschaftlichen Prüfung eine Ausbildung in der Wohlfahrtspflege beginnen. Salomon befürwortete diese Entwicklung einerseits, weil sie sich eine Akzeptanzsteigerung für Wohlfahrtspflege bei ihrem Klientel erhoffte (Salomon 1920, S. 179), andererseits aber sah sie darin ein entscheidendes Hemmnis für die Professionalisierung der Wohlfahrtspflege in Deutschland. Rückblickend betrachtete sie die Zugangsmöglichkeit für Volksschülerinnen zur Wohlfahrtspflege als entscheidenden Scheideweg, durch die der Charakter der sozialen Frauenschulen in Richtung auf die Ausbildung praktischer Kenntnisse und Fähigkeiten bestimmt wurde. Dass die sozialen Frauenschulen in Deutschland den Anschluss an die Universität nicht gefunden haben, sei durch diese Entwicklung zu erklären (Salomon 1927, S. 489).

Auch in der Krankenpflege erfolgte zu Beginn der 20er Jahre eine Reformierung der Ausbildung. Am 19.7.1921 trat eine neue preußische Prüfungsordnung für Krankenpflegepersonen in Kraft. Wie der Bundesratsbeschluss aus dem Jahre 1906 setzte die neue Prüfungsordnung zwar nur eine erfolgreich zum Abschluss gebrachte Volksschulbildung voraus sowie den Nachweis über die Vollendung des 20. Lebensjahres (1906: 21 Jahre). Aber sie sah die Verlängerung der Ausbildungsdauer auf zwei Jahre vor. Obwohl Schwestern und Pflegerinnen dem männlichen Pflegepersonal zahlenmäßig weit überlegen waren, wurden – wie in den vorausgegangenen Prüfungsordnungen – männliche Interessen bevorzugt berücksichtigt. Sanitätsunteroffizieren war der Zugang zur Krankenpflegeprüfung bereits nach einjähriger Dienstzeit in der Krankenpflege gestattet (§ 6), nach fünfjähriger Dienstzeit konnte die staatliche Anerkennung ohne Prüfung erteilt werden (§ 20). Für sonstige Krankenpflegepersonen galten allgemeine Übergangsbestimmungen.

›Weibliche Prüflinge‹ hatten zusätzlich zu den für alle maßgeblichen Inhalten der Ausbildung »die wichtigsten Grundsätze der Säuglings- und Kleinkinderpflege [...]« nachzuweisen (§ 13 n). Außerdem sei ihnen »Gelegenheit zu geben, sich ein genügendes Maß hauswirtschaftlicher Kenntnisse anzueignen« (v. Rohrscheidt 1921, S. 1048). Als Nebenfolge der Regelung der staatlichen Anerkennung in der Säuglingspflege und in der Fürsorge bzw. Wohlfahrtspflege und der Aufwertung der Krankenpflegeausbildung war so zu Beginn der 20er Jahre eine zweigleisige Krankenpflegeausbildung entstanden, deren Abschlüsse sich nicht ergänzten, sondern miteinander konkurrierten. Denn die Berufe Säuglingspflege und Gesundheitsfürsorgerin im Rahmen der Wohlfahrtspflege setzten eine einjährige Ausbildung voraus, während die Krankenpflegeausbildung zwei Jahre erforderte.

Die Professionalisierung der Wohlfahrtspflege erfolgte während dieses Zeitabschnittes auf Kosten der Professionalisierungsinteressen der Krankenpflege. Wie die Begründerin der sächsischen Oberinnenkonferenz Erna von Abendroth ausführte, hatten Wohlfahrtspflegerinnen unter den gegebenen Bedingungen ein großes Interesse an einer möglichst kurzen Krankenpflegeausbildung. Die Wohlfahrtspflegerin könne nicht mehr als ein Jahr für die Krankenpflegeausbildung verwenden. Eine einjährige Ausbildung sei aber weder mit der Ausbildung zur Säuglingspflegerin, noch im Geringsten mit der staatlichen Anerkennung in der ›großen Krankenpflege‹ vergleichbar, da die praktische Ausbildung fehle. Die staatliche Gleichsetzung der Wohlfahrtspflegeausbildung mit der Krankenpflege bedeute für Letztere eine Entwertung. Statt des praktizierten Modells befürwortete sie eine spezielle Ausbildung für Wohlfahrtspflegerinnen an einer Krankenpflegeschule, wo diese die für ihren Beruf wesentlichen Kenntnisse und Fähigkeiten erlernen könnten (v. Abendroth 1930).

Dieser Konflikt und die Interessengegensätze zwischen Krankenpflege und Wohlfahrtspflege wurden in einer intensiven, sich über mehrere Jahre hinziehenden Debatte über die Aufnahme von Säuglings- und Wohlfahrtspflegerinnen in die Berufsorganisation der Krankenpflegerinnen Deutschlands im Mitteilungsblatt der B.O.K.D. thematisiert. Obwohl die vorgeschlagene Satzungsänderung die zweijährige Ausbildung in einer Krankenanstalt, die einer Oberin der Berufsorganisation unterstand, zur Bedingung für die Aufnahme machte (vgl. Satzungsänderung geplant 1924), kam ein entsprechender Beschluss wegen des anhaltenden Widerstandes der professionellen Elite erst 1926 zustande.

Die Krankenschwestern hatten im Gegensatz zu den Wohlfahrtspflegerinnen ein erhebliches Interesse daran, die Ausbildung in der ›großen‹ Krankenpflege zur Grundlage für sämtliche Berufe im Bereich der Gesundheitsfürsorge zu machen. Dies sei in England und USA üblich und in Deutschland nur wegen des Rückgriffs auf religiöse Schwesternschaften und der Kriegsverpflichtungen und -nöte nicht geschehen. Nun werde sich die Berufsorganisation jedoch nachdrücklich darum kümmern und darauf hinwirken, dass die Grundlagenausbildung in der Krankenpflege für Familienfürsorgerinnen und andere gesundheitspflegerische Berufe umgesetzt werde. Die Berufsorganisation verfolgte eine doppelte Strategie, einerseits die Einbeziehung verwandter Berufe, um weiterer Zersplitterung vorzubeugen, andererseits die Gründung dieser Berufe auf eine Ausbildung in der Krankenpflege (vgl. Jessen 1926).

1925 trat die B.O.K.D. mit einer ›Denkschrift über das Ausbildungs- und Prüfungswesen der Krankenpflegerinnen‹ an die Öffentlichkeit, in der sie einmal mehr eine dreijährige Grundausbildung in der Krankenpflege forderte. Es wolle doch wohl niemand behaupten, dass ein Friseur umfassendere Fachkenntnisse brauche als eine Krankenpflegerin, diese sich also mit einer kürzeren Lehrzeit begnügen könne. Das Berufsbild Krankenpflege wurde als eigenständig und in seinem Kern sozial definiert. Die theoretischen Kenntnisse sollten durch den Grad ihrer Verwendbarkeit in der praktischen Arbeit bestimmt werden, nicht durch den Grad ihrer Wichtigkeit für den Arzt. Gesundheitserziehung, ›Volkserziehung‹ in gesundheitlicher Hinsicht, sei eines der zentralen Aufgabenfelder von Krankenpflege. Dem vorhersehbaren Einwand, dass zu hohe Ausbildungsansprüche den Eintritt in den Beruf verschlössen, zudem eine hochwertige Ausbildung auch nicht für alle Bereiche nötig sei, begegnete die Autorin der Denkschrift, Marie Cauer, mit dem Vorschlag, nach US-amerikanischem Vorbild eine zweigeteilte Form zu schaffen: Das Berufsbild der ›registered nurse‹ mit höherer Schulbildung und dreijähriger Ausbildung, das für ›Schwestern‹ infrage käme, und das der ›practical nurse‹ mit bescheidenerer Schulbildung und kürzerer Ausbildung für das sonstige Pflegepersonal (Cauer 1925). Seltsamerweise machte die ›Denkschrift‹ keine Aussagen zu dem Problem der horizontalen Zersplitterung des Krankenpflegeberufs in Krankenpflege, Säuglingspflege und Irrenpflege sowie zu der Frage einer verpflichtenden Krankenpflegeausbildung. Zur rechtlichen Regelung der Berufsverhältnisse in der Krankenpflege nahm die ›Denkschrift‹ nur in einem Punkt dezidiert Stellung: Für die Ausbildung wurde eine ›weibliche Oberleitung‹ (Oberin) gefordert. Außerdem wurde hauswirtschaftlichen Kenntnissen und Fähigkeiten ein hoher Stellenwert beigemessen.

Im Hintergrund der Auseinandersetzungen zwischen Wohlfahrtspflegerinnen und Krankenschwestern stand die Abgrenzung gegen die medizinische Profession. Die Konkurrenz und die Bündnisse der sozialen Frauenberufe unter dem Dach der bürgerlichen Frauenbewegung wurden hierdurch geprägt. Auf der Seite der Wohlfahrtspflegerinnen begründete das Misstrauen gegen den Einfluss der Ärzteschaft auf ihr Berufsbild eine kritische Distanz gegenüber pflegerischen Inhalten. Auf Seiten der Schwestern führte dasselbe Motiv zu einer fürsorgerischen, sozialen Ausrichtung ihres Berufsbildes auf Kosten medizinisch-naturwissenschaftlicher Anteile. Generell verfolgten Schwestern und Wohlfahrtspflegerinnen dieselben Leitideen. Die Parteinahme für Frauen, der Anspruch, den Beruf klassenübergreifend (für alle Frauen) zu gestalten, die Betonung wissenschaftlicher Konzepte und Methoden, Praxisorientierung und die Orientierung an einem, im Laufe der Zeit zunehmend nebulöseren Begriff von ›Mütterlichkeit‹ waren die zentralen Bestandteile ihrer Berufs- und Ausbildungkonzepte. Konkurrenzen und Konflikte zwischen den sozialen Frauenberufen wurden nicht offen ausgetragen. Sie verbargen sich hinter mangelnder gegenseitiger Unterstützung und der Blockierung gemeinsamer Aktivitäten. Die daraus resultierende Konzeptionslosigkeit war nicht allein selbstverschuldet. Zudem blockierten eine einflussreiche Ärzteschaft, patriarchale Strukturen in Staat und Gesellschaft sowie die Zersplitterung der verbandlichen Interessenvertretungen alternative Lösungen.

4.2.4 Soziale Ungleichheit, Beruf und Geschlecht. Die B.O.K.D. und
       der Verband der Gemeinde- und Staatsarbeiter

In der Weimarer Republik wurde die Konkurrenz zwischen B.O.K.D. und gewerkschaftlichen Krankenpflegeorganisationen schärfer. Während die B.O.K.D. auf dem Stand von ca. 4.000 Schwestern stagnierte, schnellte die Zahl der Mitglieder – auch der weiblichen – in den Gewerkschaften in die Höhe. Der freigewerkschaftliche Gemeinde- und Staatsarbeiterverband konnte zwischen 1915 und 1920 einen Anstieg um 43.495 Mitglieder verzeichnen. Von Beginn des Jahres 1919 bis zum 1. Quartal

1920 stieg die Zahl der Mitglieder von 7.000 auf 45.000 (vgl. Unsere Reichssektion Gesundheitswesen 1920). Mit 10.340 männlichen und 9.123 weiblichen Pflegekräften, davon 352 Schwestern, hatte die freie Gewerkschaft eine Führungsposition unter den freien Krankenpflegeorganisationen übernommen (vgl. Fraenkel 1922, S. 266). Der Anteil des Pflegepersonals in der Reichssektion lag im 1. Quartal 1920 bei 51% (19.463), der Anteil der Schwestern bei 0,9% (352) (vgl. Schulz 1919, eigene Berechnungen).

Die Mitgliedsstruktur der Reichssektion unterschied sich erheblich von der der Berufsorganisation. Die B.O.K.D. nahm ausschließlich staatlich anerkannte, berufserfahrene, unbescholtene ›Schwestern‹ auf. Zum organisierten Heil-, Pflege-, Massage- und Badepersonal in der Reichssektion Gesundheitswesen des Gemeinde- und Staatsarbeiterverbandes dagegen zählten neben Krankenpflegepersonen Masseure, Desinfektoren, Heizer, Heildiener, Laboratoriumsgehilfen, Krankenträger, Bademeisterinnen, Köchinnen, Plätterinnen und andere. Das Bildungsniveau des freigewerkschaftlich organisierten Personals war vergleichsweise niedrig. Wie der Redakteur Emil Dittmer im Rahmen des 25 jährigen Jubiläums der ›Sanitätswarte‹, des Publikationsorgans der Reichssektion Gesundheitswesen des Gemeinde- und Staatsarbeiterverbandes, bedauernd erklärte, war es außerordentlich schwierig, geeignete Mitarbeiter für die Zeitung zu finden, da die Standesvereine »einen großen Prozentsatz der intelligenten Kräfte des Pflegepersonals noch um sich scharten« (Dittmer 1926, S. 18). Die Nachfrage nach mehr Fachartikeln sei daher nicht zu befriedigen gewesen.

1920 wurden die ersten Reichstarifverträge abgeschlossen. Verärgert beschwerte sich Agnes Karll, deren Verband beim Abschluss der neuen Tarifverträge nicht hinzugezogen worden war: »Daß die grundlegende Gehaltsliste eine der ersten Arbeiten unseres Verbands gewesen ist, weiß fast niemand. Sie wurde von einem Krankenhause dem andern weitergegeben, ohne daß man sich um den Ursprung kümmerte. Die Dienststunden wurden besser geregelt, Tag- und Nachtdienst wurde durchweg getrennt« (Karll 1919a, S. 18). Der Reichstarifvertrag für die Krankenanstalten des Reiches (gültig ab 1.4.1920) wurde durch einen Sondertarif für Schwestern vom 16.10.1920 ergänzt. Vertragspartner für diesen Sondertarif waren neben dem ›Gemeinde- und Staatsarbeiterverband‹ und dem ›Deutschen Verband des Krankenpflegepersonals und verwandter Berufe‹ (Streiter) der ›Reichsverband der Krankenschwestern‹. Der ›Reichsverband‹ war im August 1920 durch den Zusammenschluss von Verbänden ehemaliger Lazarettschwestern entstanden, die wegen ihrer verkürzten Ausbildungszeit und kurzzeitigen Berufstätigkeit weder vom Roten Kreuz noch von der Berufsorganisation aufgenommen worden waren (vgl. v. Liszt 1932; Fraenkel 1922, S. 269 ff.). Eine Gleichstellung der Gehälter zwischen Pflegerinnen und Pflegern, ›gleicher Lohn bei gleicher Leistung‹, sei nicht durchsetzbar gewesen, da von Anfang an geplant gewesen war, einen Sondertarif für Schwestern durchzusetzen, so der Gemeinde- und Staatsarbeiterverband. Daher sei es als Fortschritt zu werten, dass nach erheblichen Zugeständnissen der Regierungsvertreter an die Schwestern, eine Wahlmöglichkeit für Pflegerinnen durchgesetzt worden sei. Geprüfte Pflegerinnen könnten sich wahlweise dem allgemeinen Reichstarif oder dem Tarif der Krankenschwestern unterstellen (Der Reichstarif für die Krankenanstalten 1920).

Die unterschiedliche Interessenvertretung von Krankenpflegerinnen und -pflegern auf der einen Seite und Krankenschwestern auf der anderen Seite wurden von Arbeitgebern erfolgreich zur Durchsetzung ihrer Interessen genutzt. Aber die ungleiche Lohnpolitik war nicht allein auf die Verhandlungsmacht der Arbeitgeber zurückzuführen. Krankenpflegerinnen und Krankenschwestern hatten in der Reichssektion Gesundheitswesen keinen leichten Stand, was sich in dem geringen Organisationsgrad des weiblichen Personals widerspiegelte. Von Seiten der Gewerkschaftsführung wurden sie zwar berücksichtigt und ihre Initiativen fanden lobende Anerkennung. So wurde z.B. anlässlich des Verbandstages in Halle 1929 gleich mehrfach hervorgehoben, dass sich die Gründung der Schwesternschaft günstig auf eine verstärkte Beteiligung von Redner*innen* ausgewirkt habe (Sechste Konferenz der Reichssektion Gesundheitswesen 1929). Aber gleichzeitig herrschte an der Basis ›proletarischer Antifeminismus‹. Wie zwiespältig die Redaktion der Sanitätswarte mit dieser Einstellung rang, geht aus einem Artikel aus dem Jahre 1919 hervor, in dem sie mahnte: »so mancher Kollege hat in viel schärferer Weise die Schwestern angegriffen, wie wir das veröffentlicht haben, und wir haben oft in unseren Kollegenkreisen darauf hinarbeiten müssen, um auch nicht übers Ziel hinauszuschießen und in jeder Schwester den lebendigen Gottseibeiuns zu erblicken. Der biblische Spruch: ›Und ich will Feindschaft setzen zwischen Dir und dem Weibe!‹ hatte jedenfalls nur zu oft Geltung und es muß bei objektiver Betrachtung zugegeben werden, daß das Vorgesetztenverhältnis der ›Schwester‹ nicht immer so war, wie es hätte sein sollen« (Eine völlig neue Situation 1919, S. 186).

Entscheidendes Medium der Abgrenzungsarbeit zwischen B.O.K.D. und Gewerkschaften war aus der Perspektive der Krankenschwestern die ›berufliche Ethik‹, der Kern des schwesterlichen Selbstverständnisses. 1919 stellte Agnes Karll fest: »Die Gewerkschaften stehen auf dem Boden des Streikrechtes, ja der Streikpflicht, um ihrer materiellen Forderungen willen. Den Schwesternschaften steht das Wohl des Kranken über ihrem eigenen, und wer das Streikrecht fordert, gehört in keine Schwesternschaft. Außerdem gibt es noch einige Dinge, die entscheidend sind in den Formen der äußeren Lebensforderungen. Wer sich ausleben will, auf den Tanzboden gehen, an unehelichen Kindern keinerlei Anstoß nimmt, Trinkgelder und Sargprovisionen als ein natürliches Recht ansieht, mag die Krankenpflege als Handwerk recht und schlecht ausüben, wie sich ihm die Möglichkeit bietet. Die Gewerkschaft schafft ihm dann den nötigen Rückhalt. Die Schwesternschaften müssen aber dafür sorgen, daß der Schwesterntitel nicht mehr mißbräuchlich sich von jedem weiblichen Wesen angemaßt wird, sondern daß er eine absolute Gewähr für die Lauterkeit der Gesinnung, die Hingabe an den Beruf, die moralische Unantastbarkeit bietet, die für viele Kranke doch immer noch ebenso wesentlich ist wie eine gute Berufsausbildung […]« (Karll 1919b, S. 96). Der Vorwurf, den Tanzboden mehr zu schätzen als die berufliche Aus- und Weiterbildung, war ein gängiger Topos in der Einschätzung des Freizeitverhaltens des unteren Pflegepersonals. 1923 im Zusammenhang mit den Forderungen nach einem reichseinheitlichen Krankenpflegegesetz mit obligatorischer Ausbildung mahnte die Gewerkschaftsführung selbst ihr Klientel, die eigens für sie durchgesetzten verkürzten Ausbildungskurse auch abzuschließen und nicht den Tanzboden über die Berufsausbildung siegen zu lassen (Menzer 1923).

Die inhaltlichen Differenzen zwischen Berufsorganisation und Gemeinde- und Staatsarbeiterverband prallten insbesondere in der Frage der Regelung der Arbeitszeit aufeinander, aber auch in der Organisation der Aus- und Weiterbildung und vor allem zur Position der ›Oberin‹ gab es heftig diskutierte Meinungsunterschiede. Aus ›ethischen Gründen‹ lehnten die Schwestern den Acht-Stundentag ab. Der ständige Wechsel des Pflegepersonals sei Patienten nicht zuzumuten. Empört konstatierte Agnes Karll: »Der 8-Stundentag war die erste Bombe, die er (die Revolution, M.S.) in unsere Festungen warf. Das untere Pflege-, das Hauspersonal verlangt ihn restlos« (Karll 1919a). Zum Ärger und Spott des freigewerkschaftlichen Gemeinde- und Staatsarbeiterverbandes setzte die B.O.K.D. einer Verkürzung der Arbeitszeit nachhaltigen Widerstand entgegen und stimmte mit den öffentlichen und privaten Arbeitgebern und den Mutterhäusern gegen die Einführung des Acht-Stundentages (vgl. Steppe 1988, 1996b, S. 44). Der Gemeinde- und Staatsarbeiterverband wies andererseits die von den B.O.K.D.-Schwestern geforderte dreijährige Ausbildung in der Krankenpflege zurück. Eine zweijährige Ausbildung genüge, zumal das Mindestalter bei Beginn der Ausbildung bei 20 Jahren liegen solle. Fortbildungs- und Spezialkurse könnten sich daran anschließen. Die Forderung, dass die Anstalten den Schülerinnen als Wohnstätte dienen sollten, laufe auf eine Anerkennung des Logiszwanges hinaus, den der Gemeinde- und Staatsarbeiterverband seit jeher bekämpfe. Was aber die ›Denkschrift über das Ausbildungs- und Prüfungswesen‹ der B.O.K.D. schmerzlich vermissen lasse, sei die Forderung nach *obligatorischen* Ausbildungs- und Prüfungsvorschriften durch ein Reichsgesetz (Renner 1925). Überhaupt nicht erkennen könne man schließlich die von Cauer bemängelte einseitige Orientierung der preußischen Prüfungsvorschriften an männlichen Interessen. »Es ist auch nur Marie Cauer und ihr Anhang, die die von ihr bemängelte Einseitigkeit in die Vorschriften hineinlesen, denn in der Praxis haben bisher alle Krankenpflegeschulen die ministeriellen Ausbildungsvorschriften gleicherweise auf Männer und Frauen angewandt« (ebd., S. 339).

Der Angriff auf tatsächliche und vermeintliche Privilegien der Schwestern war Teil des Emanzipationsprozesses der Pfleger und Pflegerinnen. Insbesondere die Position der ›Oberin‹ als Vorgesetzte war dem gewerkschaftlich organisierten Personal ein Dorn im Auge. Initiativen zur Entmachtung der Oberinnen fanden beim gewerkschaftlich organisierten Personal offene Unterstützung. So wurde die Verfügung des Hauptgesundheitsamtes vom 12.3.1927, den Bezirksämtern zu empfehlen, dass die Einstellung von Schwestern und Schwesternschülerinnen nicht mehr Oberinnen übertragen werden dürfe, von der ›Sanitätswarte‹ ausdrücklich begrüßt (Greetz 1928). Die von den Pflegerinnen und Pflegern ›Oberinnenverein‹ gescholtene Berufsorganisation dagegen bedauerte den ›verhängnisvollen Beschluss‹, den sie als fatale Einschränkung der beruflichen Autonomie betrachtete (Cauer 1928).

Die dargestellten Konfliktpunkte und Auseinandersetzungen zeigen eine widersprüchliche Gemengelage. Die höheren ›professionellen‹ Ansprüche der B.O.K.D.-Schwestern wurden vor allem hinsichtlich rechtlicher Regelungen nicht mit dem nötigen Nachdruck vertreten. Sie blieben informell. Die Vorstellungen für eine Verbesserung der Arbeitsbedingungen in der Krankenpflege, die auf der anderen Seite gewerkschaftliche Krankenpflegeorganisationen allen voran der Gemeinde- und Staatsarbeiterverband verfolgten, orientierten sich an einem vergleichsweise niedrigen beruflichen Niveau des männlichen Krankenpflegepersonals und an deren Interessen und Lebensumständen. Sie konnten eine Verberuflichung der Krankenpflege vorantreiben und fixieren. Dieser Prozess der ›Berufskonstruktion‹ war mit Deprofessionalisierungstendenzen, so der Entwertung informeller Qualitätsansprüche verbunden.

Eine ernsthafte Konkurrenz nicht nur in quantitativer, sondern auch in qualitativer Hinsicht wurde der Gemeinde- und Staatsarbeiterverband für die Berufsorganisation als er 1928 eine eigene Schwesternschaft ins Leben rief. Von der Gründung der gewerkschaftlichen Schwesternschaft mit eigener Tracht und schwarz-rot-goldener Brosche erhoffte sich die Gewerkschaftsleitung mehr gesellschaftliche Anerkennung und einen erleichterten Zugang zu bisher religiösen oder bürgerlichen Organisationen vorbehaltenen Schwesternpositionen. Aber auch eine günstigere, interne soziale Mischung wurde angestrebt. Man wollte mehr ›Schwestern‹ für die Gewerkschaft gewinnen.

Die gewerkschaftlich organisierten Krankenschwestern selbst hatten ein überwiegend pragmatisches Verhältnis zum Schwesterntitel. Es sei an der Zeit, den Zugang zum Krankenpflegeberuf für jede und jeden zu öffnen und nicht mehr nur einer bestimmten Gesellschaftsschicht vorzuhalten, so Schwester Marie Friedrich-Schulz. Krankenpflege sei nicht länger eine Domäne karitativer Liebestätigkeit oder ein Privileg höherer Töchter (Friedrich-Schulz 1928). 1930 vermeldete die Schwesternschaft der Gewerkschaft Erfolge auf der ganzen Linie: Mit 6.500 Schwestern hatte sie die Mitgliedszahlen der traditionellen nicht-konfessionellen Schwesternschaften weit hinter sich gelassen (vgl. Wedl 1930). Ende der 20er Jahre gehörten der B.O.K.D. ca. 4.000 Schwestern an, dem Roten Kreuz ca. 5300.

Bis 1933 kam es immer wieder zu heftigen polemischen Auseinandersetzungen zwischen Gemeinde- und Staatsarbeiterverband und Berufsorganisation, die sich an den Machtverhältnissen, der sozialen Lage und dem Geschlechterverhältnis entzündeten. Die Berufsorganisation sei eine ›gelbe Organisation‹, die Schwestern zur Denunziation und zum Klatschen erziehe (Bericht über die 3. Sitzung 1928, S. 210). Die B.O.K.D. habe streng genommen nur ein einziges Ziel, den ›Schutz der Schwesterntracht‹ (Krajetzki 1924). Die ernstliche Wahrnehmung wirtschaftlicher und sozialer Interessen gehöre nicht zu ihren Aufgaben, was man schon alleine daran sehe, dass die Mitglieder satzungsgemäß dazu verpflichtet seien, für ihre soziale Sicherung selbst zu sorgen. Polemisch kommentierte Schwester Marie Friedrich-Schulz Agnes Karlls Rede vor dem International Council of Nurses in Helsinki, sie verarge Karll ihre politische Einstellung nicht, in ihrem Alter könne man ja nur noch schwer umlernen, aber vom ›Niedergang der deutschen Krankenpflege‹ zu sprechen, sei angesichts der Reformen, die seit dem Krieg durchgesetzt wurden (Überführung des Krankenpflegepersonals in die Angestelltenversicherung (1922), Arbeitszeitregelung (1924)), unannehmbar. Es sei anzunehmen, dass Karll in ihrer Berichterstattung der Fehler unterlaufen sei, »dass sie den Niedergang der BO., der unbestritten ist, mit dem Niedergang der deutschen Krankenpflege verwechselte, den wir stark bestreiten« (Friedrich-Schulz 1926, S. 50).

Umgekehrt warf die Berufsorganisation den gewerkschaftlich organisierten Pflegern vor, ihre materiellen Interessen über das Berufsideal zu stellen (vgl. 20 Jahre Berufsorganisation 1923). Aus frauenbewegter Perspektive werteten sie das Eintreten des Gemeinde- und Staatsarbeiterverbandes für ›gleichen Lohn bei gleicher Leistung‹ als Entwertung und nicht als Förderung der Frauenarbeit. Ziel dieser Forderung sei es, sich billigere und zugleich qualifiziertere (weibliche) Konkurrenz vom Halse zu schaffen. »Recht eigentümliche Erfahrungen macht das weibliche Geschlecht mit den Erfolgen des Frauenstimmrechts [...]«, fasste der XVII Jahresbericht der Berufsorganisation die Erfahrungen des Jahres 1919 zusammen, »Von der Forderung ›gleicher Lohn für gleiche Leistung‹ wollen die Männer jetzt genau so wenig wissen wie früher, und an manchen Orten erfolgte in schlimmster Weise ein Herausdrängen der Frauen aus durch den Krieg von ihnen besetzten Arbeitsgebieten. [...] Bei den Wahlen sieht man in den Frauen eine willkommene Unterstützung, im praktischen Leben weiter die unangenehme Konkurrenz. Auch in der Krankenpflege verstärkt sich zeitweise der Schrei, dass Männer nur von Männern gepflegt werden sollten« (XVII Jahresbericht 1920, S. 66).

4.2.5 Zusammenfassung

Das Konzept ›Mütterlichkeit‹ als gemeinsame Ideologie aller bürgerlichen Frauenberufe, das Frau und Beruf in einem umfassenden ganzheitlichen und strategischen Sinn zusammenführte, verlor in der Zeit zwischen 1914 und 1933 an Überzeugungskraft. Der Bezug auf Mütterlichkeit blieb zwar Bestandteil der Argumentation der älteren Generation. Das Konzept bezog sich jedoch immer weniger auf bestimmte Inhalte. Die Debatte über das freiwillige Dienstjahr der Frauen zeigt das Abebben der differenzierten und kontroversen Diskussion über die staatsbürgerliche Dimension des Konzepts ›Mütterlichkeit‹. Zwischen häuslicher und beruflicher Krankenpflege, zwischen Fürsorge als Liebestätigkeit und Fürsorge als Beruf wurden klare Grenzen gezogen. Wichtig blieben die mit dem Konzept verbundenen Verweise auf die Zugehörigkeit zur Frauenbewegung und der Versuch, die Aneignung von Arbeitsfeldern für Frauen mit geschlechtsdifferenten Argumentationsmustern zu begründen. Ein neuer Aspekt kam hinzu: Mütterlichkeit als Mahnung. Konservativ, die Geschlechtertrennung starr bewahrend, versuchte die ältere Generation, ›Auswüchse‹ der jüngeren pädagogisch zu korrigieren. ›Bubikopf‹ und mangelnde Distanz zum anderen Geschlecht wurden streng geahndet (vgl. Aufruf! 1926; Hygienische Haartracht? 1926).

Eine neue Generation von Fabrikpflegerinnen, Krankenhausfürsorgerinnen und Säuglings- und Kleinkinderpflegerinnen brachte für das Berufsbild praktische gesundheitsfürsorgerische Gesichtspunkte zur Geltung. Der große Entwurf, ›von der Berufung zum Beruf‹, die ›Frauenberufsidee‹, verschwand hinter der Etablierung von Krankenpflege als sozialem Frauenberuf. Zunehmend rückten alltägliche Fragen in den Vordergrund: die kleinen politischen Schritte, die Vorstellung neuer Arbeitsgebiete, die Diskussion gesetzlicher Initiativen und die Beteiligung in Arbeitsgruppen.

Das Verhältnis zur Frauenbewegung änderte sich. Die Schwestern verstanden sich als Subjekt einer zunehmend berufsorientierten Frauenbewegung. Das Aufbruchspathos war verloren gegangen. Unterschiedliche Konzepte konnten gleichzeitig bestehen und konkurrierten untereinander.

Eine einheitliche Vorgehensweise für die Etablierung der Krankenpflege als Beruf war aufgrund der unterschiedlichen Interessenslage der zahlreichen Berufsorganisationen in der Krankenpflege nicht umsetzbar. Die konfessionellen Mutterhäuser verfolgten nach wie vor das Ziel, Krankenpflege als Teil christlich-sozialer Liebestätigkeit zu erhalten und sperrten sich gegen formalisierte Ausbildungsregelungen sowie gegen rechtlich verbindliche Regelungen der Arbeitsbedingungen und der sozialen Sicherung. Die nach dem Krieg erstarkten Gewerkschaften, vor allem der Gemeinde- und Staatsarbeiterverband dagegen, setzten sich tatkräftig für die Interessen ihres Klientels, des ›unteren‹, überwiegend

männlichen Warte- und Pflegepersonals ein. Ihre Vorstellungen zu Ausbildungsregelungen orientierten sich an ökonomischen und credentia-
listischen Kriterien und hielten eine Balance zwischen ökonomisch ver-
tretbaren Einschränkungen für den Großteil ihres Klientels und
beruflicher Schließung. In diesem Sinne traten sie einerseits für eine
Herabsetzung der Altersgrenze und andererseits für eine eine zweijährige, *obligatorische* Ausbildung ein.

Die Berufsorganisation der Krankenpflegerinnen Deutschlands verlor
während der Weimarer Republik aufgrund einer Schwächung ihrer
traditionellen Bündnispartner und der Erstarkung gewerkschaftlicher
Verbände, aber auch aus internen Gründen, an Einfluss. Sie konnte sich
mit ihrem elitären Konzept einer professionellen Krankenpflege als
ethisch fundiertem, wissenschaftlich qualifizierten Beruf, eingebettet in
eine frauenbewegte ›Schwesternschaft‹ immer weniger behaupten.

Strukturell gesehen, ging die Entwicklung des Krankenpflegeberufes
in eine Phase der ›Berufskonstruktion‹ (vgl. Abschnitt 2.1) über. Die
Konstruktion der Krankenpflege als Beruf wurde maßgeblich durch
berufsfremde Interessen bestimmt. Die Schwäche der beruflichen Interessenvertretungen in der Krankenpflege führte zu einer Zersplitterung
der Berufsbilder im gesundheitspflegerischen Bereich und zu einer un-
klaren Ausgangslage. Neben den formal festgelegten Qualifikationserwartungen, existierte weiterhin ein diffuser Bereich informeller Ansprüche, die nicht über Prüfungsleistungen erbracht wurden, sondern an
natürliche und soziale Merkmale geknüpft waren, an das weibliche
Geschlecht und an die soziale Herkunft.

4.3 Die Indienstnahme der Krankenpflege

4.3.1 Vorbemerkung

1933 wurde das ›Lazaruskreuz‹ eingestellt. Die nachfolgenden Schwesternzeitschriften trugen die Handschrift nationalsozialistischer Funktionäre und Funktionärinnen. Mitteilungen der gleichgeschalteten Schwesternschaften konnten nur noch in geringem Umfang, zudem gekürzt
und entstellt, veröffentlicht werden. Angesichts dieser Quellenlage trifft
es umso schwerer, dass der Forschungsstand zum Krankenpflegeberuf
für diesen Zeitabschnitt viele Fragen offen lässt. Der Informationsstand

zu den neuen nationalsozialistischen Institutionen des Gesundheitswesens, deren Bezeichnungen und Zuständigkeitsbereiche aufgrund interner Auseinandersetzungen um Macht und Einfluss häufig wechselten, ist bis auf wenige Ausnahmen beklagenswert gering (vgl. Labisch/ Tennstedt 1991; Steppe 1996a, 1997). Daten über die Entwicklung konfessioneller oder freien Schwesternschaften unter dem Nationalsozialismus sind nur für wenige Organisationen aufgearbeitet worden (vgl. Katscher 1990; Seithe 1993; Seithe/Hagemann 1993). Die Mitwirkung von Schwestern und Pflegerinnen an Menschenversuchen und Tötungen in Konzentrationslagern und Heil- und Pflegeanstalten wurde bisher nicht systematisch untersucht (vgl. Mitscherlich/Mielke 1978; Dokumentation Krankenschwestern 1987; Schwarz 1992; Steppe 1996c, 1997). Aufgrund dieser besonderen Situation weicht die Darstellung und Analyse der Phase des Nationalsozialismus von der Struktur der anderen Abschnitte dieser Arbeit ab. An die Stelle der Zeitschrift der Berufsorganisation, die in den übrigen Abschnitten Fokus für Analyse der Entwicklung des Krankenpflegeberufes aus der Sicht von Krankenschwestern war, treten Archivalien und eine Themenanalyse der nationalsozialistischen Schwesternzeitschriften.

Die Berufsorganisation war in vielerlei Hinsicht in das nationalsozialistische Regime der Schwesternangelegenheiten eingebunden. Nach einem Bericht über die Mitgliederversammlung der B.O.K.D. vom 19.10.1935 waren am 31.12.1934 von 2.900 B.O.K.D. Mitgliedern 240 (8,3%) Mitglied der NSDAP (Blunck 1935, S. 17). Ein direkter Vergleich mit anderen Krankenpflegeorganisationen ist aufgrund der Datenlage nicht möglich. Nach Seithe/Hagemann (1993) lag der Organisationsgrad der Rot Kreuz Oberinnen in der NSDAP 1938 bei 66,2% (S. 196). Da es nur spärliche Informationen über den Verbleib der B.O.K.D. – Schwestern gibt, kann die personelle und organisatorische Verstrickung der B.O.K.D. in nationalsozialistische Institutionen Zurückhaltung nur zurückhaltend bewertet werden. Briefe führender B.O.K.D.-Oberinnen zeugen von Angst und Vorsicht. Ihre christliche Grundüberzeugung und vielleicht auch ihre elitäre Berufsauffassung schirmten gegen radikale nationalsozialistische Ideen ab. Allerdings bestärkten sie – so die mir zur Verfügung stehenden Informationen – auch keinen offenen Widerstand.

4.3.2 Das Ende der Zeitschrift ›Unterm Lazaruskreuz‹

Am 13. April 1933 unterlag Maida Lübben in einer Kampfabstimmung um den Vorsitz der Berufsorganisation der Krankenpflegerinnen Deutschlands (B.O.K.D.) der Oberin Helene Blunck (1879–1953). Die 54-jährige verantwortete die Politik der B.O.K.D. während der Zeit des Nationalsozialismus. Es ist selbstverständlich, führte sie in ihrem ersten Grußwort an die Schwestern der Berufsorganisation aus, »daß sich der Verband, dessen Mitglieder deutsche Schwestern sind, geschlossen hinter die neue Regierung stellt. Wir wollen mitarbeiten an den großen Aufgaben, die vor uns liegen und die uns aus der neuen Zeit erwachsen« (Blunck 1933a, S. 45).

Helene Blunck setzte enorme Hoffnungen auf die Hilfe des Reichsinnenministeriums. Denn im Rahmen der Vorstandswahlen der B.O.K.D. war es 1933 zu Konflikten, zu unerfreulichen persönlichen und politischen Auseinandersetzungen gekommen. Blunck war mit Unterstützung des Reformflügels um Marie Cauer zur neuen Präsidentin gewählt worden. Die führenden Oberinnen der durch Mitgliederschwund und finanzielle Probleme gebeutelten B.O.K.D. hatten sie mit der Aufgabe betraut, die B.O.K.D. in die neue, ›schwierige‹ Zeit zu führen. Doch Maida Lübben, die abgewählte Präsidentin, der Missmanagement und Unzuverlässigkeit vorgeworfen wurde, fand sich mit ihrer Niederlage nicht ab. Sie bestritt die Vorwürfe, prozessierte gegen die B.O.K.D. und versuchte, die Mitglieder gegen Blunck zu mobilisieren. Erst als das nationalsozialistischen Innenministerium Blunck offiziell bestätigte, fanden diese Auseinandersetzungen ein Ende. Dankbar und naiv reagierte die Vorsitzende auf die Unterstützung von außen und bot ihrerseits jede Hilfe beim angekündigten nationalen Aufbau an.

Die nationalsozialistische Führung verfolgte die Entwicklung der Berufsorganisation der Krankenpflegerinnen Deutschlands mit großem Interesse. Einer der Gründe hierfür war, dass die NS-Führung ihre internationalen Verbindungen nutzen wollte. Die B.O.K.D., die als ›nationale‹ Krankenpflegeorganisation die Interessen Deutschlands im International Council of Nurses (ICN) repräsentierte, wurde gebeten, auf internationaler Ebene für die neue nationalsozialistische Regierung zu werben. Helene Blunck wollte und konnte sich diesem Ansinnen nicht entziehen. Sie bat Marie Cauer anlässlich des ICN Kongresses in Paris und Brüssel im Juli 1933 um einen Artikel zur Entwicklung des ICN (Helene Blunck an Marie Cauer 12.4.1933). Marie Cauer erschien die

Aufgabe, den ICN »unter Berücksichtung der gegenwärtigen politischen Lage[...]« darzustellen, nicht leicht. Sie bat um nähere inhaltliche Erläuterungen (Marie Cauer an Helene Blunck 19.4.1933). Blunck antwortete, man sei allgemein der Ansicht, dass es sich nicht empfehle, die Schwestern mit ihrer (Cauers) ›negativen Einstellung‹ bekannt zu machen. Die Teilnahme am ICN-Kongress solle »zur Zerstreuung von gegen uns und unser Volk entstandenen Vorurteilen beitragen« (Helene Blunck an Marie Cauer 23.4.1933). Die Vertretung Deutschlands beim ICN durch die Berufsorganisation könne »unsern Regierungsstellen als Empfehlung für unserer Verband [...]« dienen. Es sei »in dieser Zeit gewiß von größter Wichtigkeit, daß unser Verband bei unserer Regierung die ihm gebührende Würdigung erhält« (ebd.). So gebeten, rief Marie Cauer, zur Teilnahme am Kongress des International Council of Nurses 1933 in Paris und Brüssel auf. Dazu auffordernd, zwischen den Zeilen zu lesen, schrieb sie: »Alle Weltverbundenheit, alles, was sich ›international‹ nennt, steht heute in Deutschland nicht eben hoch im Kurs. In nur zu verständlichem Aufbäumen gegen die internationalen Fesseln, die es drücken, hat Deutschland sich auf sich selbst besonnen, ist zum neu erstarkten Bewußtsein seines Eigenwertes erwacht. Des wollen wir von Herzen froh sein. Aber wir wollen doch auch nicht vergessen, daß [...] doch tatsächlich eine Abhängigkeit aller Kulturländer untereinander, tatsächlich eine Weltverbundenheit besteht, von der auch Deutschland keine Ausnahme bildet. [...] Daß die Formen, in denen jetzt sein neu erwachtes Selbstgefühl sich äußert, im Ausland vielfach mißdeutet werden, neue Verunglimpfungen und Verdächtigungen auf uns ziehen, sollte uns unsere internationalen Beziehungen nicht verleiden, sondern im Gegenteil uns ein Grund mehr sein, sie zu pflegen« (Cauer 1933). Einen Artikel über die ›politische Lage‹ zu schreiben, wies Cauer zurück, da sie diese gegenwärtig nicht klar genug übersehe. Außerdem bat sie darum, ihre Beiträge künftig zu vergüten. Ihre Rente – 1933 war Marie Cauer 72 Jahre alt – reiche kaum zum Lebensunterhalt (Marie Cauer an Helene Blunck 15.5.1933).

Im Juni 1933 kündigte die Generaloberin der B.O.K.D. eine ›Überraschung‹ an. Sie informierte die Leserinnen: »Liebe Schwestern! Wie sehr werden Sie überrascht sein, unsere Zeitung nun plötzlich mit einem anderen Gesicht – ›Dienst am Volk‹ – zu bekommen! Aber in dieser Zeit der nationalen Revolution muß in raschem Geschehen vieles neu gestaltet werden, das zum Besten des Volksganzen dienen soll, und so müssen Sie das, was ich Ihnen jetzt berichte, betrachten. [...] Wir freuen uns, daß unserm Verband die Aufgabe zugefallen ist, von Anfang an mitarbeiten zu können an dem großen berufsständischen Aufbau. [...] Der Gemeinschaftsgedanke, den die neue Zeit herausstellt, hat etwas Wunderschönes. Alles Kleinliche und Trennende soll überbrückt und eine große Linie gefunden werden« (Blunck 1933b).

Die B.O.K.D. gestaltete nur noch die Hülle der Schwesternzeitschrift. Im Deckblatt rief Helene Blunck zur Mitarbeit an dem ›großen berufsständischen Aufbau‹ auf und informierte über den Stand der ›Einschaltung‹ in die Reichsarbeitsgemeinschaft des Gesundheitsdienstes. Das Schlussblatt befasste sich mit dem Stand der Beitragszahlungen und Meldungen über Schwesternzusammenkünfte. Den Innenteil, die eigentliche Zeitung mit dem Titel ›Dienst am Volk‹, verantwortete die vom Reichsinnenministerium eingesetzte Redakteurin Margarete Dieckmann, NSDAP Mitglied und bisher nicht auffallend in Erscheinung getretene B.O.K.D.-Schwester. ›Dienst am Volk‹ berichtete über die Auflösung des Bundes Deutscher Frauenvereine und die ›bedingungslose Unterstellung‹ der ›Deutschen Frauenfront‹ unter den Reichskanzler, den Stand der ›Gleichschaltung der Schwesternverbände‹, über die ›Säuberungen der Brutstätten der internationalen Klassenverhetzungen‹ und informierte darüber, dass SA und SS am 11. Juni für das Rote Kreuz sammelten. Als Dachverband für die freiberuflichen Schwesternverbände, die ›Berufsorganisation der Krankenpflegerinnen Deutschlands‹, den ›Reichsverband der Krankenschwestern‹ und den ›Reichsverband der Säuglings- und Kleinkinderschwestern‹ wurde die ›Reichsfachschaft deutscher Schwestern‹ gebildet (Mitteilungen der Reichsfachschaft 1933).

Die neue einheitliche nationalsozialistische Schwesternzeitschrift ›Dienst am Volk‹ war buchstäblich auf dem Boden der Schwesternzeitschrift der B.O.K.D. entstanden. Das Reichsinnenministerium, das in der Anfangsphase der nationalsozialistischen Machtergreifung für die Organisierung der Schwesternangelegenheiten zuständig war, okkupierte das ›Eigenheim‹ der B.O.K.D. und nahm Räume, Personal und Ausstattung in Besitz. Helene Blunck war konsterniert. Sie empfand die Besetzung des Berliner Büros, die stattgefunden hatte, ohne dem Vorstand Gelegenheit zu geben, die Mitglieder über die veränderte Lage zu informieren, als ›große Enttäuschung‹ und kaum zu ertragende ›seelische Belastung‹ (Helene Blunck an Dr. Hörmann 6.7.1933) und protestierte. Erfolglos. Ab Juli 1933 erschien die Schwesternzeitschrift unter dem Titel ›Dienst am Volk. Zeitschrift der Reichsfachschaft deutscher Schwestern‹. Die Hülle war weggefallen. Das ›Lazaruskreuz‹ hatte aufgehört zu existieren.

4.3.3 Die B.O.K.D. im Nationalsozialismus – Krankenpflege im Spiegel der NS-Schwesternzeitschriften 1933–1945

Die Publikationen der nationalsozialistischen Dachverbände für Krankenschwestern können grob in drei Phasen eingeteilt werden. Die Phase der Machtergreifung unter dem Einfluss kämpferischer Nationalsozialisten und Nationalsozialistinnen der ersten Stunde dauerte etwa bis Ende 1933. ›Dienst am Volk‹ nannte sich die Zeitschrift der Reichsfachschaft deutscher Schwestern. Bis 1935 schloss sich eine Phase der verschärften Auseinandersetzungen zwischen den verschiedenen nationalsozialistischen Institutionen und Organisationen um den Führungsanspruch im Bereich der Schwesternangelegenheiten an. Die neutraler anmutende Umbenennung der Zeitschrift in ›Zeitschrift der Reichsfachschaft deutscher Schwestern und Pflegerinnen‹ verdeckte nur oberflächlich die Auseinandersetzungen um ideologische Unterschiede und Machtansprüche. Häufig wechselnde verantwortliche Redakteurinnen zeigten Richtungsänderungen an. Die weitgehende Durchsetzung der Nationalen Volkswohlfahrt (NSV) als die für Schwesternangelegenheiten zuständige Organisation mündete schließlich ab 1936 in eine Phase der Konsolidierung. In der zweiten Hälfte der Konsolidierungsphase führte die Inanspruchnahme nationalsozialistischer Führungskräfte durch zunehmende Kriegsvorbereitungen und Krieg zu einer Wiedereinsetzung von Frauen in Entscheidungspositionen. Das Sprachrohr der Dachorganisation für Schwesternangelegenheiten, die ›Deutsche Schwester‹, erschien bis 1944.

Federführend bei der Neuordnung des Krankenpflegewesens war zunächst das Innenministeriums unter Reichsleiter August Fleck, den Marie Cauer in ihren Erinnerungen als ›machtbesessenen Emporkömmling‹, beschrieb, als ›ganz ungebildeten Menschen (doch wohl Krankenwärter)‹, dem eine ebenso ›ungeeignete Schwester‹ (Margarethe Dieckmann) zur Seite stehe (vgl. Cauer 1969, S. 509). Unter Flecks und Dieckmanns Führung entstand als eine der elf Reichsfachschaften der ›Reichsarbeitsgemeinschaft der Berufe im ärztlichen und sozialen Dienste e.V.‹ die ›Reichsfachschaft Deutscher Schwestern und Pflegerinnen‹. Krankenpfleger wurden in einer gesonderten ›Reichsfachschaft Krankenpfleger‹ organisiert. Nach der Zerschlagung der Gewerkschaften, der einzigen Organisationen, die bisher weibliches und männliches Pflegepersonal zusammen vertreten hatten, galt das strikte Prinzip der geschlechtsgetrennten Organisierung.

Nach und nach wurden die ›Säulen‹ der Reichsfachschaft aufgebaut. Die freien Schwesternschaften, so auch die Berufsorganisation der Krankenpflegerinnen Deutschlands, wurden zu einer ›Säule‹ der freiberuflichen Schwestern (›Berufsgemeinschaft‹) zusammengefasst. Etwa zeitgleich folgte die Eingliederung der evangelischen Verbände, die sich im Herbst 1933 zu der ›Säule‹ Diakoniegemeinschaft unter dem Vorsitz von Auguste Mohrmann zusammenschlossen und des ›Katholischen Schwesternverbandes Deutschlands‹. Da zu diesem Zeitpunkt noch darüber gestritten wurde, ob dem Deutschen Roten Kreuz (DRK) die Führung der freiberuflichen Verbände übertragen werden sollte – so die schlimmsten Befürchtungen der Berufsorganisation – blieb das DRK mit seinen Schwesternschaften zunächst außen vor.

Reichsleiter Fleck machte sich als Beauftragter des Innenministeriums geschickt die internen Streitigkeiten der Berufsorganisation zunutze. Es gab keinen Widerspruch dagegen, dass er die Nationalsozialistin und BO-Schwester Margarethe Dieckmann als Mitarbeiterin und Redakteurin der Schwesternzeitschrift einsetzte. Der Titel ihrer Schwesternzeitschrift ›Dienst am Volk!‹ bedeutete: ›Ablehnung und Verurteilung gewerkschaftlicher Ideen‹, Beseitigung der Arbeitslosigkeit durch den Kampf gegen das sogenannte ›Doppelverdienertum‹, ›ethische Erziehung‹ als zentraler Bestandteil der Schwesternausbildung und die Befürwortung einer ›weiblichen Dienstpflicht‹ (Dieckmann 1933b). Mit der Idee des ›Dienens‹ knüpften Nationalsozialisten assoziativ an eine vielbeschworene schwesterlicher Ethik an. Aus ›Gott in der Menschheit dienen‹ wurde ›Dienst am Volk‹, aus ›dem Nächsten dienen‹ der ›Dienst an der Gemeinschaft‹ (vgl. Stephenson 1982; Wagner 1996, S. 51 ff.). Die tautologische Antwort eines Autors auf die selbstgestellte Frage ›Was ist deutscher Sozialismus?‹ in ›Dienst am Volk‹ ist symptomatisch für die vielbeanspruchte Worthülse ›dienen‹. Er erklärte: »Leben ist nur möglich in Gemeinschaft! Und Gemeinschaft ist nur möglich in Opfern! [...] Opfer ist Dienen und Dienen ist unsere Ehre!« (Börger 1933, S. 4).

Das ideologische Problem der Vereinbarung von Weiblichkeit und Beruf behandelte ›Dienst am Volk‹ mit dreister Widersprüchlichkeit. Die Berufszeitschrift warb für den Ausstieg aus dem Beruf. Als Phase der ›Brenzung der Frau auf ein Hausfrauen- und Mutterdasein‹ charakterisierte Dorothee Klingsiek, offenbar auch auf berufliche Organisationen zutreffend, die Zeit zwischen 1933 und 1936 (Klingsiek 1982). »Eine verheiratete Frau, deren Ehemann ein ausreichendes Einkommen besitzt, soll uns doch nicht die Arbeit nehmen. Sie hat ja ganz andere

Aufgaben zu erfüllen«, so Margarete Dieckmann (Dieckmann 1933a). Von ›Gott und Natur‹ bestimmte Aufgaben des deutschen Frauentums seien ›das hohe Amt der Mutter und Erzieherin‹. Die Frau gehöre nicht in die »Drecklinie des parlamentarischen Kampfes hinein [...]« (Kube 1933). Leitend für die innerberufliche Neuorganisierung der Krankenpflege waren die Prinzipien der geschlechtsspezifischen Trennung und Hierarchisierung. Der Anstoß zur Entwicklung der Eigenart einer Schwesternschaft müsse notgedrungen davon ausgehen, welche Forderungen der ärztliche Leiter an sie stelle (Oberin L. 1933). Bei der inhaltlichen Zuschneidung des Berufsbildes wie auch in der berufsständischen Vertretung des Pflegepersonals galt der unumstrittene Grundsatz der männlichen Oberleitung (vgl. Kater 1983; Klingsiek 1982; Koonz 1991; Wagner 1996).

Ein Zerwürfnis zwischen Fleck und Dieckmann führte im September 1933 zu einem Führungswechsel. Ein telegraphischer Appell beorderte die beurlaubte Helene Blunck zurück. Die Leitung der ›Reichsfachschaft deutscher Schwestern und Pflegerinnen‹, der unter Dieckmann gebildeten Dachorganisation für die Schwesternschaften, wurde der 1933 zur stellvertretenden Vorsitzenden der Berufsorganisation gewählten Amalie Rau übertragen. Helene Blunck begrüßte die Ernennung und hieß die neue Leiterin »von Herzen im Verbandshaus der B.O.K.D. willkommen« (Blunck 1933). ›Dienst am Volk‹ wurde umbenannt in ›Zeitschrift der Reichsfachschaft deutscher Schwestern und Pflegerinnen‹. Ausführungen zur nationalsozialistischen Ideologie, Beiträge zu Theorie und politischen Maßnahmen im Rahmen des Programms der ›Rassehygiene‹, Informationen zu Organisations- und Sprachänderungen sowie Überlegungen zum Verhältnis von ›Frau und Nationalsozialismus‹ beherrschten die Zeilen der neuen Zeitschrift. »Zum Geleit [...]« erläuterte Dr. Bartels, der Leiter der Reichszentrale für Gesundheitsführung beim Reichsministerium des Innern, Ziel und Funktion: »Der neue Staat will das erbgesunde, rassewertvolle Volk vor allem sichern und fördern und lehnt die übertriebene Befürsorgung der erblich und rassisch Minderwertigen im Gegensatz zur Vergangenheit insofern ab, als diese wohl zu versorgen sind, aber nicht mehr auf Kosten der Wertvollen gefördert werden dürfen. Diese neuen Aufgaben soll die Reichsfachschaft Deutscher Schwestern und Pflegerinnen mit allen im ärztlichen und sozialen Dienst Tätigen [...] erfüllen« (Bartels 1933). Nachrichten der Berufsorganisation wurden unter der Rubrik ›Mitteilungen der Verbände‹ veröffentlicht. Neben der B.O.K.D. publizierten dort der Reichsverband der

Säuglings- und Kleinkinderschwestern, der Reichsverband der Krankenschwestern, der evangelische Diakonieverein e.v., der katholische Schwesternverband Deutschlands und der Berufsverband der Kranken-, Wochen- und Säuglingsschwestern ihre Meldungen. Die ›Mitteilungen‹ waren im Umfang auf durchschnittlich 20 Zeilen begrenzt. Der Inhalt wurde zensiert, zum Teil entstellend abgewandelt (vgl. Helene Blunck an ›verehrte Schwester Karin‹ 1935).

Die Schwesternzeitschrift solle der weltanschaulichen und beruflichen Schulung und Bildung der Mitglieder der Reichsfachschaft dienen. Der ›Dienst am Volk‹ bleibe ihr ›oberstes Gesetz‹, auch wenn es nicht mehr auf dem Titelblatt stehe (Merten 1933). Die ›Zeitschrift der Reichsfachschaft‹ (ZdR) erschien monatlich mit einem Umfang von rund 15 Seiten. Der Inhalt setzte sich zusammen aus fachlich-medizinischen Beiträgen (insbesondere Naturheilkunde), politischer Propaganda sowie Mitteilungen der Landesgruppen und der eingeschalteten Verbände. Amalie Rau musste sich die Schriftleitung mit dem stellvertretenden Leiter der Reichszentrale für Gesundheitsführung im Reichsministerium des Innern, Prof. Dr. Dr. Rott, und August Fleck, der inzwischen zum Geschäftsführer der Reichsarbeitsgemeinschaft der Berufe im sozialen und ärztlichen Dienste arriviert war, teilen. Bis 1935 lag der ZdR der ›N.S. Gesundheitsdienst. Einziges amtliches Mitteilungsblatt der Reichsarbeitsgemeinschaft der Berufe im sozialen und ärztlichen Dienste e.V. (RAG)‹ bei, der über den Stand der organisatorischen und institutionellen Zusammenfassungen und Zuständigkeiten der Berufe im Gesundheitswesen berichtete.

Amalie Raus Zielvorstellungen bestanden aus einem Sammelsurium christlicher, frauenbewegter und nationalsozialistischer Eingebungen, das sie zu einem ideologischen Gebilde ohne intellektuelle Ansprüche verknüpfte. Versprengte Kernideen waren die schwärmerische Gleichsetzung von Führer und Erlöser und ein geschlechterpolares Weltbild mit dem Symbol ›Mutter‹ im Mittelpunkt. Die gesamte Gesellschaft wurde als ›Familie‹ interpretiert. Rau wollte ihren Schwestern nicht nur als ›Kämpferin und Führerin‹, sondern auch als ›treue Mutter‹ zur Seite stehen (Rau 1933a). Zu den ›Aufgaben der Frau im Dritten Reich‹ führte sie aus: »Unsere große Zeit hat uns Frauen ein Geschenk gebracht, das zu erkennen und zu würdigen noch nicht viele Frauen imstande sind. Sie gibt uns das Recht, unsere fraulichen Belange selber zu gestalten und zu formen. Es ist etwas Großes um das Vertrauen, das man uns dadurch beweist, und es ist noch etwas Größeres, daß wir das Recht haben, uns in fraulicher Art selbst zu leiten. [...] Wenn man einen solchen Führer hat, wie unseren Volkskanzler, der uns das Christentum lebendig vorlebt, dann kann es nicht schwer sein, den Weg zu finden, auf dem wir Frauen zum Ziel kommen, es ist: die Nachfolge Christi« (Rau 1933b). Rau scheiterte mit ihrem Ziel, alte und neue Zeit unter dem Zeichen des Kreuzes zusammenzuführen. Im April 1934 bilanzierte sie ihre Arbeit. Aus einer kurzen ›Bekanntmachung‹ in derselben Nummer der Schwesternzeitschrift erfuhr die Leserschaft, dass sie für einige Wochen in ›Urlaub‹ gehe (Rau 1934). Sie kehrte nicht zurück (Bekanntmachung 1934).

Die Nachfolgerin Amalie Raus, ihre bisherige Stellvertreterin, Oberin Bornefeld, war eine Nationalsozialistin der ersten Stunde. Sie hatte die Berliner Schwestern unter dem Zeichen des Hakenkreuzes organisiert. Blunck hatte in einem Brief an Marie Cauer hoffnungsvoll geurteilt: »Sie ist zwar nicht unser Mitglied, doch steht sie der B.O. seit langem sehr nahe und sie verehrt Agnes Karll« (Helene Blunck an Marie Cauer 21.12.1933). Bornefeld vertrat eine ähnliche Sicht der Verschmelzung von Nationalsozialismus und Christentum wie ihre Vorgängerin. So hatte sie ›Zur Weihnacht‹ 1933 gedichtet:

»des Volkes ganzes ›Ja‹ dem Führer
erneut dargebracht,
und leise klingt es von der Berge Höhn
in unsere Seelen, die still und gläubig
stehen:

›Stille Nacht, heilige Nacht‹
und Er, der Ewige, hält über deutsche
Gaue Wacht!«[20]

Auch Bornefeld hielt sich nicht lange. Die Auseinandersetzungen zwischen sowie unter staatlichen Einrichtungen und Parteiorganisationen über die Zuständigkeit für die Neuordnung des Gesundheitswesens hatten 1934 ein neues Stadium erreicht (vgl. Klich/Steppe 1996; Labisch/Tennstedt 1991; Reeg 1988). Neben Reichsinnenministerium und ›Deutscher Arbeitsfront‹ machten das ›Hauptamt für Volksgesundheit‹ und die ›Nationale Volkswohlfahrt‹ (NSV) offensiv ihre Ansprüche auf eine Mitwirkung bei der Gestaltung der Berufe im Gesundheitswesen geltend. Die ›braunen Schwestern‹ und die ›Schwestern unter dem Roten Hakenkreuz‹, die sich als ideologische Kampfgruppen in der Zeit der Machtübernahme gebildet hatten, wurden aufgelöst und unter dem

Dach der NSV zur ›NSV‹- und ›NS-Schwesternschaft‹ zusammengefasst. Der Streit um die Zuständigkeit für die nationalsozialistische Eliteschwesternschaft wurde am 1.6.1934 durch oberste Weisung entschieden. Die NSV unter der Leitung von Erich Hilgenfeldt nahm die organisatorischen, verwaltungstechnischen und finanziellen Belange der Schwesternschaft wahr (vgl. Vorländer 1988, 1993). Die weltanschauliche und berufliche Schulung lag in der Zuständigkeit des Hauptamtes für Volksgesundheit unter der Leitung des Reichsärzteführers Dr. Wagner.

Die Nachfolgerin von Oberin Bornefeld, Erna Mach, bekannte sich als reine Nationalsozialistin. Mit ihr kehrte ein neuer Ton ein. Mach trat für eine grundsätzliche Bevorzugung nationalsozialistischer ›Kämpferinnen‹ ein und befand: »Heute drängen sich gern Gleichgeschaltete in den Vordergrund, vergessen aber, daß Gleichschaltung nichts mit gleicher Gesinnung zu tun hat« (Mach 1934b, S. 126). Erna Mach hatte sich ihre Meriten durch den ehrgeizigen Aufbau einer einheitlichen nationalsozialistischen Schwesternschaft erworben. Die zentralen Ideen dieser Schwesternschaft auf der Grundlage ›weltanschaulicher Schulung‹ (Mach 1934a, S. 45) statt wissenschaftlicher Krankenpflege waren die Ablehnung des »rein caritativen Gesichtspunkts des Dienens für Kranke und Schwache [...]« (Jensen 1934, S. 140) und das Primat des Dienstes am Volksganzen vor dem Dienst am Patienten.

Zur großen Erleichterung der BO-Schwestern wurde Erna Mach Ende 1934 wegen eines Eigentumsdelikts verurteilt und verlor ihren Posten. An ihre Stelle trat die Reichsfrauenführerin Gertrud Scholtz-Klink, eine enge Vertraute des Führers der Nationalsozialistischen Volkswohlfahrt (NSV) Erich Hilgenfeldt (vgl. Böltken 1995; Koonz 1991; Scholtz-Klink 1978; Stephenson 1993). Mit dieser Personalentscheidung hatte Hilgenfeldt nach der Festigung seines maßgeblichen Einflusses auf die NS-Schwesternschaft weiter an Terrain gewonnen. Der Machtzuwachs der NSV wurde im Laufe des Jahres 1935 mit der Auflösung der ›Reichsarbeitsgemeinschaft der Berufe im sozialen und ärztlichen Dienste‹ und ihrer Neuorganisierung im Rahmen der Deutschen Arbeitsfront unter ärztlicher Leitung nur scheinbar geschmälert. Wichtigste berufsständische Dachorganisation blieb für die Krankenschwestern und -pflegerinnen die ›Reichsfachschaft deutscher Schwestern und Pflegerinnen‹.

Die Einsetzung der NS-Schwester Karin Huppertz zur Geschäftsführerin der Reichsfachschaft komplettierte Hilgenfeldts personalpolitischen Erfolg. Die B.O.K.D. zeigte sich zufrieden. Die Berufung von

Gertrud Scholtz-Klink und Karin Huppertz, die beide die Berufsorganisation ausdrücklich schätzten, – Huppertz hatte die BO sogar in einem Überblick über die verschiedenen deutschen Schwesternschaften als ›Fachzentrale für die freiberufliche Krankenpflege‹ gewürdigt (Huppertz 1936, S. 33) – stimmte zuversichtlich. Helene Blunck fand eine Beschäftigung als ›Sachbearbeiterin für Schwesternfragen‹ in der von der Reichsfrauenführerin Scholtz-Klink ins Leben gerufenen Dachorganisation aller zugelassenen Frauenorganisationen, dem ›Deutschen Frauenwerk‹. Die Redaktion der Schwesternzeitschrift übertrug Hilgenfeldt dem Studienassessor Hatto Weiß, der in der Folge vor allem mit nationalsozialistischen Kampfaufrufen zu rassehygienischen und kriegsvorbereitenden Themen hervortrat.

Auffällig häuften sich in den folgenden Jahren Beiträge zum Verhältnis zwischen Arzt und Schwester. Aufgabe der Schwester in Zusammenarbeit mit dem Arzt, so der Tenor der ärztlichen Klarstellungen, sei die empathische Vervollständigung der ärztlichen Kompetenz: Heilung, seelische Betreuung, Fürsorge (v. Hoeßlin 1935). Pflege wurde als Restkategorie für nicht erfüllte bzw. erfüllbare medizinische Versprechungen definiert. Hinzu kamen in ihrer Dringlichkeit neu, unmissverständliche Warnungen. So stellte der Präsident des Reichsgesundheitsamtes Prof. Dr. Reiter klar:»Nie dürfen Sie den Kreis überschreiten, über den hinaus Sie tatsächlich nicht verfügen können. Ihnen sind Grenzen gegenüber der medizinischen *Wissenschaft* gezogen. Wenn heute vielen diese Grenzen etwas gelockert erscheinen, so möchte ich dringend warnen, etwa zu glauben, daß diese scheinbare Lockerung eine tatsächliche ist. Es ist in der Medizin genau so wie in der Technik, daß nur das bleibenden Wert hat, was *wissenschaftlich begründet* ist!«(Reiter 1937, S. 215). Der Grund dieser ärztlichen Befürchtungen lag unter anderem in der Aufwertung der nationalsozialistischen Gemeindekrankenschwestern, die im Rahmen des nationalsozialistischen Konzepts der ›Gesundheitsführung‹, d.h. der ständigen Erziehung zum ›Gesund- und Starkseinwollen‹ (Bartels, zit. nach Reeg 1988, S. 54), herausragende Bedeutung erlangt hatten. Für die Nationalsozialistische Volkswohlfahrt nahm die NS-Gemeindekrankenschwester eine Schlüsselposition in der nationalsozialistischen ›Volkserziehung‹ und Bevölkerungskontrolle ein. Dies führte zu einer gewissen Eigenständigkeit und Arztunabhängigkeit.

Die Umbenennung der Schwesternzeitschrift in ›Die Deutsche Schwester‹ ab Januar 1936 markierte das vorläufige Ende der Auseinandersetzungen zwischen den Parteiorganisationen Nationale Volkswohlfahrt (NSV) und Deutsche Arbeitsfront (DAF) sowie zwischen NSV und Innenministerium. Die Nationale Volkswohlfahrt hatte ihren Führungsanspruch hinsichtlich der Organisierung der Schwesternangelegenheiten durchgesetzt. Eine ›Phase der Konsolidierung‹ in der Organisation der Schwesternangelegenheiten begann. Die ›Reichsfachschaft‹ wurde in den ›Fachausschuß für Schwesternwesen‹ umgewandelt, Dachorganisation für die fünf großen Schwesternschaften: den katholischen Schwesternverband Deutschlands, die Diakoniegemeinschaft, die Schwesternschaft vom Deutschen Roten Kreuz, die NS-Schwesternschaft und den Reichsbund der Freien Schwestern und Pflegerinnen. Das nationalsozialistische Prinzip der männlichen Oberleitung blieb auch im Fachausschuss gewahrt. Leiter war Erich Hilgenfeldt, seine ständige Vertretung Reichsfrauenführerin Gertrud Scholtz-Klink. Karin Huppertz stieg zur Geschäftsführerin des Fachausschusses auf. Die ›freien Schwestern‹ im Fachausschuss, so auch die B.O.K.D., gehörten fortan dem im Oktober 1936 gegründeten ›Reichsbund Deutscher Schwestern und Pflegerinnen‹ an. Von der braun gekleideten NS-Schwesternschaft unterschieden sie sich auch äußerlich durch die ›blaue Tracht‹, die Schwesterntracht der B.O.K.D., die für den gesamten ›Reichsbund‹ übernommen wurde. Als Leiterin des Reichsbundes wurde Hildegard Rancke eingesetzt. Das NSDAP Mitglied Rancke hatte seit 1933 das Amt einer stellvertretenden Vorsitzenden der B.O.K.D. bekleidet. Helene Blunck schöpfte wieder Hoffnung auf ein eigenständiges Fortbestehen der B.O.K.D. unter nationalsozialistischer Herrschaft. In völliger Verkennung der politischen Lage und verblüffend ignorant bot sie Rancke die Präsidentschaft der Berufsorganisation an. Marie Cauer sah sich genötigt, irritiert festzustellen, dass eine Abtretung des Vorsitzes an andere ohne Wahl nicht möglich sei (Marie Cauer an Helene Blunck 3.1.1938). Auf ihren Rat hin nahm Blunck Abstand von ihrem Vorhaben. Ohnehin war Rancke der Auffassung gewesen, dass die B.O.K.D. aufgelöst werden solle, da sie deren Interessen im Reichsbund ausreichend vertreten könne.

Themen und Art der Berichterstattung in der ›Deutschen Schwester‹ unterschieden sich kaum von der ›Zeitschrift der Reichsfachschaft‹. Dem Stand der Organisierung der Schwesternangelegenheiten entsprechend gingen Nachrichten über Neuregelungen zurück. Stark in den Vordergrund trat die Berichterstattung über die NS-Schwesternschaft mit der Präsentation von Ausbildungseinrichtungen und Erlebnisberichten. Die Zeitschrift wurde, auch nach ihrer Umbenennung, mit der Rubrik ›Wissenschaft und Fortbildung‹ aufgemacht. Das Thema Naturheilkunde tauchte kaum mehr auf. Von Ärzten verfasste, medizinorientierte Beiträge dominierten. Schwestern erhielten in der ›Deutschen Schwester‹ ihre eigene Rubrik mit durchschnittlich vier Seiten (von 25), betitelt: ›Von der Schwester – für die Schwester‹. 1936 wurde eine neue Rubrik ›Erbe und Rasse‹ eingeführt. Beflissen schilderte Schwester Irma Adelsberger 1937 das grauenhafte Berufsbild der ›Aufnahmeschwester‹: »Durch die Zielsetzung des Dritten Reiches erwachsen uns auch neue Aufgaben. Wieviel Unverständnis und Verstocktheit gilt es zu beseitigen bei Patienten und Angehörigen, die zur Unfruchtbarmachung kommen. Wie ist es da oft schwer, die Einsicht zu erwecken, daß ihnen kein ›Unrecht‹ geschieht, daß sie aber ein Opfer für ihr Volk bringen müssen. Hier gilt es, im Sinne des Führers zu wirken und zu kämpfen, oft täglich in zäher Kleinarbeit von Mensch zu Mensch« (Adelsberger 1937, S. 124).

Ab 1937 gab Reichsfrauenführerin Gudrun Scholtz-Klink die ›Deutsche Schwester‹ heraus. Zunehmender Schwesternmangel machte der nationalsozialistischen Führung zu schaffen. Das Hauptamt für Volkswohlfahrt errechnete einen Fehlbedarf von 7000 Schwestern pro Jahr (vgl. Klich/Steppe 1996, S. 21). Werbekampagnen, welche die Wertschätzung der Krankenpflegerinnen durch das nationalsozialistische Regime zeigen sollten, waren die Folge. Im Oktober und November 1937 stand die Ausstellung ›Die Frau in der Nation‹ im Mittelpunkt der Berichterstattung. Die Ausstellung im Rahmen des Reichsparteitages in Nürnberg zeigte ›alte‹ und ›neue‹ Frauenbewegung. An zentraler Stelle in der Eingangshalle des Parteitagsortes hing das Bild Agnes Karlls neben Helene Lange und anderen berühmten Protagonistinnen der historischen Frauenbewegung. In ihrer Eröffnungsrede würdigte Scholtz-Klink, die sich selbst in die Tradition der ›Mutter der deutschen Frauenbewegung‹ Luise Otto-Peters stellte, Agnes Karll als »die Frau, die die ganze berufliche Krankenpflege auf die Beine gestellt hat« (zit. nach Huppertz 1937, S. 244).

Bisher hatte die B.O.K.D. die immer wieder geforderte Auflösung hinausschieben können. Die Verteidigung der Eigenständigkeit war seit der Machtergreifung 1933 Leitschnur des berufspolitischen Handelns gewesen. Die relative Duldsamkeit des nationalsozialistischen Regimes gegenüber der an der Mitgliederzahl gemessen verschwindend kleinen Berufsorganisation war auf die Unterstützung durch Nationalsozialistinnen und auf die internationalen Kontakte der Berufsorganisation zurückzuführen gewesen. In einer Rede über den Wert und die Berechtigung der beruflichen Krankenpflege hatte Marie Cauer 1936 ausgeführt, für die Berufspflegerin sei der Beruf Lebensinhalt, der kirchlichen Schwester sei er Mittel zum Zweck, der NS-Schwester sei die Krankenpflege Mittel zum Dienst an der nationalsozialistischen Idee. Sie fügte hinzu, dass die NS-Schwester eine Einstellung brauche, die nicht gleichbedeutend sei mit der Eignung zur Krankenpflege und schloss, dass jede Organisation ihren eigenen Wert und ihre eigene Berechtigung habe (Cauer 1936, S. 22). 1936 hatten diese Ausführungen noch die anerkennende Zustimmung führender Nationalsozialistinnen gefunden. Zwei Jahre später interessierten sie nicht mehr. Der Antrag auf einen korporativen Anschluss an den Reichsbund war abgelehnt worden. Ein eigenständiges Weiterexistieren war unmöglich. Eine maßgebliche Rolle für diese Entscheidung spielte offenbar die Tatsache, dass die nationalsozialistischen Machthaber der Mitgliedschaft im International Council of Nurses keinen großen Stellenwert mehr beimaßen. Das Ende der B.O.K.D. ließ sich nicht länger hinausschieben. Am 23.4.1938 fasste die Mitgliederversammlung der B.O.K.D. auf obersten Befehl den einstimmigen Beschluss zur Auflösung. Der Fachausschuss beglich die Schulden der B.O.K.D. beim International Council of Nurses, die noch aus den Zeiten der Präsidentschaft von Maida Lübben stammten. Das ›Eigenheim‹ der B.O.K.D. ging in den Besitz des Fachausschusses über. Die Aufforderung an alle Mitglieder, Ariernachweise zu beantragen, beendete auch den letzten Rest organisatorischer Autonomie.

Die Entmachtung der konfessionellen sowie die Gleichschaltung und Zerschlagung der freien Pflegeverbände hatte die Voraussetzungen für ein reichseinheitliches Krankenpflegegesetz geschaffen. Das erste deutsche reichseinheitliche Krankenpflegegesetz vom 28. September 1938 entstand auf dem Boden einer gewaltsam geschaffenen Vereinheitlichung. Es ist durch widersprüchliche Elemente geprägt: Langgehegte Forderungen der organisierten Pflegerinnen und Pfleger wurden scheinbar erfüllt, der Krankenpflegeberuf wurde in das rassehygienische Programm des Nationalsozialismus eingepasst und die Geschlechtertrennung wurde weiter fort- und nachdrücklicher festgeschrieben.

Das Gesetz knüpfte erstmals die Ausübung der pflegerischen Berufstätigkeit an eine obligatorische Erlaubnis. Vorausgesetzt wurden ein Ariernachweis, politische Zuverlässigkeit, guter Leumund und die Ablegung einer staatlichen Krankenpflegeprüfung (vgl. Engel 1938). Die geforderten Ausbildungsnachweise waren relativ gering. Nach einer eineinhalbjährigen Ausbildung an einer anerkannten Krankenpflegeschule – im Vergleich zu der preußischen Prüfungsordnung aus dem Jahre 1921 eine Verkürzung der Ausbildungszeit um ein halbes Jahr – konnte die Prüfung abgelegt werden. Auch auf eine abgeschlossene Volksschulbildung könne verzichtet werden, falls »durch Bewährung im Leben oder auf andere Weise ausreichende geistige Befähigung und Reife erwiesen [...]« sei (ebd., S. 39). Schwerpunkt sollte – wie auch in der preußischen Prüfungsordnung hervorgehoben – die praktische Ausbildung sein. Trotzdem wurde erstmals eine Mindestzahl von 200 Stunden theoretischem Unterricht festgelegt (vgl. auch Fritz 1939; Heim 1940; Kruse 1995; Weisbrod-Frey 1996).

Segregation und Hierarchisierung gliederten nach der Logik des Gesetzestextes die Geschlechterordnung in der Krankenpflege. An gesonderten Voraussetzungen für weibliche Bewerber wurde grundsätzlich festgehalten. Bewerberinnen für eine Ausbildung in der Krankenpflege mussten im Gegensatz zu Bewerbern zusätzlich den Nachweis über eine einjährige hauswirtschaftliche Tätigkeit erbringen. Männliche Krankenpflegeschüler seien grundsätzlich getrennt von Lernschwestern auszubilden. Für weibliche Pflegende wurde erstmals in einem gesetzlichen Regelwerk ausschließlich die Berufsbezeichnung ›Krankenschwester‹ festgeschrieben und unter Schutz gestellt. Damit wurden Schwestern und Pflegerinnen gleichgestellt. Für Sanitäter galten weiterhin erleichterte Anerkennungsregelungen. Am Prinzip der ärztlichen männlichen Leitung der Krankenpflegeschule und inhaltlichen Gestaltung der Krankenpflegeausbildung und prüfung wurde strikt festgehalten.

Krankenpflegerinnen und Krankenpfleger jüdischer Herkunft waren durch das Krankenpflegegesetz von dem nationalsozialistischen Berufsverbot partiell ausgenommen. Ihnen wurde ›gestattet‹, die Krankenpflege an Juden oder in jüdischen Anstalten berufsmäßig auszuüben (vgl. Steppe 1997, S. 172 ff.). Dies war die zynische Konsequenz der menschenverachtenden Maßgabe, dass deutsche Krankenschwestern und Krankenpfleger »nur in Notfällen verpflichtet (waren), Juden ihre Hilfe zuteil werden zu lassen« (Engel 1938, S. 45, ohne Hervorhebung).

Mit der Einführung einer obligatorischen Krankenpflegeprüfung hatte die nationalsozialistische Regierung scheinbar eine zentrale Forderung freiberuflicher Interessenorganisationen umgesetzt. Doch bevor die Übergangsfrist für die Erlaubnisregelung auslief, wurde sie außer Kraft gesetzt. Der deutsche Angriff auf Polen löste im September 1939 den

Krieg aus. Eine Einschränkung der freiwilligen Krankenpflege war unter diesen Umständen undenkbar.

Eine öffentliche kritische Auseinandersetzung mit dem Krankenpflegegesetz fand nicht statt. In Briefen beklagten die Vertreterinnen der Berufsorganisation die Reduzierung der Ausbildungsanforderungen und die Zerstörung der ›Berufsheimat‹ und forderten den Schutz von ›Tracht‹ und ›Brosche‹ (Marie Cauer an Hilgenfeldt 7.1.1936). Obwohl sich die Berufsorganisation als ›ethische‹ Berufsheimat verantwortungsvoller, gut ausgebildeter Krankenschwestern verstand, ist kein Kommentar zu den rassistischen und menschenverachtenden Debatten im Zusammenhang mit der Gesetzesnovelle zu finden. Marie Cauer publizierte bis 1938 regelmäßig Artikel in den nationalsozialistischen Schwesternzeitungen. 1940 gab sie im Auftrag des Fachausschusses einen ›Leitfaden für die Berufserziehung in Krankenpflegeschulen‹ heraus, der beruflicher Ethik einen zentralen Stellenwert beimaß. Dort sprach sie sich für ›präventive‹ rassehygienische Maßnahmen, z.B. im Rahmen der Eheberatung, aus. Aber sie zog auch eine klare Grenze: »die einmal vorhandenen ›Minderwertigen‹ *müssen mit derselben Liebe gepflegt werden* wie sonst! Ihnen gegenüber darf das Gefühl der Pflegenden sich nicht abstumpfen. Gerade wo die Gesamtrichtung dahin geht, vor allem das Gesunde und Starke zu schätzen, muß es uns Schwestern geben, die auch das Schwache, das Mangelhafte, das Kranke betreuen, die in dieser hingebenden, selbstlosen Arbeit auch ein Genügen, eine Befriedigung finden. Solche Unglücklichen im Stiche zu lassen, das würde der ganzen Berufseinstellung einer Schwester widersprechen. Wer nicht fähig und willig ist, seine Kräfte den Hilflosen, Schwachen zu widmen, der soll nicht Krankenpfleger werden!« (Cauer 1940, S. 8).

1939 übernahm Karin Huppertz die Redaktion der ›Deutschen Schwester‹. Der Redakteur Hatto Weiß war einberufen worden (Huppertz 1936). Die Deutsche Schwester erschien bis 1944. 1941 wurde eine Abonnentensperre verordnet. Der Umfang der Zeitschrift nahm stetig ab. Der Krieg schwächte die letzten Widerstände gegen eine reichseinheitliche Organisierung der ›freien‹ Schwestern. Im Juli 1942 wurde die ›NS-Schwesternschaft‹ und der ›Reichsbund deutscher Schwestern und Pflegerinnen‹ zum ›NS-Reichsbund Deutscher Schwestern‹ zusammengeschlossen. ›Reichsgesundheitsführer‹ Conti, seit 1939 im Amt und als Leiter des Hauptamtes für Volksgesundheit und Leiter des NSV Ärztebundes mit einer bis dahin nicht dagewesenen Machtfülle ausgestattet, plante das Ende einer gegenüber der Ärzteschaft eigenständigen Pflege. Die ›Neuordnung des Gesundheitswesens nach dem Siege‹ sah die strikte Unterstellung der Krankenpflege unter die Ärzteschaft vor (vgl. Klich/Steppe 1996, S. 32). Zu einer Umsetzung dieser Pläne kam es nicht mehr.

4.3.4 Zusammenfassung

Für den Krankenpflegeberuf bedeutete die Zeit des Nationalsozialismus nicht nur das Ende des Professionalisierungsprojektes einer kleinen Gruppe bildungsbürgerlicher Schwestern, sondern darüber hinaus einen Stillstand der Berufskonstruktion, in großen Segmenten kann sogar von einer Ent-beruflichung gesprochen werden. Nicht pflegerische Kenntnisse und Fähigkeiten zeichneten die Eliteschwestern des nationalsozialistischen Regimes aus, sondern ideologische Zuverlässigkeit und bedingungsloser Gehorsam. Die Entwicklung eines eigenständigen Wissenskorpus ›Pflege‹ stagnierte. Nicht nur die Tätigkeit, sondern vor allem auch das Geschlecht bestimmte die Stellung in der beruflichen Hierarchie. Die relative Autonomie der Gemeindekrankenschwester kam ganz ihrem Dienstherrn, der nationalsozialistischen Volkswohlfahrt, zugute. Die berufliche Tätigkeit der Krankenhaus- und Lagerschwester wurde durch eine existentielle Arztabhängigkeit geprägt. Von beruflicher Eigenständigkeit kann weder im einen noch im anderen Fall gesprochen werden.

Eine prekäre und immer wieder aufs Neue zu stellende Frage bleibt die nach der Verantwortung auch in der Ohnmacht, die Frage nach dem Verhältnis zwischen beruflicher Ethik und rassistischer Politik. Wie konnte es zu einer Mitarbeit an rassehygienischen Projekten kommen, welchen Anteil daran hatten die Schwestern der Berufsorganisation, wie brachten sie ihre Arbeit in Einklang mit ihren beruflichen Idealen? Vereinzelt wurden Antworten gefunden. Die hochbetagte Marie Cauer zum Beispiel wirkte mit und grenzte sich ab. Die Präsidentin der B.O.K.D., Helene Blunck, fand eine Nische im Deutschen Frauenwerk und engagierte sich in der Begleitung ausländischer Schwestern. Generell kann wohl gesagt werden, dass der Einfluss der Berufsorganisation auf die Entwicklung der Krankenpflegeverhältnisse während des Nationalsozialismus gering war. Auch wenn die Berufsorganisation von führenden Mitgliedern der NS-Frauenelite gefördert wurde, darf die zum Teil euphorische Hervorhebung der Berufsschwestern nicht darüber hinweg-

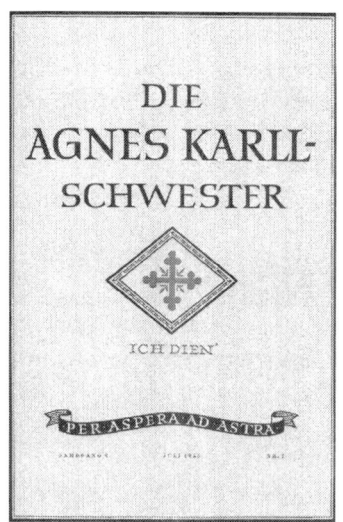
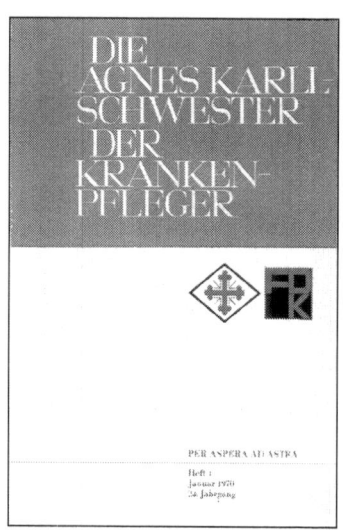
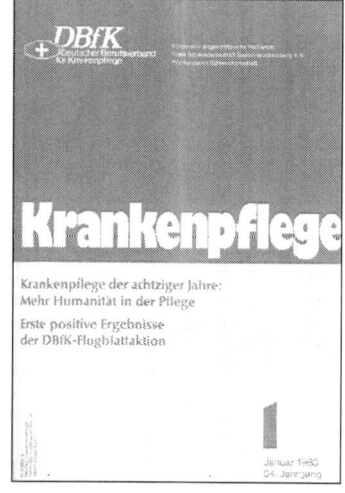
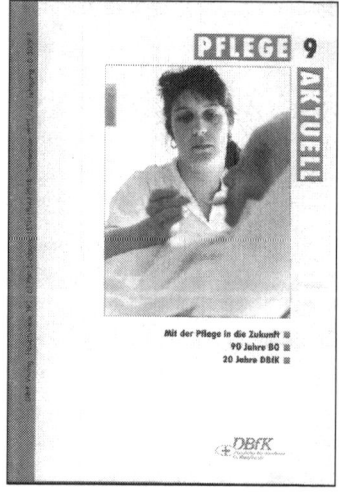

Von links nach rechts: Titelblatt der Zeitschrift *Die Agnes Karll-Schwester*, 9. Jg. 1955, Titelblatt der Zeitschrift *Die Agnes Karll-Schwester – Der Krankenpfleger*, 24. Jg. 1970, Titelblatt der Zeitschrift Krankenpflege, 34. Jg. 1980, Titelblatt der Zeitschrift *Pflege Aktuell*, 47. Jg., 1993

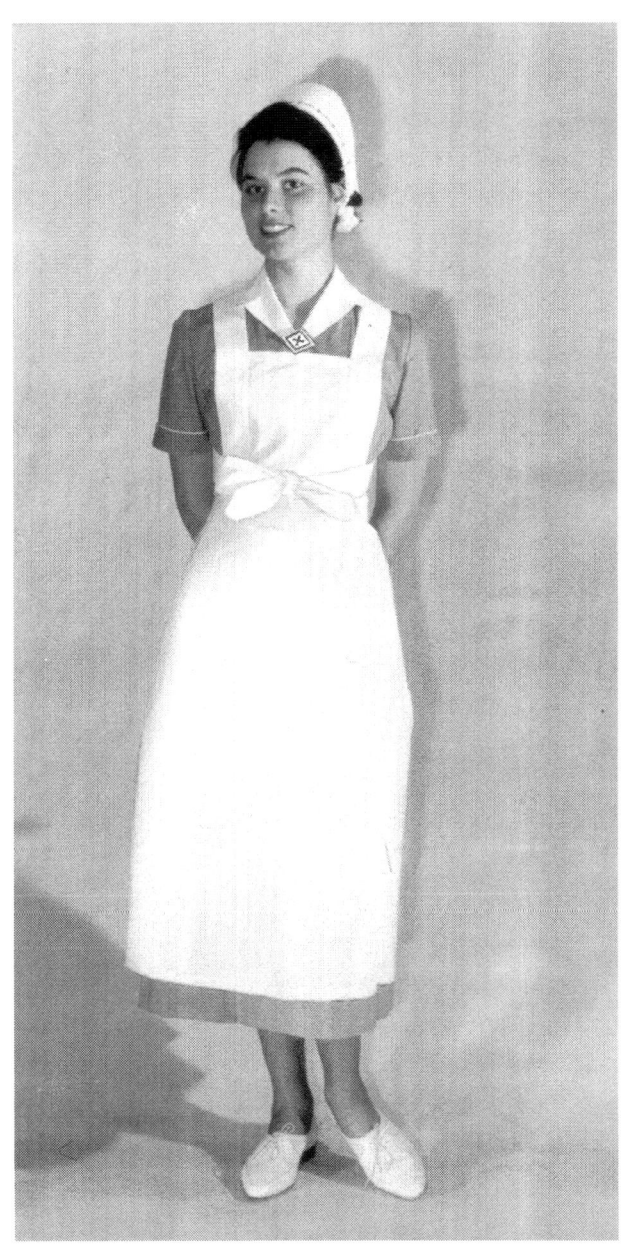

Schwesterntracht des Agnes Karll-Verbandes 1951

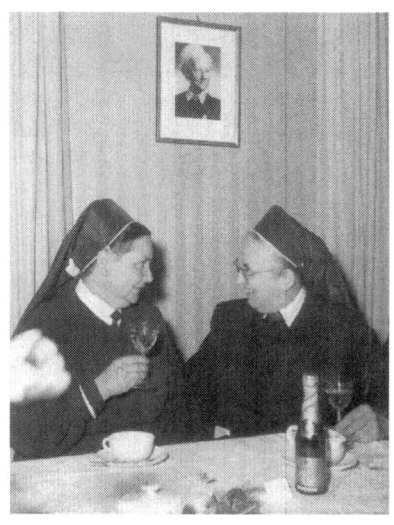

Von links nach rechts: Ruth Elster, Margarete Lungershausen,
auf dem Bild im Hintergrund: Helene Blunck

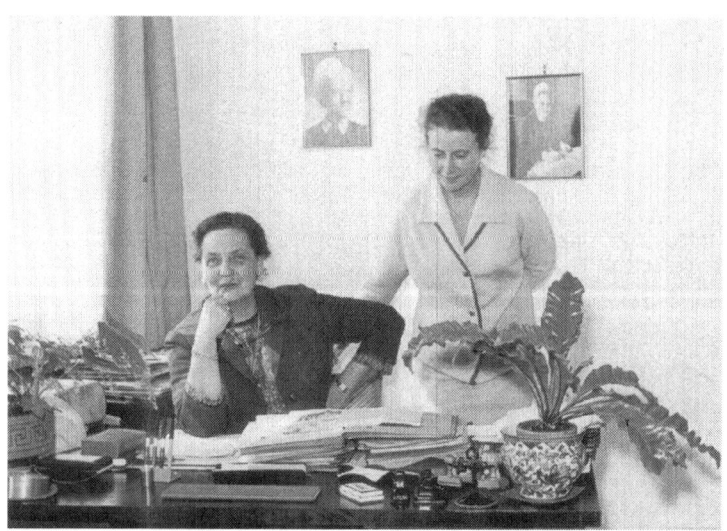

Von links nach rechts: Im Vordergrund die Vorsitzende des Agnes Karll-Verbandes
Ruth Elster mit der Schriftleiterin Anneliese Fricke. Auf den Bildern im Hintergrund
ihre Vorgängerinnen Helene Blunck und Agnes Karll

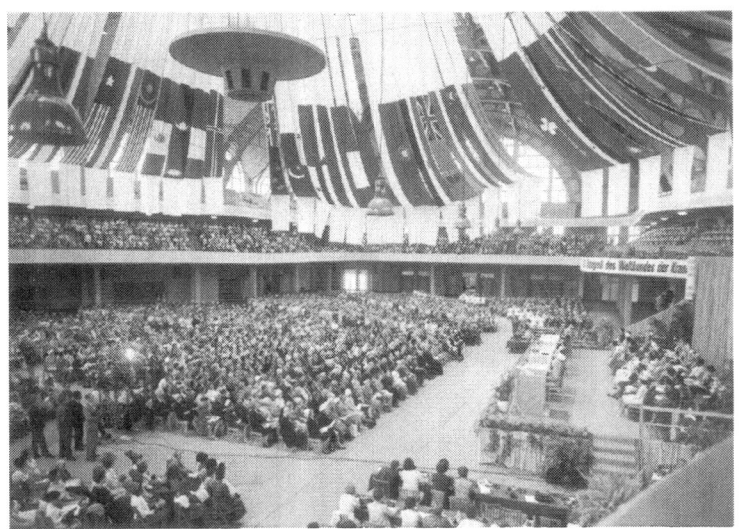

Kongress des International Council of Nurses 1965 in Frankfurt a.M., Festhalle

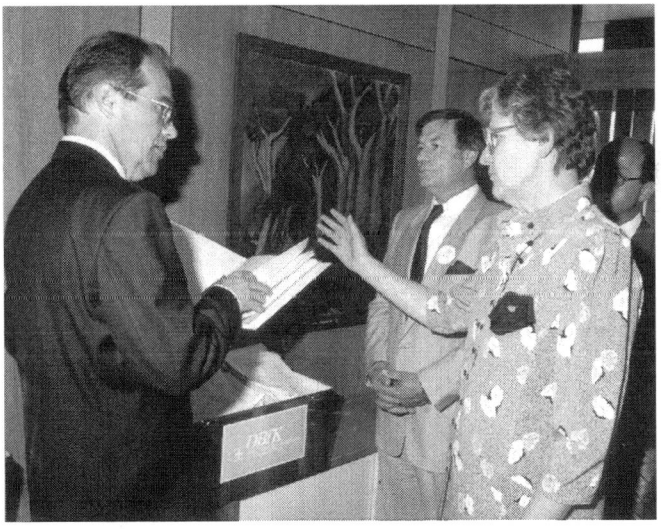

Bonn, 17. Mai 1989: Der Staatsminister beim Bundeskanzler, Dr. Lutz Stavenhagen empfing eine Abordnung des Deutschen Berufsverbandes für Krankenpflege und nahm eine Petition zur Situation in den Pflegeberufen mit mehr als 100.000 bundesweit gesammelten Unterschriften entgegen

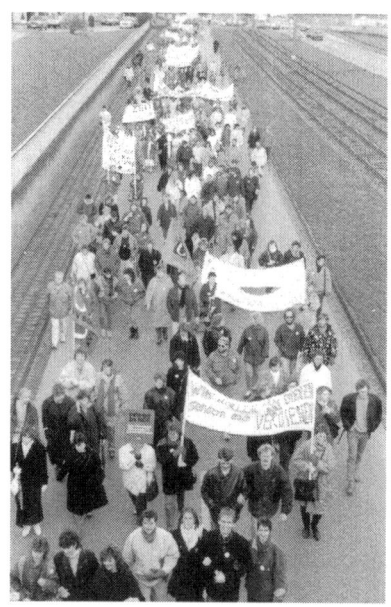

Demonstration gegen Pflegenotstand 1989 in Dortmund

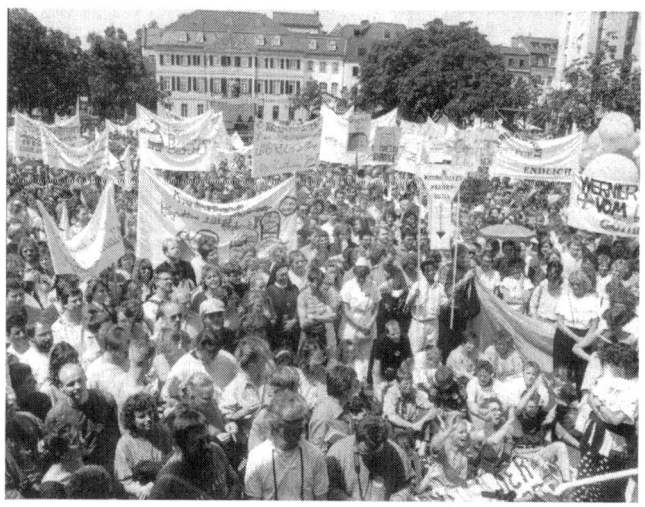

Demonstration am 7.7.1992 in Bonn unter dem Motto
»Ohne Pflege keine Zukunft – Ohne Stellen keine Pflege«

täuschen, dass weder sie noch ihre Mentorinnen über nennenswerten politischen Einfluss verfügten. Die Frage, was sie im anderen Fall getan hätten, ist höchst spekulativ. Eine enttäuschende und ernüchternde, aber mögliche Antwort wäre, sie hätten eine Verlängerung der Ausbildungsdauer und den Schutz von Tracht und Abzeichen durchgesetzt.

Ob sich die nationalsozialistische Politik nachhaltig auf das Verhältnis zwischen Krankenpflegerinnen und Krankenpflegern auswirkte, müsste noch genauer untersucht werden. Insbesondere wäre ein Vergleich zwischen weiblicher und männlicher Krankenpflegeorganisation von Interesse. Fest steht, dass mehr Pfleger bzw. Wärter in Führungspositionen gelangten. Funktionäre, die in der Pflege tätig gewesen waren, blieben nicht mehr auf das Sanitätswesen beschränkt. Nach dem Prinzip der ›männlichen Oberleitung‹ gelangten sie auch dort in Führungspositionen, wo ansonsten überwiegend Schwestern organisiert waren. Solche Positionen waren zuvor Schwestern oder Ärzten vorbehalten gewesen.

Anders als ein Teil der Ärzteschaft und des psychologischen Berufsstandes (vgl. Geuter 1984) profitierten die Krankenpflegerinnen und -pfleger nicht vom Nationalsozialismus. Nach zwölf Jahren nationalsozialistischer Herrschaft war die Ausbildungsdauer zwar reichseinheitlich geregelt, dafür jedoch deutlich geringer angesetzt als sie zuvor in einzelnen fortgeschrittenen Ländern gewesen war. Geschlechtertrennung und Hierarchisierung waren bekräftigt worden. Die Unterordnung der Pflege unter die Ärzteschaft war immer klarer als zentrales Leitziel der beruflichen Neuordnung zutage getreten. Die Grenzen zwischen beruflicher und freiwilliger Krankenpflege waren in Reaktion auf den kriegsbedingten Bedarf an Arbeitskräften tendenziell aufgehoben worden. Die von nationalsozialistischen Krankenpflegefunktionären gefeierte organisatorische Vereinheitlichung des Krankenpflegeberufes hatte letztlich nur die Einheit der Unterordnung unter politisch-militärische Ziele gebracht.

4.4 Die Wiederaufnahme des Professionalisierungsprojektes

Nach dem Krieg nahm eine Gruppe ehemaliger Mitglieder das Professionalisierungsprojekt Krankenpflege der Berufsorganisation der Krankenpflegerinnen Deutschlands wieder auf und organisierte es neu. Der ›Agnes Karll-Verband‹ knüpfte an die Frauenberufsidee der B.O.K.D. an und passte sie den veränderten gesellschaftlichen Bedingungen an. Das Dritte Reich und der Krieg hatten die Bedingungen für Pflegeberufe stark verändert, sie noch stärker zu ›besonderen‹ Berufen gemacht. Berufliche Krankenpflege und vor allem die durch NS-Schwestern getragene Gemeindekrankenpflege waren diskreditiert. Eine Folge war die Aufwertung religiöser Pflegegemeinschaften und Mutterhäuser im westlichen Nachkriegsdeutschland. Im Osten wurde vor allem der Gemeinde- und Staatsarbeiterverband in die weitere Entwicklung des Krankenpflegeberufes einbezogen. Der Berufsverband konnte dort nicht Fuß fassen. Aus der internationalen Entwicklung blieb die deutsche Krankenpflege für einige Jahre abgekoppelt.

Im Laufe der 50 und 60er Jahre kam es zu ideologischen Neubestimmungen, die den Weg für berufliche Normalisierungsprozesse ebneten. Eine ›neue Generation‹ übernahm Schritt für Schritt die Verantwortung im Berufsverband. Abschnitt 4.4.1, der die Themenstruktur der Zeitschriften der Berufsorganisation zwischen 1945 und 1972 im Überblick analysiert, zeichnet die Auseinandersetzung zwischen ›Traditionalistinnen‹ und ›neuer Generation‹ nach. Die Professionalisierungsdiskurse der untersuchten Zeitschriften in diesem Zeitraum spiegeln Modernisierungs- und Normalisierungsprozesse. Exemplarisch kann dies an drei Themenbereichen gezeigt werden: Berufliche Ethik orientierte sich zunehmend an ›helfen‹ statt ›dienen‹. Das Konzept ›Grundpflege‹ wurde zum Kern eines eigenständigen Bereichs der Krankenpflege im Arbeitsbereich ›care‹ weiterentwickelt. Pflegerische Fähigkeiten und Fertigkeiten wurden immer deutlicher als erlernbare und zu erlernende Qualifikationen bestimmt. Die Aufnahme von Krankenpflegern in den Agnes Karll-Verband markierte schließlich auch in organisatorischer Hinsicht den Abschied von der Frauenberufsidee und die Hinwendung zu einem geschlechtsübergreifenden Professionalisierungskonzept.

Nach 1945 entwickelte sich der Krankenpflegeberuf in der Deutschen Demokratischen Republik unter anderen gesellschaftlichen Bedingungen als in der Bundesrepublik Deutschland. Der Exkurs in Abschnitt 4.4.5 geht auf diese Geschichte ein und entwickelt Forschungsfragen zum deutsch-deutschen Vergleich.

4.4.1 Eine neue Generation 1945–1972

Die Zeit nach dem Krieg bis zu Beginn der 70er Jahre war für die Schwestern der ehemaligen Berufsorganisation der Krankenpflegerinnen Deutschlands durch Wiederaufbau und Anpassung der beruflichen Leitvorstellungen an die veränderten gesellschaftlichen Bedingungen geprägt. Wesentliche strukturelle Elemente des nach 1945 neu gegründeten Berufsverbandes wurden durch die Besatzungsmächte vorgegeben. Die Schwestern des Reichsbundes Deutscher Schwestern, in den die Berufsorganisation 1938 eingegliedert worden war, wurden der Gruppe der ›Aktivisten, Militaristen und Nutznießer‹ (Klasse II) zugerechnet (vgl. Trill 1946). Oberinnen hatten sich Entnazifizierungsverfahren zu unterziehen.

In der sowjetischen Besatzungszone wurden bürgerliche Berufsorganisationen und das Rote Kreuz nach dem Krieg zunächst verboten. Der Befehl Nr. 2 vom 10. Juni 1945 erklärte die Nachfolgeorganisation der Berufsorganisation, den Agnes Karll-Verband, für illegal. Am 23. Dezember 1949 gab der Kreisrat des Kreises Suhl bekannt: »Vom Volkspolizeiamt – Kriminalpolizei wird mitgeteilt, daß Veranlassung gegeben ist, darauf hinzuweisen, daß die Zugehörigkeit zu dem sogenannten Agnes Karll-Verband (A.K.V.) einer in der Deutsch-Demokratischen Republik illegalen Schwesternvereinigung, strafrechtlich verfolgt wird. Es ergeht hiermit an sämtliche Schwestern die Aufforderung, eine persönliche, schriftliche Erklärung abzugeben, daß die Betreffenden diesem Verband nicht angehören, und daß sie sich diesem Verband nicht anschließen werden. Es wurde seitens des Volkspolizeiamtes ausdrücklich versichert, daß Schwestern, die gegenwärtig diesem Verband angehören, und offiziell ihren Austritt erklären, eine Strafverfolgung nicht zu erwarten haben. Sollten jedoch künftig Feststellungen getroffen werden, daß trotz dieses Hinweises Schwestern diesem Verband angehören, würden die Betreffenden zur Verantwortung gezogen werden« (zit. nach Krankenpflege 1991, S. 546).

Der erste Versuch einer Neugründung der Berufsorganisation der Krankenpflegerinnen 1945 in Halle war dem dortigen Wechsel der Besatzungsmacht zum Opfer gefallen (vgl. Geschäftsbericht zur 1. Mitgliederversammlung 1947). Die westlichen Besatzungsmächte, insbesondere Großbritannien und USA, deren Schwesternvertreterinnen die ehemalige Berufsorganisation aktiv unterstützten, zeigten sich entgegenkommender. Eine Organisation nach Ländern war die Bedingung für eine Erlaubnis zur Neugründung (vgl. ebd.).

1947 gab der Geschäftsbericht der 1. ordentlichen Mitgliederversammlung des Agnes Karll-Verbandes die erfolgreiche Gründung von neun Landesverbänden zur Kenntnis. Die Mitgliederversammlung bestätigte die Neugründung der B.O.K.D. als Agnes Karll-Verband durch eine Versammlung von Berliner BO-Schwestern am 24. Juli 1945. Ein

Widerruf des Auflösungsbeschlusses aus dem Jahre 1938 hatte genügt, da die BO nicht aus dem Vereinsregister gelöscht worden war. Oberin Helene Blunck (1879–1953), die der Berufsorganisation seit 1933 vorgestanden hatte, wurde zur 1. Vorsitzenden des provisorischen Vorstandes gewählt. Mit mehr als 5.000 Mitgliedern wies der Geschäftsbericht zur 1. Ordentlichen Mitgliederversammlung mehr Mitglieder aus als die Berufsorganisation der Krankenpflegerinnen Deutschlands je gehabt hatte (ebd.).

Der Niedersächsische Ministerpräsident gestattete ab Dezember 1949 die Herausgabe eines monatlichen ›Nachrichtenblattes‹ von 1.000 Exemplaren bei einem Umfang von 20 Seiten. Die Schriftleitung der neuen in Hannover herausgegebenen Verbandszeitung wurde der Krankenpflegerin und Hebamme Margarete Lungershausen (1892–1973) übertragen, die seit 1919 Mitglied der Berufsorganisation der Krankenpflegerinnen Deutschlands gewesen war (vgl. Lungershausen 1953; Elster 1981). 1954 übernahm Lungershausen zudem den Vorsitz des Agnes Karll-Verbandes und löste Helene Blunck ab.

Das Erscheinungsbild der ›Agnes Karll-Schwester‹ war im Vergleich zu ihrer Vorgängerin, der durch Jugendstilornamente aufgefallenen Zeitschrift ›Unterm Lazaruskreuz‹, ausgesprochen schlicht. Das Motto der B.O.K.D. ›Ich dien'‹ wurde übernommen und erweitert durch das Motto: »Wir dienen der Krankheit zur Wehr, der Wissenschaft zur Lehr, Gott und der Menschheit zur Ehr!« (Die Agnes Karll-Schwester 1947). Unter den Autorinnen der Agnes Karll-Schwester befanden sich alte Bekannte: Helene Blunck, Margarete Lungershausen, die 1912, zur selben Zeit wie Agnes Karll, ihre Weiterbildung an der Frauenhochschule in Leipzig absolviert hatte, oder Annemarie von Klitzing, die Leiterin der Fachgruppe Säuglingsschwestern innerhalb des Reichsbundes, die 1940 zur Oberin ernannt worden war (vgl. Oberin Annemarie v. Klitzing 1940). Auch Schwestern, die aktiv für den Nationalsozialismus eingetreten waren, traten wieder in Erscheinung. Einige wurden mit herausragenden Positionen im neuen Agnes Karll-Verband betraut, so z.B. Lilli Petschnigg (vgl. Petschnigg 1940), Mitglied des ersten provisorischen Vorstandes nach dem Krieg oder Hildegard Rancke (vgl. Abschnitt 4.3.2), ab 1.9.1948 Vorsitzende der Landesgruppe Bremen (vgl. Lungershausen 1948). Eine kritische Auseinandersetzung mit der nationalsozialistischen Vergangenheit steht bis heute aus. Der 1989 in der dritten Auflage aktualisierte kurze Überblick über die Geschichte des Berufsverbandes von 1903–1983 beschränkt sich auf die Feststellung:

»Von 1938 bis 1945 war die Berufsorganisation zum Schweigen verurteilt« (Deutscher Berufsverband für Krankenpflege 1989, S. 22).[21]
Die ›Agnes Karll-Schwester‹ stand – der neue Name war Würdigung und Programm – in der Tradition der Gründerin der Berufsorganisation der Krankenpflegerinnen Deutschlands. In neuem historischen Kontext wurde ›Krankenpflege als Profession‹ Leitidee der beruflichen Entwicklung. Elemente des ständisch-religiös-frauenbewegt begründeten berufspolitischen Konzept der ›Frauenberufsidee‹ blieben über Weimarer Republik und Nationalsozialismus hinweg bewahrt. Die Frauenberufsidee bedeutete immer noch ›Berufsheimat‹.

Die Berichterstattung der unmittelbaren Nachkriegszeit konzentrierte sich auf praktische Fragen und Probleme. Verbandsangelegenheiten (Sammlung der Schwestern, Gründung neuer Landesverbände, Zeitung) und Mangelfragen (Nahrungsmittelknappheit, Stoffknappheit, Papierknappheit) standen im Vordergrund. Arbeitslosigkeit war ein drängendes Problem. Ohne verbandliche Interessensvertretung hatten ›freie‹ Schwestern keine Chance, Arbeitsplätze zu besetzen. Berechtigtes Misstrauen gegen Karrieristinnen der Nazizeit und ›braune‹ Schwestern, aber auch Denunziationen, prägten die Auseinandersetzungen um begehrte Arbeitsplätze. Konflikte zwischen freien Schwestern, Mutterhausorganisationen und gewerkschaftlich organisiertem Pflegepersonal um die Besetzung der Stellen in Krankenhäusern nötigten selbst gewerkschaftliche Pflegeorganisationen zum Abschluss von ›Gestellungsverträgen‹, ohne die freie Schwestern, insbesondere in Süddeutschland, keine Arbeit fanden (vgl. Fritz 1964, S. 120 f.). Die den 50er Jahren angepasste ›Trachtordnung‹ symbolisierte schwesterlichen Zusammenhalt, Solidität, Ehrbarkeit, Biederkeit: Die Haare gescheitelt oder zurückgekammt, keine Tolle, keine Sockchen, sondern Strümpfe, Rocksaum 27 cm vom Boden (Blunck 1951). »Wer sich der neuen Trachtordnung nicht fügt, schadet der Schwesternschaft« (Elster 1951, S. 129).

So bald wie möglich wurde der Kontakt zu internationalen Bündnispartnern gesucht. Da der International Council of Nurses (ICN) satzungsgemäß nur nationale Krankenpflegeorganisationen aufnahm, schlossen sich 1948 der Agnes Karll-Verband, die Mutterhäuser vom Roten Kreuz, der Bund Freier Schwestern (ötv) und Einzelmitglieder zur Deutschen Schwesterngemeinschaft (DSG) zusammen. Ein Jahr nach der Gründung wurde die DSG in den International Council of Nurses aufgenommen. Sie belegte den dritten Platz in der Rangfolge der Nationen, den Platz, den die B.O.K.D. vor dem Krieg eingenommen hatte (vgl. Zehn Jahre Deutsche Schwesterngemeinschaft 1958).

Bald begann sich wieder ein ›Schwesternmangel‹ bemerkbar zu machen. Konfessionelle Schwesternorganisationen klagten über mangelnden Nachwuchs und Überalterung ihrer Pflegekräfte (vgl. Zimmermann 1959, S. 30 ff.). In der ›Blütezeit der Ehescheidungen‹ sei die ›Ehe zwischen Arzt und Schwester‹ zwar noch nicht geschieden, aber ›gefährdet‹, mahnte der Arzt Helmut Boehncke in der Agnes Karll-Schwester (Boehncke 1951, S. 162). Problematisch – aus Ärztesicht – vor allem die Abwanderung ›weiblicher Intelligenz‹ aus dem Schwesternberuf angesichts der Möglichkeiten, die sich gebildeten Mädchen und Frauen inzwischen böten (Boehncke 1952). Das ›Absinken des Schwesterniveaus‹ wurde mit Sorge beobachtet (Porschen 1955).

Die Agnes Karll-Schwestern fragten, ›was können wir tun, um die Krise unseres Berufes zu überwinden?‹ und antworteten auf diese Frage mit konservativen Konzepten. Die Versicherung, der Krankenpflegeberuf sei wie der Mutterberuf nie ein unzeitgemäßer Beruf (Plieninger 1951), vermochte angesichts einer veränderten sozialen Zusammensetzung des Schwesternstandes und des Verlustes an Deutungsmacht einer geschwächten bürgerlichen Frauenbewegung nicht mehr zu überzeugen. Beklagt wurde die ›Anspruchshaltung‹ moderner Mädchen und Frauen, eine Fehlentwicklung, zu der die Frauenbewegung unwillentlich beigetragen habe (Plieninger 1954). Dabei bezogen sich die Autorinnen der Agnes Karll-Schwester in den 50er Jahren auf den konservativen Flügel der bürgerlichen Frauenbewegung. Frauenbewegung wurde verstanden als Bewegung zur ›Erhöhung der sittlichen Werke der Menschheit‹ (Rudorff 1961). Als herausragende Personen galten die Chemikerin und Sozialpolitikerin Marie Baum (1874–1964) oder die langjährige Vorsitzende des Bundes Deutscher Frauenvereine Gertrud Bäumer (1893–1954), die 1949 die CSU mitgegründet hatte.

Eine Neubauwelle im Krankenhausbereich führte in den 50er Jahren zu Personalengpässen, die zunächst Ärzte für eine Verbesserung ihrer Arbeitsbedingungen und die Ausweitung ihres Einflussbereichs nutzen konnten. Zwischen 1950 und 1970 sollten 140.000 zusätzliche Krankenhausbetten entstehen. Die Deutsche Krankenhausgesellschaft sprach von einer ›Sternstunde im Krankenhausbau‹ (Das Krankenhauswesen 1969, S. 531). Folge des Bettenausbaus war ein Ärztenotstand, der durch Anwerbung ausländischer Ärzte und eine massive Anhebung der ärztlichen Einkommen behoben wurde. Ende der 60er Jahren erreichte der Personalnotstand auch im Pflegebereich eine kritische Grenze. Klagen über ›Schwesternmangel‹ beherrschten die Schlagzeilen nicht nur der Fachpresse. Aktivitäten zur Werbung für den Schwesternberuf zielten auch auf Männer[22] und ausländische Pflegekräfte[23] und schlugen sich in Bemühungen um eine Verbesserung der Arbeitsbedingungen nieder. Ein neuer Tarifvertrag sah eine Verminderung der Wochenarbeitszeit von 60 bis auf 47 Stunden im Jahre 1964 vor. Die Reduzierung der Arbeitszeit wiederum drohte den Schwesternmangel zu verschärfen. Ein Ausweg wurde in Rationalisierung und Spezialisierung gesehen (vgl. Über die Verkürzung der Arbeitszeit für Schwestern und Pfleger 1957). Die Deutsche Krankenhausgesellschaft empfahl, Krankenschwestern und Krankenpfleger von ›berufsfremden‹ Tätigkeiten zu entlasten (Maßnahmen zur Entlastung 1957). Doch über die Frage, was ›berufsfremde‹ Tätigkeiten sind und weitergehend, was das Berufsbild ›Krankenpflege‹ überhaupt beinhaltet, gab es keinen Konsens. Ökonomische Lösungsvorschläge zielten auf eine berufliche und funktionelle Differenzierung. Aufgaben im Bereich der Grundpflege sollten an Hilfskräfte übertragen werden können, an ›Stationsgehilfinnen‹ (Elster 1965) oder ›Pflegegehilfinnen‹ bzw. ›Pflegegehilfen‹ (Elster 1961b).

Die ›Funktionspflege‹ hielt Einzug in das Krankenhaus (vgl. Elkeles 1991). Von Anfang an stand diese in der Bundesrepublik Deutschland bald weit verbreitete Form der Pflegeorganisation im Mittelpunkt der Kritik. Friedrich Eichhorn, der in den 60er Jahren den ersten Lehrstuhl für Krankenhausökonomie in der Bundesrepublik Deutschland besetzen sollte, kritisierte in der Agnes Karll Schwester, Rationalisierung sei nicht mit Technisierung zu verwechseln. Es ginge nicht darum, dass die eine Schwester die linke Seite des Patienten wasche und eine andere die rechte (Eichhorn 1957, S. 72). Eine solche Form von ›Rationalisierung‹ wirke sich nachteilig auf Patienten aus, sei unbefriedigend für die Schwestern und überfordere eine zentrale Koordination (Eichhorn 1958).

In der Nachkriegszeit koexistierten zwei konkurrierende, unterschiedliche Konzepte zur Zukunftsfähigkeit des Krankenpflegeberufes. ›Traditionalistinnen‹ suchten Antworten im Kontext von ›Liebe‹, ›Moderne‹ verorteten ihre Vorstellungen von gesellschaftlicher Verantwortung und Beteiligung im Kontext ›Beruf‹. Der ›Rationalisierung, Technisierung und Mechanisierung‹ des Krankenhausbetriebes setzten die ›Traditionalistinnen‹ eine ganzheitliche Krankenpflege im umfassenden Sinne ›sozialer Liebestätigkeit‹ entgegen (vgl. Meyer 1956). Margarete Lungershausen, bis 1959 Schriftleiterin der Agnes Karll-Schwester und von 1953–1957 Vorsitzende des Verbandes, vertrat ein traditionelles, frauenbewegtes, von religiösen Wertvorstellungen geleitetes Deutungsmuster. Die Anthroposophin betrachtete den Krankenpflegeberuf als ›Berufung‹. Mütterlichkeit, Schwesterlichkeit und eine Ethik des Dienens prägten für sie Pflege, den ›Dienst am Patienten‹. In der Aufgabe, die ›dritte Generation der Frauenbewegung‹ an ihre Vorkämpferinnen zu erinnern, sah sie ein ›vordringliche Ziel‹ der Zeitschrift des Agnes Karll-Verbandes (Schriftleitung 1953). Berufspolitisch vertrat Lungershausen einen ›Weg der Mitte‹ zwischen ›Mutterhaus‹ und ›Gewerkschaft‹ (Lungershausen 1955, S. 12). Sie lehnte zwar die Einengung des Krankenpflegeberufes nach dem Mutterhausmodell ab, betrachtete ihn aber dennoch nicht als ›freie‹ Arbeit. Die ethische Bindung des Berufes sollte auch für freie Schwestern die Grundlage ihrer Arbeit bleiben.

Mit dieser Position war der Agnes Karll-Verband für die Konflikte um ein neues Krankenpflegegesetz schlecht gerüstet (vgl. Kruse 1995, S. 114 ff.; Teich 1972). Den Forderungen nach guter Ausbildung und besseren Arbeitsbedingungen, die nach langen Auseinandersetzungen 1957 in ein ›Gummigesetz‹ (Jeanette Wolff, zit. nach: Rechtsschutz für die Haube 1957, S. 18) gegossen wurden, fehlte der nötige Nachdruck. Ein gesetzlicher Schutz der Berufsausübung ließ sich nicht durchsetzen. Nur examinierte Schwestern zu beschäftigen, so die Mutterhausverbände und ihre parlamentarischen Interessenvertreter, erscheine wie ein »Verbot […], Barmherzigkeit zu üben« (Innenminister Schröder, ebd., S. 26). Auch Gewerkschaften und ihnen nahestehende Organisationen traten für ein möglichst niedriges Niveau der Zulassungsvoraussetzungen ein. Sie wollten den Beruf für untere Bildungsschichten offen halten (vgl. Kruse 1995). Für die Aufnahme der Krankenpflegeausbildung genügte nach dem Krankenpflegegesetz von 1957 ein Volksschulabschluss. Ein zweijähriger Lehrgang mit mindestens 400 Stunden theoretischem Unterricht und eine einjährige praktische Tätigkeit waren Grundlage der Krankenpflegeprüfung.

Die Weiterbildung in der Krankenpflege lag in der Entscheidungshoheit der Bundesländer und war entsprechend unterschiedlich geregelt. Finanziert wurde die Weiterbildung durch Teilnehmerinnen der Kurse selbst bzw. die Krankenanstalten, in denen sie arbeiteten. 1953 gründete der Agnes Karll-Verband eine ›Oberinnenschule‹ in Berlin, die Kurse für leitende Schwestern anbot. Zu Beginn der 60er Jahre wurde es üblich, diese Weiterbildungseinrichtungen, an denen in Kooperation mit Universitäten wissenschaftliche und praxisorientierte Angebote gemacht wurden, als ›Schwesternhochschulen‹ zu bezeichnen.[24] Ab Mitte der 60er Jahre konnten auch Krankenpfleger Kurse an der ›Schwesternhochschule des Agnes Karll-Verbandes‹ – in der Folge ›Krankenpflege-hochschule‹ genannt – belegen (vgl. Elster 1978).

1957 wurde Lungershausen, deren Politik die Zeitschrift der 50er Jahre geprägt hatte, von der dynamischen Oberin Ruth Elster (geb. 1913) abgelöst. Elster, die seit 1955 mit Artikeln und Beiträgen zur ›Eigenständigkeit‹ des Schwesternberufes in Erscheinung getreten war, brachte neuen Schwung in den Verband. Sie verkörpere den Typus der ›modernen Schwester‹, sei ›sehr gebildet‹, habe Interesse an ›nursing research‹, nehme mit großem Engagement an internationalen Tagungen teil und strebe eine Ablösung des autoritativen Führungsstils durch einen kooperativen an, so Lore Buch in ihrer Vorstellung der 54-jährigen Oberin bei der dritten Delegiertenversammlung des Agnes Karll-Verbandes 1957 in Essen (Buch 1957). Zielstrebig betrieb Elster einen Prozess der weiteren Verberuflichung. Der Schwesternberuf sei in vergangenen Epochen einmal ›profession‹ gewesen, die Umschichtungen und Veränderungen der letzten fünfzig Jahre habe ihn in eine ›occupation‹ verwandelt und nun revoltierten die Schwestern gegen die Verdrängung in eine ›occupation‹, beobachtete die wissenschaftliche Leiterin der Schwesternhochschule des Agnes Karll-Verbandes, Marianne Günzel (Günzel 1959). Angestrebt werde ein ›wirklicher Beruf‹ (›profession‹), keine ›Beschäftigung‹ (›occupation‹), so Oberin Ruth Elster 1962 (Elster 1962). Unter Elsters Regie fand allmählich ein Prozess der Lösung aus dem frauenbewegten Konzept der ›Mütterlichkeit als Beruf‹ statt. An die Stelle von ›Mütterlichkeit‹ trat ›Eigenständigkeit‹, Inbegriff selbstbestimmter, pflegerischer Berufstätigkeit.

Konfliktbehaftete Neuerungen markierten ihren Weg. Die Einführung des Berufsabschlusses ›Krankenpflegehilfe‹ (1965), umstritten wegen der befürchteten Zersplitterung des ›ganzheitlichen‹ Berufsbildes Krankenpflege, die Öffnung des Verbandes für Krankenpfleger (1967 korporativer Anschluss des Fachverbands der Krankenpfleger), gefürchtet und bekämpft wegen einer erwarteten Geschlechterkonkurrenz um Entscheidungspositionen in der Pflege, und schließlich die Zusammenführung mit der Deutschen Schwesterngemeinschaft in den Nachfolgeverband des Agnes Karll-Verbandes, den Deutschen Berufsverband für Krankenpflege (1972), waren Stationen auf dem Weg zur Normalisierung, an denen die neue Vorsitzende maßgeblich beteiligt war. Ihr größter persönlicher Erfolg und ein Meilenstein auf dem Weg des Agnes Karll-Verbandes zu einem der einflussreichsten Berufsverbände in der deutschen Krankenpflege war die Ausrichtung des Kongresses des International Council of Nurses (ICN) 1965 in Frankfurt am Main durch die Deutsche Schwesterngemeinschaft, woran Elster als Präsidentin des Agnes Karll-Verbandes (AKV) und 1. Vorsitzender der Deutschen Schwesterngemeinschaft (DSG) entscheidenden Anteil hatte. An der Seite des Bundespräsidenten, der entgegen der Gepflogenheiten des ICN darauf bestanden hatte, nicht mit der Präsidentin des Weltbundes, sondern mit ihr, der Präsidentin des nationalen Verbandes, die Veranstaltung zu eröffnen, war Ruth Elster stolz durch die feierlich geschmückte Frankfurter Festhalle geschritten (vgl. Schwerpunkt ICN-Kongress 1965). Der ICN-Kongress in Frankfurt hatte die wieder errungene internationale Anerkennung symbolisiert und wurde deshalb nicht nur als berufliches, sondern als nationales Ereignis wahrgenommen.

Ruth Elster, der ›ehrgeizigen Oberin‹, so die Fernsehsendung ›Report‹ am 5.10.1964, und den Verbänden AKV und DSG, denen sie vorstand, gelang es damit, ihren Einfluss auf die Novellierung des Krankenpflegegesetzes zu stärken. Die auf der Grundlage des Krankenpflegegesetz in der Fassung vom September 1965 verordnete Ausbildungs- und Prüfungsordnung vom 02.08.1966 erhöhte die Eingangsvoraussetzungen für die Ausbildung auf das Niveau eines Realschulabschlusses. Die Ausbildungsdauer wurde auf drei Jahre festgelegt, in denen mindestens 1200 Stunden Unterricht zu erteilen waren. Es blieb allerdings bei der Organisation der Krankenpflegeausbildung als Ausbildung ›besonderer‹ Art, zwischen Fachschulausbildung und Lehre. Eine maßgebliche Bedeutung bei der Änderung des Krankenpflegegesetzes hatte neben der Kritik von Pflegeorganisationen an dem als unzureichend empfundenen Gesetz von 1957 die Debatte über Regelungen zur Niederlassungsfreiheit von Krankenpflegerinnen und Krankenpflegern ihm Rahmen der Europäischen Wirtschaftsgemeinschaft (EWG) (vgl. Teich 172, S. 14).

Auf dem Weg zu einer modernen Berufsorganisation wurde Ruth Elster ab 1960 von einer neuen Schriftleiterin, der Kinderschwester Anneliese Fricke (geb. 1923), unterstützt (Elster 1960). Mit der Einsetzung Frickes war eine Revision des Profils der Verbandszeitschrift verbunden. Ihr neuer Auftrag lautete, »den thematischen Schwerpunkt auf ärztliche Beiträge zur Fortbildung des Pflegepersonals zu legen« (Fricke 1981, S. 12). Auf kulturelle Beiträge, die der ›Entspannung und Erbauung‹ dienten, verzichtete man nach und nach. Die Agnes Karll-Schwester wurde wieder stärker als ›Sprachrohr der Verbandsleitung‹ verstanden (Elster 1981). Das konservative Erscheinungsbild der Ägide

Lungershausen sollte einem informativeren und moderneren Konzept weichen.

Mit der Erweiterung des Klientels gingen Namensänderungen einher. 1967, nach dem korporativen Anschluss des Fachverbands der Krankenpfleger, nannte sich die Verbandszeitschrift: ›Die Agnes Karll-Schwester – Der Krankenpfleger‹, ab 1972 bezeichnete man sie schlicht umfassend als ›Krankenpflege‹. Zu Beginn der 70er Jahre umfasste die ›Krankenpflege‹ ca. 40 Seiten und wurde von etwa 10.000 Mitgliedern gelesen. Ab 1968 spiegelte sich das gewachsene fachliche Selbstbewusstsein in einer eigenständig verantworteten Rubrik ›fachliche Fortbildung‹ – statt der bis dahin gebräuchlichen Trennung in ›Medizinische Fortbildung‹ und ›fachliche Beiträge‹. Die Sparte ›Wort und Bild für Stunden der Besinnung‹ entfiel ersatzlos. Im Editorial spornte die Vorsitzende zu Kritikfähigkeit und Kritikbereitschaft (Elster 1972a) an, trat für mehr Demokratie ein (Elster 1972b), rief zur Einmischung, zu Selbständigkeit und Mitsprache auf allen Ebenen auf (Elster 1972c). Ein Höhepunkt der bildungspolitischen Reformära zur Zeit der sozialliberalen Koalition, das Konzept der Medizinischen Gesamthochschule (›Meghoneut‹), das eine einheitliche Hochschulausbildung von Pflegepersonal und ÄrztInnen vorsah, wurde wie andere gesellschaftspolitische Ideen vorgestellt (Leich 1971). Es fand aber keinen Eingang in das bildungspolitische Programm des Berufsverbandes. Das Verhältnis zur medizinischen Profession war nach wie vor durch Strategien des Widerstandes und der Abgrenzung geprägt.

4.4.2 Vom ›Dienen‹ zum ›Helfen‹

Der Agnes Karll-Verband verstand sich in der Tradition der B.O.K.D. als weltliche Berufsorganisation. Trotzdem spielten die christlichen Wurzeln des beruflichen Selbstverständnisses bis weit in die Nachkriegszeit hinein eine bedeutende Rolle. Wissen und Ethik standen nach dem Verständnis der Berufsschwestern in einem sich gegenseitig bedingenden Verhältnis. Wissen ohne Ethik schien ihnen bei einem Beruf, der die Zurückstellung eigener Interessen forderte, nicht vorstellbar. Ethik ohne Wissen hielten sie im Interesse von Patientinnen und Patienten für unverantwortlich. »Das gute mütterliche Herz [...]«, kommentierte Helene Blunck 1948 die Debatte einer führenden deutschen Frauenzeitschrift über die Frage, wer die beste Schwester sei, »muß sich jederzeit auf sichere pflegerische Kenntnisse verlassen können. Das Streben nach immer ›besseren‹ Leistungen in der Krankenpflege wird die ›beste‹ Schwester schaffen, wenn es dem ehrlichen Wunsch entspringt, dem Kranken zu dienen in des Wortes tiefster Bedeutung« (Blunck 1948). Das Motto ›Ich dien'‹ wurde in alter Tradition auch nach dem Krieg dem neuen Vereinsblatt, der ›Agnes Karll-Schwester‹, vorangestellt. Mit dem Sinnspruch »*Wir dienen* der Krankheit zur Wehr, der Wissenschaft zur Lehr, Gott und der Menschheit zur Ehr« der Schwesternschaft ›Albertina‹ aus Riga hatte Oberin Elsbeth Heise ›Ich dien'‹ im Titelblatt der ›Agnes Karll-Schwester‹ ab 1947 ergänzt (vgl. Heise 1962, S. 74). Doch der Verband musste sich neuen Entwicklungen stellen. Zunächst leise und vereinzelt, dann immer lauter wurden die Stimmen, die eine Modernisierung des Erscheinungsbildes forderten.

Erste Spuren finden sich in der Agnes Karll-Schwester anlässlich einer Änderung der Titelblattgestaltung zu Beginn der 50er Jahre. Der beauftragte Graphiker musste sich öffentlich rechtfertigen. Er habe lediglich das Wichtige hervorgehoben und das Unwichtigere zurückgestellt. ›Ich dien'‹ stehe deshalb im Vordergrund und die Erweiterung folge auf der zweiten Seite (Brief der Schriftleitung 1951). Die Prioritäten sahen einige der Schwestern anders. Ihnen schien die Erläuterung und mithin die Einschränkung des Dienstes vorrangig. Aber die verantwortliche Schriftleitung dämpfte Konflikt und Kritik. Eine öffentliche Diskussion über das ›Dienen‹ ruhte die nächsten Jahre. Erst Anfang der 60er Jahre wurde, angestoßen durch eine Auseinandersetzung auf einer Delegiertentagung, in der Agnes Karll-Schwester wieder über das ›Dienen‹ debattiert. Agnes Karll habe bewusst das Wort ›Ich dien'‹ als Ideal für den Beruf der freien Krankenpflege gewählt. Sie habe damit den Schwestern eine innere Ausrichtung geben wollen (Die Schriftleitung 1961). Dies sei auch heute noch gültig und eine Mahnung zur Ethik im Krankenpflegeberuf, ein Aufruf zur Selbstbesinnung, so die Schriftleitung. Denn: »Geht heute die Tendenz nicht weitgehend dahin, daß wir verdienen möchten und wir es leid sind, einen dienenden Beruf auszuüben? Möchten Viele im Zeitalter der Technik und des Atoms nicht lieber Apparate als Menschen bedienen – auch im Krankenhaus! Empfinden wir es nicht – oder unsere Angehörigen, Freunde und Bekannten – oftmals als unter unserer Würde, Kranke und Schwache zu pflegen, uns die Hände zu beschmutzen und die Sorgen und Nöte anderer Menschen anzuhören?« (ebd., S. 388).

Im Laufe der Debatte kamen allmählich auch kritischere Stimmen zu Wort. »Die Gesellschaft von heute wird einsehen müssen, daß wir ihr nicht dienen können, ohne daß sie unseren berechtigten Forderungen gerecht wird«, betonte die Sprecherin eines Stationsschwesternlehrgangs des Agnes Karll-Verbandes (Knapp 1962, S. 47). Schwester Dagmar v. Schilling beklagte, dass man mit ›dienen‹ zu häufig ›bedienen‹ assoziiere. Dienen sei aber keine Unterordnung und kein niedriger Dienst, sondern ein Ideal, eine freiwillige Leistung. Insofern vertrügen sich die Einführung des Acht-Stunden-Tages und die Bezahlung von Überstunden durchaus mit dem Dienst einer Schwester. »Sie kann in den acht Stunden genauso den Patienten dienen und zu jeder Zeit bereit sein, sie zu betreuen und ihnen zu helfen« (v. Schilling 1962, S. 48). Je jünger die Schwestern waren, um so klarer wandten sie sich von einem als veraltet und zu umfassend verstandenen Begriff des ›Dienens‹ ab. Schwesternschülerinnen aus Goslar stellten unmissverständlich fest, ›dienen‹ sei nicht mehr zeitgemäß. ›Dienen‹ könne man nur, wenn man sich ausschließlich einer Sache widme und nur für sie lebe. Im Krankenpflegeberuf solle man statt von ›dienen‹ besser von ›helfen‹ sprechen (Schülerinnen in Goslar 1962, S. 72).

Ein Teil der Agnes Karll-Schwestern hielt an der traditionellen Auffassung von der Krankenpflege als ›Dienst‹ fest. Die Entscheidung für den Krankenpflegeberuf sei durch Ideale des Helfens und der Nächstenliebe motiviert, betonten sie in ihren Beiträgen. ›Selbstlos und ohne eigenen Nutzen zu dienen‹ habe immer noch seinen Wert, auch wenn diese ›echte christliche Nächstenliebe im Zeichen der Diakonie‹ heute vielfach verloren gegangen sei (Nixdorf 1962, S. 48). ›Dienen‹ sei Idealismus, der sich vom ›Materialismus unserer Zeit‹ (Peters 1962) nicht erschlagen lassen dürfe. Die ›wirkliche‹ Schwester, die von ihren Aufgaben überzeugt sei, schrecke auch nicht vor der geringsten Arbeit zurück. »Ihr Verantwortungsbewußtsein, Mitgefühl, ihre Hilfsbereitschaft und ihr Einfühlungsvermögen entspringen der echten Auffassung, den kranken Menschen mit Leib und Seele zu dienen« (Nixdorf 1962, S. 48). Ihre Orientierung an dem Motiv des ›Dienens‹ begründeten diese Schwestern mit kultur- und zeitkritischen Argumenten. ›Dienen‹ wurde als Inbegriff ganzheitlicher Sorge verstanden, als Gegenbild zu einer technisierten, rationalisierten und spezialisierten Schwesternarbeit. Die ›zeitlosen Grundlagen der Krankenpflege‹, so ein preisgekrönter Aufsatz für den Wettbewerb des deutschen Florence Nightingale-Komitees im Jahre 1955, seien ›Mütterlichkeit, Schwesterlichkeit und Barmherzigkeit‹. Durch ›Technisierung, Mechanisierung und Spezialisierung‹ gehe das Vertrauensverhältnis zum Patienten und damit das ›wahre Pflegeverhältnis‹ verloren (Meyer 1956, S. 269). Man müsse sich wieder bewusst machen, wurde in der Debatte Anfang der 60er Jahre argumentiert, dass die ethischen Grundlagen des Krankenpflegeberufes dieselben geblieben seien. Technisierung stünde an zweiter Stelle. Der eigentliche Sinn des Berufes ginge verloren, wenn Schwestern Kranke nicht mehr als Kranke, sondern als ›interessante Fälle‹ betrachteten (Winkler 1962, S. 73). Wortführerin der konservativen Kultur- und Zeitkritik war die Anthroposophin Margarete Lungershausen (geb. 1892), die bis 1957 dem Agnes Karll-Verband vorgestanden hatte. Sie bedauerte:»das Wirtschaftswunder hat alle dienenden Berufe zur Mangelware werden lassen. Der Wohlstand hat zur Gottentfremdung geführt, die dem äußeren Leben mehr Gewicht verleiht. Zweifel und Unsicherheit gegenüber der göttlich-geistigen Welt haben weite Verbreitung erfahren. Der Wert des Innenlebens eines Menschen, der sein Wesen prägen soll, wird vielfach nicht mehr erkannt. Deshalb steht den heutigen Schwestern das Wort ›Ich dien'‹ fremd gegenüber« (Lungershausen 1962, S. 44). Dienen bedeutete ihr Unterordnung bzw. Einordnung in einen göttlichen Kosmos. Andere Stellungnahmen dagegen konzentrierten sich auf den Beziehungsaspekt. Sie forderten die ›demütige‹ bzw. ›empathische‹ Einordnung in ein asymmetrisches Beziehungsgeflecht von Hilfsbedürftigkeit und Hilfeleistung. Stellvertretend für viele andere brachte Schwester Marie-Luise Schröder diese Position auf den Begriff, indem sie dienen seinem Antonym gegenüberstellte:»Ich bin der Ansicht, daß man nur dienend helfen kann, nicht aber herrschend« (Schröder 1962, S. 72).

Die referierte Debatte über Berufsmotivation und christliche Grundlagen der beruflichen Ethik im Agnes Karll-Verband blieb unentschieden. Nur Wenige forderten zwar noch die Bindung schwesterlicher Ethik an ein christliches Bekenntnis. Übereinstimmend aber wurden Idealismus, Opferbereitschaft, Hingabe, die Zurückstellung eigener Bedürfnisse als ethische Grundlagen des Schwesternberufes betrachtet. Verantwortungsbereitschaft, Mitgefühl, Hilfsbereitschaft und Einfühlungsvermögen blieben Leitziele auch für die weltliche Schwester, soweit sie ›wirkliche Schwester‹ sei. Der Agnes Karll-Verband sei eine ›Gemeinschaft strebender Menschen mit ihren Idealen‹ (Kieper 1962, S. 48), insofern stehe der Verband auch heute noch in der Tradition von Agnes Karll, denn »Der Mensch lebt nicht vom Brot allein, er braucht auch Ideale« (Karll 1906, zit. nach: Die Schriftleitung 1961, S. 388). Zufrieden und nicht ganz zutreffend resümierte die Schriftleitung: Man sei zwar weit davon entfernt, das Leitwort ›Ich dien'‹ zu erfüllen, »aber wir wollen und dürfen es uns zu eigen machen« (Die Schriftleitung 1962, S. 74). Zuversichtlich hoffte man, »Die Bereitschaft und Freudigkeit [...] zu unserem Dienst wird weitere Kreise befruchten und auch ihre segensreiche und werbende Wirkung auf den Nachwuchs nicht verfehlen« (ebd.).

Gerade die eifrige Versicherung, dass eine Vereinbarung möglich sei, weist darauf hin, dass Arbeitszeitverkürzung, bezahlte Überstunden oder Teilzeitarbeit in einem Spannungsverhältnis zu der geforderten Ethik des ›Dienens‹ stand. Kategorisch hatte ein Vertreter des Caritasverbandes noch in den 50er Jahren die Unvereinbarkeit von ›Dienen‹ mit definierter und begrenzter Arbeitsleistung am Beispiel ›Teilzeitarbeit‹ auf den Punkt gebracht: »Die Halbtagsschwester sieht den Mittelpunkt ihres Lebens und Strebens außerhalb des Krankenhauses und kann nicht zu der Ganzhingabe imstande sein, die der pflegerische Beruf auf die Dauer fordert und die allein dem Patienten nützen kann« (Dr. Holz, zit. nach Die Halbtagsschwester im Krankenhaus 1953, S. 215). Ein Teilzeitdienen sei nicht möglich. Aber angesichts des Schwestern- und Nachwuchsmangels war dieses Verständnis zölibatären ›Dienens‹ nicht aufrecht zu halten. Im Sommer 1953 startete der Medizinische Nachrichtendienst eine Umfrage bei Ministerien und Pflegeverbänden mit dem Hinweis auf gute Erfahrungen mit ›Halbtagsschwestern‹ in England, wodurch »diesen Frauen die Möglichkeit gegeben (werde), täglich vom frühen Vormittag bis nachmittags im Krankenhaus zu sein, ohne daß sie dabei ihren Haushalt wesentlich vernachlässigen müssen« (ebd., S. 213). Teilzeitarbeit habe Vorteile für Arbeitgeber und Arbeitnehmer. Es gäbe allerdings Probleme, die dringend gelöst werden müssten, z.B. die Frage der Kinderbetreuung und das Problem der Zustimmungspflicht des Ehemannes (Bauer 1964). Ab Mitte der 60er Jahre finden sich in der Agnes Karll-Schwester Beiträge, die sich mit dem Problem Teilzeitarbeit aus Sicht der Schwestern auseinandersetzen und einen Wandel der beruflichen Selbstdeutung weg vom ›Dienen‹ ankündigen. Auch formelle und informelle Regelungen, die von den Schwestern ein Berufszölibat verlangten, verschwinden nach und nach aus den Satzungen oder stillschweigend gehandhabten Übereinkünften der Pflegeorganisationen (vgl. Teich 1972, S. 155 f.).

Klagen über Nachwuchsprobleme und ›Job-Orientierung‹ im Schwesternberuf (vgl. Boehncke 1952; Leitner-Botschafter 1973; Pinding 1969) sowie die Ergebnisse von Untersuchungen, die der Vorbereitung von Werbekampagnen dienten, entlarvten die Unterstellung, Idealismus genüge für die Entwicklung eines attraktiven Berufsbildes, als Fehleinschätzung. Eine qualitative Untersuchung über das ›Image des Pflegeberufes‹ im Auftrag des Senators für Gesundheitswesen der Freien Hansestadt Bremen aus dem Jahre 1965 kam zum Beispiel zu dem Ergebnis: »Ein Beruf, bei dem nicht das ›Verdienen‹, sondern das ›Dienen‹ im Vordergrund steht, erschien dem Großteil der Versuchspersonen weltfremd und nicht zeitgemäß« (Senator für das Gesundheitswesen 1965, S. 4).[25] Eine repräsentative Untersuchung des EMNID Institutes im Auftrag der Studienstiftung der Verwaltungsleiter Deutscher Krankenhäuser bestätigte 1969 dieses Ergebnis. Nur noch 7% der 1015 befragten Mädchen zwischen 14 und 21 Jahren nannten Religiosität einen starken Beweggrund zur Wahl eines Schwesternberufes (vgl. Studienstiftung der Verwaltungsleiter 1969, S. 41). Das Motiv des ›Dienens‹, das immer ein widersprüchliches Element in der beruflichen Entwicklung der Krankenpflege gewesen war, trug nicht länger als Berufsmotivation. In der Folge wurde die Tradition des ›Dienens‹ in zahlreichen sozialwissenschaftlichen Untersuchungen für mangelnde Beruflichkeit und fehlende Attraktivität des Krankenpflegeberufs verantwortlich gemacht (vgl. Adams 1967; Hagemann 1969; Steppe 1988).

Immer klarer zeichnete sich ein Wandel des beruflichen Deutungsmusters ab. An die Stelle des ›Dienens‹ trat das ›Helfen‹. Die religiöse Begründung verlor an Bedeutung. Ein anderer als berufliches Ideal verstandener Deutungszusammenhang begann sie zu ersetzen: ›Professionalisierung‹. Typisch hierfür ist die Äußerung eines Krankenpflegers aus dem Jahre 1966 zum Thema ›Dienen‹: »Zur Professionalisierung des dienenden und pflegenden Helfens gehört […] daß in ihnen nicht nur Kenntnisse und Fähigkeiten, sondern auch Überzeugungen zu Buche schlagen. Innere Haltung schlägt in berufliche Qualität um« (Krämer 1966, S. 3). Der Zweck beruflicher Tätigkeit wurde mehr in sich selbst gesucht, man orientierte sich weniger an übergeordneten Idealen. Eine Konkretisierung und Rationalisierung der Pflegetätigkeit folgte. Es entstand eine professionelle, stark an sozialwissenschaftlichen Fragestellungen orientierte Pflegeforschung (vgl. Pinding 1972). Rückblickend urteilte Ruth Elster, die ›dienende, opferwillige und verzichtsbereite Krankenschwester‹ sei kein Leitbild mehr. Der Krankenpflegeberuf habe an Ausnahmecharakter verloren und an Lebensnähe gewonnen. Er sei aus dem »Bannkreis des zölibatären und entsagungsreichen Lebens herausgetreten und (sei) ein Normalberuf geworden« (Elster 1973, S. 13).

Ende der 60er Jahre fand der Agnes Karll-Verband (AKV) abermals eine neue graphische Form für die ›Agnes Karll-Schwester‹. Einer Initiative des AKV folgend hatte sich 1967 der Fachverband der Krankenpfleger (FDK), der 1964 mit dem Ziel gegründet worden war, Krankenpfleger den Krankenschwestern beruflich gleichzustellen, dem Agnes Karll-Verband korporativ angeschlossen. Das Fachblatt nannte sich ab 1967 ›Die Agnes Karll-Schwester. Der Krankenpfleger‹. In Schriftzügen und Signet wurde ›Der Krankenpfleger‹ der ›Agnes Karll-Schwester‹ gleichgestellt. Fast unbemerkt, unkommentiert, verschwand mit dieser Änderung das Motto ›Ich dien'‹ stillschweigend aus dem Titelblatt.

4.4.3 ›Eigenständigkeit‹ als professionelle Selbstdeutung

Der berufspolitische Diskurs im Agnes Karll-Verband zwischen 1945 und 1972 war – insbesondere auch in den 50er Jahren – sehr lebendig. Im Rahmen alter Konzepte und Vorstellungen zeichneten sich neue Interpretationen und zukunftsfähige Visionen ab. Die ›Agnes Karll-Schwester‹ der Nachkriegszeit dokumentiert Artikel, Berichte und Stellungnahmen, die engagiert die mangelnde Qualität in Ausbildung und Berufsausübung angreifen, den Regelungsbedarf für eine weitere Verberuflichung der Krankenpflege formulieren, kämpferisch gegen weitere Einschränkungen der beruflichen Autonomie von Oberinnen Stellung beziehen oder zu einer konzeptionellen Erweiterung und Differenzierung des Berufsbildes beitragen. Das Stichwort für diese Diskussion der Schwestern, das die Publikationen der Nachkriegszeit und der 60er Jahre wie ein Leitmotiv durchzieht, heißt ›Eigenständigkeit‹. Ab Mitte der 50er Jahre taucht der Begriff in Berichten und Artikeln über die berufliche Stellung der Schwestern auf.

1954 fasste die Oberin Lisa Schleiermacher in einer zeitgenössischen Bilanz die wichtigsten Strukturen der berufliche Situation in der Nachkriegszeit zusammen: Nachwuchsmangel, eine ›überspitzte Technik in Diagnostik und Therapie‹, die Verdrängung des Gedankens an ›den kranken Menschen in seinem Leib und Seele in gleicher Weise umfassenden Leiden‹, fehlendes Hilfspersonal, keine Entspannungsmöglichkeiten, unzureichende Ernährung, zu lange Arbeitszeiten. Auf keinen anderen Beruf habe die Frauenbewegung so wenig Einfluss gehabt wie auf den Krankenpflegeberuf. Schleiermachers wichtigste Forderungen waren die Gleichstellung der Oberinnen mit Ärzten und Verwaltungsleitern, damit sie ihre Aufgabe als ›rechte Mütter‹ wahrnehmen könnten, sowie die Konzipierung der Krankenpflege als Grundlage für alle anderen Berufe im gesundheitsfürsorgerischen Bereich. Zu Recht werde der Krankenpflege vorgeworfen, sie habe es in Deutschland nach dem Kriege versäumt, verwandte Berufe einzubeziehen. Die Krankengymnastin, die medizinisch-technische Assistentin, die Diätassistentin, die Krankenhausfürsorgerin sowie die Säuglings- und Kinderkrankenschwester und die Irrenpflegerin absolvierten eine eigene, meist zweijährige Ausbildung, ohne dass eine krankenpflegerische Grundausbildung gefordert werde. Neben die ›Sinn‹-entleerung trete die ›Stoff‹-entleerung im Krankenpflegeberuf. In dieser Situation erwache ›in den besten Schwestern‹ in steigendem Maße ›das Bewußtsein von der Eigenständigkeit des Krankenpflegeberufes‹ (Schleiermacher 1954, S. 142). Die berufliche Krise könne einen Neubeginn der beruflichen Diskussion eröffnen.

Trotz der steigenden Nachfrage nach Arbeitskräften im Pflegebereich war die Verhandlungsmacht der Schwestern gering. Die Entwicklung des Gesundheitswesens in der Nachkriegszeit wurde durch ein euphorisches Vertrauen auf Fortschritt, Technik und Wachstum geprägt. Bestimmend für diese Entwicklung waren ›Experten‹: Ärzte und Ökonomen. Der Einspruch der Schwestern gegen ›Mechanisierung und Technisierung‹, ihre Kritik an dem Ideal der ›unpolitischer Sachlichkeit‹ des ›Expertenprofessionalismus‹ (Jarausch 1988, S. 137) hatte wenig Erfolg. Weitere Einschränkungen der Befugnisse der Oberinnen und eine Definition der Krankenpflege als ›ärztlicher Hilfsberuf‹ mussten hingenommen werden. Die vieldiskutierte Karlsruher Krankenhausordnung aus dem Jahre 1950 z.B. teilte die Zuständigkeiten im Krankenhaus zwischen Arzt und Verwaltungsleiter auf. Die Oberin habe keine eigenständigen Befugnisse, sondern sei ›ausführendes Organ‹ (Hardt 1950). Abgelehnt wurde auch ein Antrag auf eigenständiges Zeugnisverweigerungsrecht. Das Justizministerium begründete: »Ein *selbständiges* Zeugnisverweigerungsrecht soll anderen als den im Entwurf genannten Personen der Heilpflege nach übereinstimmender Auffassung aller an den Beratungen beteiligten Körperschaften und Personen, insbesondere auch der Ärzteschaft, nicht eingeräumt werden. Es soll [...] nur solchen Berufsgruppen vorbehalten bleiben, die aufgrund ihrer Vorbildung, einer in längerer Berufsgeschichte gewachsenen Standesauffassung, einem wohlfundierten Berufsethos und einer Berufsordnung mit Ehrgerichtsbarkeit die Gewähr dafür bieten, daß kein Mißbrauch des Zeugnisverweigerungsrechts zu befürchten ist« (Elster 1953, S. 102).

In den 50er Jahren sei die Aufbruchsstimmung in der Pflege verschwunden, alte Streitigkeiten um Berufung oder Beruf seien wieder an deren Stelle getreten. In vielen Veröffentlichungen werde vor den Versuchungen der ›modernen‹ Zeit gewarnt. Ordnung, Sauberkeit und Pünktlichkeit seien die wichtigsten, an die nachfolgende Schwesterngeneration weitergegebenen Ziele gewesen, so Hilde Steppe in ihrem Abriss über die ›Krankenpflege im Wandel 1939–1989‹ (Steppe 1990, S. 12). Die Vorstellungen der Schwestern selbst waren allerdings vielfältiger und selbstbewusster als es diese Einschätzung des Schwesternbildes in den Zeiten der ›Adenauer-Mutti‹ (vgl. Nyssen u.a. 1986) vermuten lässt.

Der Schwesternberuf müsse als selbständiger Beruf anerkannt werden, um ihn für den »neuen Frauentypus, der durch die kriegsbedingte Übernahme männlicher Pflichten ein sehr starkes Selbstbewußtsein entwickelte«, attraktiv zu machen, forderte Schwester Traute Porschen (Porschen 1955, S 213). Schwestern seien nicht nur Hilfskräfte des Arztes, sondern erfüllten darüber hinaus eine »eigenständige Aufgabe und eine wichtige Rolle im Gesundheitswesen«, betonte Ruth Elster (Elster 1956b, S. 287). Die Stoßrichtung der berufspolitischen Positionierungen des Agnes Karll-Verbandes in der Nachkriegszeit ging dahin, eine Ausweitung der ›Behandlungspflege‹, d.h. der Durchführung ärztlicher Verordnungen, auf Kosten der ›Grundpflege‹ zu verhindern. Der Fortschritt medizinischer Technik einerseits und die Notwendigkeit, Ausgaben für den rasch wachsenden Gesundheitsbetrieb zu legitimieren und entsprechend zu ›rationalisieren‹ andererseits hatte zu vielfachen Konflikten an der Grenze zwischen ›Grund‹- und ›Behandlungspflege‹ geführt. Ausgebildete Schwestern wurden quasi als ›Hilfsärzte‹ (›assistant doctors‹[26]) eingesetzt, ohne dass ihnen allerdings entsprechende formalisierte Qualifikationen abverlangt und äquivalente Entscheidungskompetenzen zugebilligt wurden. Ein Teil des Pflegepersonals nahm diese Aufgaben gerne wahr, da die Durchführung ärztlicher Verordnungen mehr Prestige einbrachte als die hausarbeitsnahen Verrichtungen im Rahmen der Grundpflege. Die argumentativen Überzeugungsversuche der BerufsvertreterInnen zielten daher sowohl nach außen, wie auch nach innen.

Exemplarisch wurden die Konflikte an der Grenze zwischen ›Grund- und Behandlungspflege‹ an dem sogenannten ›Spritzenurteil‹ aus dem Jahre 1954 exerziert. Wegen eines Missverständnisses hatte eine Schwester dem Arzt die Spritze mit einem falschen Medikament gereicht. Der Arzt injizierte das Medikament und der Patient starb. Im nachfolgenden Prozess wurde der Arzt verurteilt und die Schwester freigesprochen. In der ›Agnes Karll-Schwester‹ nahmen Ärzte und

Schwestern zu dem Urteil Stellung. Obwohl beide Parteien ihre Stellungnahmen aus der Perspektive einer besonderen Wertschätzung des Pflegeberufes her begründeten, kamen sie zu konträren Schlussfolgerungen. Ein Arzt kritisierte die Entscheidung mit der Begründung, dass der Pflege, wenn sie die Verantwortlichkeit für die Behandlungspflege abgebe, nur noch untergeordnete Tätigkeiten blieben (Albrecht 1955). Eine Schwester dagegen betrachtete das, was der Arzt als ›qualifizierte Tätigkeit‹ hervorgehoben hatte, die ›Behandlungpflege‹ bzw. Pflege im Auftrag, als Teil ärztlicher Aufgaben. Diese ›Behandlungspflege‹ solle in vollem Umfang in der Verantwortung des anordnenden Arztes liegen, der für diese Aufgaben ausgebildet sei. Im Unterschied dazu müsse das Pflegepersonal die Grundpflege, d.h. ihre eigentliche Aufgabe ›eigenständig‹ verantworten (Griese 1955). In weiteren Beiträgen wurde anstelle einer strikten Arbeitsteilung für eine verbesserte Aus- und Fortbildung eingetreten (vgl. Heinrich u.a. 1955, S 105; Northeimer Schwesternbrief 1955, S. 105).

Die ›Eigenständigkeit‹ der Pflege und die Beschreibung eines modernen Berufsbildes standen zur Diskussion. In den folgenden Jahren wurden (mit vielen Überschneidungen) zwei unterschiedliche Positionen in der Agnes Karll-Schwester vertreten. Vertreterinnen der einen Position suchten Antworten zur Lösung der beruflichen Krise im Rahmen eines traditionellen Interpretationskontextes und orientierte sich an der Frauenbewegung und an christlicher Ethik. Andere bestimmten ihren Standort ausgehend von praktischen Erfahrungen und funktionellen Erfordernissen, ohne dabei die berufliche Ethik in den Hintergrund zu stellen.

1960 erschien eine Artikelserie zur ›Eigenständigkeit des Berufes der Krankenschwester‹ in der ›Agnes Karll-Schwester‹. Die Autorin, Hilde Dörpinghaus, entwickelte den Begriff der ›Eigenständigkeit‹ aus der Tradition der Frauenbewegung. Durch die Frauenbewegung habe die Frau ihre Eigenständigkeit inmitten einer fast ausschließlich männlich dominierten Welt errungen. Doch anders als andere Frauenberufe sei die Krankenpflege, auf eine lange Tradition zurückblickend, kaum von der Frauenbewegung berührt worden. Sie habe es daher schwerer eine ›eigene Lebensform‹ zu finden. Die Eigenständigkeit der Krankenpflege liege, so Dörpinghaus, in einer Verbindung von Beruf und Berufung im Sinne der Erfüllung einer von der Gesamtheit gestellten Aufgabe (Dörpinghaus 1960a). Insofern forderte sie nicht nur einen ›Lehrplan‹ Krankenpflege, sondern darüber hinaus einen ›Bildungsplan‹ (Dörpinghaus 1960b).

Während der Begriff ›Eigenständigkeit‹ in diesen Ausführungen noch zwischen allumfassendem Anspruch und der Klage über eine missgünstige Wirklichkeit oszilliert, entwickelte die Präsidentin des Agnes Karll-Verbandes, Ruth Elster, aus der Auseinandersetzung mit der internationalen Pflegebewegung, ›Eigenständigkeit‹ abgegrenzt und inhaltlich durch Qualifikationen und Aufgaben definiert, zu einem Grundbaustein des Berufsbildes Krankenpflege. Die ›Grundpflege‹, worunter man bisher die Körperpflege, die Sorge für Lagerung und Aufenthalt, die Reichung von Speisen und Getränken, verschiedenste Hilfeleistungen für Patienten sowie die Pflege der Krankenpflegehilfsmittel verstanden habe, erschöpfe sich nicht in den beschriebenen Tätigkeiten, sondern setze weit höhere Qualifikationen voraus. Auch psychologische und planerische Aufgaben, von denen die Genesung der Kranken und die Aufrechterhaltung der Institution Krankenhaus nicht zuletzt abhingen, seien zu bewältigen. Dazu gehörten insbesondere die Krankenbeobachtung, die Gesundheitserziehung und darüber hinaus eine Vielzahl von organisatorischen und administrativen Tätigkeiten. Die Krankenpflege habe einen Anspruch darauf, als ›eigenständiger‹ und nicht als medizinischer Hilfsberuf eingereiht zu werden. Nur in der Durchführung ärztlicher Verordnungen seien die Pflegenden abhängig vom Arzt, alle anderen Arbeiten führten sie in eigener Verantwortung aus (vgl. Elster 1961a, S. 14).

Den Gedanken, die ›Grundpflege‹, das ›Sorgen‹, zur fachlichen Basis für Eigenständigkeit und Professionalisierung des Krankenpflegeberufes zu machen, hielten Sozialwissenschaftler aus theoretischen und politischen Gründen für perspektivlos. In seiner strukturfunktionalen Rollenanalyse, der ›Soziologie des Krankenhauses‹, ging Johann Jürgen Rohde davon aus, dass die Grundpflege als eigenständiger Tätigkeitsbereich im Zuge einer Modernisierung und Rationalisierung der Aufgaben- und Funktionskreise im Krankenhaus an Bedeutung verlieren werde. Mit der Durchsetzung medizinischer Aufgaben und Kultur im modernen Krankenhaus werde die Unterscheidung zwischen Grund- und Behandlungspflege fragwürdig, da der ›funktional diffuse‹ Rollenanteil des Pflegeberufes zunehmend den medizinischen Zielen des Krankenhauses folgenden ›funktional spezifischen‹ Orientierungen unterworfen werde (Rohde 1974, S. 290 ff.). Das ›reine Diffuse Besorgen des Kranken‹ verliere seit der Machtübernahme der modernen Medizin die Eigenständigkeit. Pflege werde zum Mittel medizinisch-diagnostischer oder therapeutischer Maßnahmen. Im Krankenhaus von heute sei die Schwester immer schon ›Heilgehilfin‹ (ebd., S. 290). Der Verlust der

Eigenständigkeit des Funktionskreises Pflege aber, so Rohde weiter, bedeute nicht notwendig ein Verlust der Eigenständigkeit des Krankenpflegeberufes. Im Gegenteil. Dies könne »gerade ein Weg sein, die Eigenständigkeit des Schwesternberufes zu stützen und zu stärken, vorausgesetzt, dass man die Bedeutung der Schwesternfunktionen für die medizinischen Handlungsziele des Krankenhauses nicht schamhaft verschweigt oder gar zu verkleinern sucht, um hinterher eine Eigenständigkeit zu konstruieren, die keinen in profilierten Qualifikationen greifbaren Inhalt vorweisen kann« (ebd., S. 291). Inhaltlich war das, was er unter ›funktional spezifischer Pflege‹ verstand, von dem, was Elster als ›Grundpflege‹ bezeichnete, nicht weit entfernt. Der Hauptunterschied ihrer Ansätze bestand in der Perspektive einerseits aus der Sicht eines ›objektiven‹ männlichen Sozialwissenschaftlers und andererseits aus der Sicht einer Krankenschwester sowie in der Vernachlässigung bzw. Berücksichtigung der Tatsache, dass Tätigkeitsbereiche in der Pflege nicht nur durch funktionale Erfordernisse, sondern darüber hinaus durch Machtverhältnisse bestimmt werden.

Mit seiner These, in der Forderung nach ›Eigenständigkeit‹ träfen sich zwei berufliche Legitimations- und Deutungssysteme der Krankenpflege: ›Emanzipation‹ und ›Professionalisierung‹, griff der Soziologe Walter Sprondel dieses Problem auf (vgl. Abschnitt 2.2). Er unterzog im Rahmen eines der ersten großen Pflegekongresse in der Bundesrepublik Deutschland zu Beginn der 70er Jahre die aktuelle Entwicklung des Krankenpflegeberufes einer handlungstheoretischen Analyse. Als Frauen und als Frauenberuf wollten sich die Krankenschwestern emanzipieren. Das frauenpolitische Programm ziele auf eine Befreiung aus der ökonomischen Abhängigkeit. Das berufspolitische Programm konkretisiere seine Emanzipation als ›Professionalisierung‹ und gründe diesen Anspruch auf ihr berufliches Ethos und die sich entwickelnde Krankenpflegeforschung. Objektiv lägen zwei Funktionsbestimmungen des Krankenpflegeberufs nahe. Nur aus einem ließe sich ein Professionalisierungsmuster ableiten. Entweder der Krankenpflegeberuf orientiere sich an der Medizin, Schwestern bildeten sich zu ›halben Ärztinnen‹, oder er orientiere sich an den Sozialwissenschaften und nähme sich kritisch, und in Distanz zur Medizin, sozialpsychologischer Problemstellungen an. Die letztere Funktionsbestimmung könne durchaus eine mögliche Basis für Professionalisierungsbestrebungen darstellen, aber sie sei nicht für alle in der Pflege arbeitenden Schwestern und Pfleger geeignet. Die Situation der Krankenpflege lasse sich mit der Kategorie

›Professionalisierung‹ nicht sinnvoll begreifen. Sprondel rechnete mit einer weiteren Differenzierung des Krankenpflegeberufes, analog der Medizin. Ein entsprechendes Ausbildungsmodell solle den Erwerb medizinischer und pflegerischer Grundkenntnisse und anschließender spezialisierter Aufbaukurse verschiedenster Art kombinieren. Eine solche ›gestufte Berufskarriere‹ sei zudem ›recht gut mit den heute typischen Frauenbiographien koordinierbar‹ (Sprondel 1972, S. 25). Sie lasse Unterbrechungen zu und biete hinreichende Möglichkeiten zur Neu- bzw. Weiterqualifikation. Eine Professionalisierung des ›Sorgens‹ (›care‹) hielt Sprondel für unwahrscheinlich.

Unabhängig von sozialwissenschaftlichen Analysen, aber auch durch sie beraten und beeinflusst, verfolgten die Schwestern des Agnes Karll-Verbandes ihren Anspruch auf ›Eigenständigkeit‹, Emanzipation *und* Professionalisierung und gingen eigene Wege. Das gestufte Ausbildungskonzept traf auf hohe Zustimmung und wurde in den folgenden Jahren in verschiedene Konzepte umgesetzt. Ergänzend und zum Teil im Widerspruch zu sozialwissenschaftlichen Funktionsbestimmungen dagegen gründeten die Schwestern ihre beruflichen Utopien auf die Tradition und Geschichte der Krankenpflege als ›Berufung‹ und bürgerlichen Frauenberuf sowie auf die Auseinandersetzung und den Kontakt mit BerufsvertreterInnen aus dem europäischen und außereuropäischen Ausland. Trotz abratender Prognosen beharrten sie auf der ›Professionalisierung‹ eines ›diffusen‹ Tätigkeitsspektrums, des ›Sorgens‹.

4.4.4 ›Schwester Karin‹ bekommt einen Bruder

Die Klage über den Schwesternmangel erreichte Mitte 60er Jahre einen neuen Höhepunkt. In einem Bericht aus dem Jahre 1964 schätzte die Deutsche Krankenhausgesellschaft den Fehlbedarf an Schwestern in deutschen Krankenhäusern auf 25.000 Personen (vgl. Senator für das Gesundheitswesen 1965). Andere Schätzungen gingen von 30.000 bis 35.000 fehlenden Schwestern aus (ebd., S. 16). Wieder einmal wurden Werbekampagnen initiiert. Professionell, emotional mobilisierend, akzentuierten sie die Geschlechterdifferenz in der Pflege und setzten sie in Bilder um. Werbekampagnen hatten entscheidenden Anteil an der Konstruktion eines modernen Bildes von ›Krankenschwestern‹ und ›Krankenpflegern‹ und der sie gegenseitig stützenden Gegensätzlichkeit und Komplementarität.

Mitte der 60er Jahre gab der Senator für das Gesundheitswesen der Freien Hansestadt Bremen ein groß angelegtes Werbeprojekt in Auftrag. Die Begründung des Projektes, die dem Werbeplan zugrunde liegende Untersuchung über das ›Image des Pflegeberufs‹ sowie eine Dokumentation der unmittelbaren Ergebnisse und Erfahrungen wurden in einer Broschüre zusammengefasst. Die qualitative explorative Befragung von 106 Versuchspersonen, männlichen und weiblichen Erwachsenen, SchulabgängerInnen, Lehrlingen sowie Krankenschwestern und Krankenpflegern im norddeutschen Raum über das Image des Krankenpflegeberufes ergab folgendes Bild: Der Krankenpflegeberuf zeichne sich durch eine auffallend geringe Anziehungskraft aus. Angezogen von diesem Beruf fühlten sich eigentlich nur Personen mit überdurchschnittlichem sozialem Engagement. Die mit dem Beruf verbundenen Vorstellungen seien in hohem Maße gefühlsbetont und meist negativ gefärbt. Man denke an Krankheit, Elend und Tod. Die Welt des Krankenhauses wirke abstoßend. Auch Befragte mit überdurchschnittlich hohem sozialem Engagement glaubten, dass das Sozialprestige des Krankenpflegeberufes seinen Anforderungen nicht entspreche. Insbesondere die Entlohnung bleibe weit hinter den geforderten Arbeitsleistungen zurück. Zusammenfassend ließe sich feststellen: »Ein Beruf, bei dem nicht das ›Verdienen‹, sondern das ›Dienen‹ im Vordergrund steht, erschien dem Großteil der Versuchspersonen weltfremd und nicht zeitgemäß« (Senator für das Gesundheitswesen, S. 16). Ungleich schlechter angesehen als der Beruf der Krankenschwester sei zudem der des Krankenpflegers. Die geforderten ›weiblichen‹, d.h. ›fürsorglichen‹, im weitesten Sinne ›mütterlichen‹ Qualitäten ließen sich mit der männlichen Geschlechtsrolle nicht in Einklang bringen. Das Image des Krankenpflegers habe einen ›leicht zwittrigen Klang‹. Krankenpflege werde als unmännlich empfunden (ebd., S. 17).

Bei der Aufstellung des Werbeplans wurde von zwei Voraussetzungen ausgegangen. Erstens nahm man an, dass die materiellen Bedingungen des Pflegeberufes besser seien als ihr Ruf. Man müsse also lediglich darlegen, wie Bezahlung, Arbeitszeiten und Urlaub in Wirklichkeit sind, um Erfolg zu haben. Zweitens wurde von der geplanten Werbung, die sich gleichermaßen an Frauen wie Männer hatte richten sollen, Abstand genommen. Aus der Motivforschung hatte man den Eindruck gewonnen, dass eine Werbung für den Schwesternberuf für Pfleger nur abschreckend wirken könne. Eine geschlechtsneutrale Werbung dagegen schade der Werbung für den Schwesternberuf und erschüttere ihre

Glaubwürdigkeit. Man konzentrierte sich daher ausschließlich auf den Schwesternberuf (ebd., S. 18).

Die beauftragte Werbeagentur kreierte ›Schwester Karin‹: »Selbständig und selbstbewußt, lebensbejahend und optimistisch, aufgeschlossen, und doch von warmherziger, fraulicher Ausstrahlung« (ebd., S. 19). ›Schwester Karin‹ verkörpere den ›neuen Schwesterntyp‹. ›Modisch‹ gekleidet äußerte sie sich in zahlreichen Tageszeitungen und zehn verschiedenen Anzeigenmotiven ›in der Sprache unserer Zeit‹. Dem Beruf wurde das Privatleben der Schwester gegenübergestellt. Die moderne Schwester reiste, pflegte Hobbys, trug schöne Kleider. Sie fuhr sogar Auto. Und – sie verbesserte dabei noch ihre Heiratschancen. Denn: »Schwestern werden gern geheiratet [...]«, versprach die Werbung (Arbeitsgemeinschaft für hygienische Volksaufklärung 1965). Die sechswöchige Werbeaktion im Raum Bremen konnte 369 Interessentinnen gewinnen. Davon hatten sich kurz darauf knapp ein Drittel zur Aufnahme einer Krankenpflegeausbildung entschieden, was als großer Erfolg gewertet wurde. Die spontanen Reaktionen auf die Werbeaktion waren überwiegend skeptisch. Die Mehrzahl der reagierenden Schwestern kritisierten die nach ihrer Auffassung geschönte Darstellung der Arbeitsbedingungen (Senator für das Gesundheitswesen 1965, S. 20). Andere, vor allem ältere Schwestern, Ärzte und Verwaltungsdirektoren kritisierten die Unterbewertung des ›ethischen Charakters‹ der Krankenpflege. Ihnen war die Werbung ›zu leicht‹ geraten. Mahnend beschworen sie die Gefahr einer beruflichen Verelendung durch eine Umkehrung der Prioritäten von ›dienen‹ und ›verdienen‹. Ernsthaft wurde der Werbeaktion ›Karin‹ nur dann Erfolg prophezeit, wenn sie eine neue Besinnung auf alte Tugenden wecken könne. ›Schwester Karin‹ dürfe weiterleben. »Ihren Schneider kann sie sogar behalten, auch ihren Friseur, denn das Make-up ist wirklich tadellos. Aber ich meine, sie braucht einen Erzieher, denn das Mädchen ist, ohne ein leichtes Mädchen zu sein, etwas zu leicht geraten«, so der wohlmeinende Rat eines Verwaltungsdirektors (Schultheis 1966, S. 384).

Von einem zweiten Werbefeldzug im darauf folgenden Jahr erhoffte man sich ähnliche Erfolge. Dieses Mal nahm man sich junge Männer als Zielgruppe vor. Die Agnes Karll-Schwester berichtete: »›Schwester Karin‹ bekommt einen Bruder« (›Schwester Karin‹ 1967, S. 369). Das Werbekonzept mit dem schwierigen Ziel, junge Männer für einen als unmännlich geltenden Beruf zu gewinnen, basierte auf zwei Strategien. 1. Die Entwicklung einer ›männlich-sachlichen‹ Berufsbezeichnung und

2. einer veränderte Beschreibung des Berufsbildes. Als ›neutralere‹ Berufsbezeichnung versuchte der zweite Bremer Werbefeldzug den Begriff des ›Klinikassistenten‹ einzuführen. Die damit intendierte Versachlichung, vor allem aber der angedeutete Ausbruch aus der Arzt-Schwester Dyade stieß allerdings auf heftigen Widerstand in den Krankenhäusern (vgl. ›Schwester Karin‹ 1967; Strauf 1968, S. 30 f.). Die Alternative am anderen Ende der Skala zwischen Beruflichkeit und Liebestätigkeit lautete ›Bruder Martin‹. Auch dieser Vorschlag konnte sich letztlich nicht durchsetzen. Aber durch die Thematisierung des Zusammenhangs zwischen Berufsbezeichnung und Geschlecht wurde eine öffentliche Diskussion in Gang gesetzt, die mit dazu beitrug, Vorbehalte gegen die Pflege durch Männer aufzubrechen. Inhaltlich setzten die Werbefachleute auf eine veränderte Beschreibung des Berufsbildes. Anstelle von Nähe, Einfühlsamkeit, Sorge, Betreuung wurde der Umgang mit Werkzeugen, speziellen Maschinen und Apparaturen herausgestellt. Die dem zweiten Werbefeldzug zugrunde liegende Untersuchung über das ›Meinungsbild des Krankenpflegers‹ hatte ergeben, dass die Herausarbeitung der ›Maskulinität des Berufes‹ von großer Bedeutung war. Diese ›Maskulinität‹ sei in Auseinandersetzung mit der Krankenhaustechnik und unter Nennung der medizinischen wie medizinisch-technischen Tätigkeiten besonders zu unterstreichen (Ohde/Hahn 1966 nach Winter 1967).

Wie stimmig dieses Konzept war, geht aus den selbstbewussten Stellungnahmen von Krankenpflegern hervor. Am 6.5.1967 hatte sich der Fachverband der Krankenpfleger (FDK) mit seinen 550 Mitgliedern dem Agnes Karll-Verband korporativ angeschlossen. In den Korporationsvereinbarungen wurden den Krankenpflegern weitgehende Zugeständnisse gemacht. Unter anderem konnten sie einen Sitz im Vorstand beanspruchen und die Verbandszeitschrift änderte ihren Titel. Sie nannte sich ab Dezember 1967: ›Die Agnes Karll-Schwester – Der Krankenpfleger‹.

Die wichtigsten Forderungen der Krankenpfleger waren: eine Aufwertung des Krankenpflegers – auf der Station solle er mindestens mit der vertretenden Stationsschwester gleichgestellt werden –, die Schaffung von Aufstiegsmöglichkeiten – in der neuen Medizin gäbe es so viele medizinische Geräte zu bedienen, was eine gewisse technische Begabung voraussetze, die häufiger dem Mann zu eigen sei – und schließlich eine bessere Bezahlung, da fast alle Pfleger verheiratet sind, die Schwestern dagegen nicht. Der Verdienst müsse auch den Familienvater befriedigen (Brade 1968, S. 59). En passant wurde die Herausstellung der besonderen männlichen Fähigkeiten mit einer Abwertung der Schwestern verbunden. Die Arbeit im Operationssaal erfordere technisches Denkvermögen und Handeln. Kleinere Reibereien mit dem anderen Geschlecht kämen dabei immer mal vor, so Gerhard Schubert über die ›Aufgabe des Krankenpflegers im aseptischen Operationssaal‹ (Schubert 1965, S. 355). Die eigentliche Last der Pflegearbeit hätten früher Männer getragen, nicht Frauen. Um dem Pflegenotstand zu begegnen, müssten männliche Ressourcen, insbesondere auch ›die enge Verbindung des Mannes zur Technik (Operationssaal)‹ genutzt werden (Schimmelpfeng 1965). Kinder bevorzugen Menschen mit ruhiger Wesensart und da Männer meistens ruhiger sind als Frauen mögen sie die lieber, so die Erfahrungen eines Krankenpflegeschülers in der Kinderklinik (Lövenick 1965, S. 256).

Kein Wunder, dass im Agnes Karll-Verband gegen den Zusammenschluss opponiert wurde. Die Schwestern befürchteten einen Image- und Qualitätsverlust. Da männliche Pflegekräfte überwiegend in der Geisteskrankenpflege beschäftigt waren, oft keine Krankenpflegeprüfung absolviert hatten (vgl. Zimmermann 1959, S. 33 ff.) und darüber hinaus ihr Einsatzgebiet dadurch erheblich eingeschränkt war, dass sie Frauen nur unter Aufsicht betreuen durften, wurden sie generell als weniger qualifiziert angesehen. ›Wärterdienste‹, d.h. schweres Heben und Tragen, Krankentransporte oder Botendienste galten als ihre bevorzugten Aufgaben. Trotz vielfacher Minderqualifizierung des überwiegenden Teils männlicher Pflegekräfte argwöhnten die Schwestern, dass diese aufgrund des patriarchalischen Krankenhaussystems in ihrer Karriere begünstigt würden – auf Kosten der Schwestern. Entschieden trat die Vorsitzende Ruth Elster diesem Rumoren entgegen. Sie rügte, Befürchtungen, der Mann könne das Übergewicht im Krankenpflegeberuf erhalten und leitende Positionen könnten künftig in erster Linie durch Krankenpfleger besetzt werden, zeugten von kleinlichem Denken und wenig Weitblick. Entscheidend für den beruflichen Aufstieg werde nicht das Geschlecht, sondern die Leistung sein (Elster, nach Fricke 1970, S. 238).[27] Andererseits hatten auch die Funktionäre des FDK Mühe, ihre Mitglieder zu disziplinieren. Deren Bedenken rührten aus praktischen Erfahrungen in der Zusammenarbeit mit Schwestern und der Angst, kein Mitspracherecht im Verband zu haben. Beschwichtigend hielt ihr Vorsitzender dagegen: »Wir brauchen auch keine Sorgen zu haben, daß wir als Krankenpfleger im Agnes Karll-Verband nicht zum Zuge kommen und von den Schwestern an die Wand gedrückt werden könnten.

Die Zusammenarbeit war bisher sehr erfreulich. Wir glauben nach wie vor, daß wir durch ein Miteinander mehr erreichen werden, als wenn wir uns als Krankenpfleger ständig weiter in die Rolle der Unterdrückten und nicht Anerkannten hineinmanövrieren und die Schwestern als unsere Gegner betrachten würden« (Fachverband der Krankenpfleger 1968, S. 25). Trotz des guten Willens auf der Führungsebene blieb die Zusammenarbeit zwischen Pflegern und Schwestern spannungsgeladen. Die Gleichberechtigung der Pfleger stehe nur auf dem Papier, schimpfte ein Krankenpfleger zu Beginn der 70er Jahre. Er empfahl geschlechtergetrennte Pflegegruppen: »Denn – das Gros der Krankenpfleger darf sich wohl von Krankenschwestern herumkommandieren lassen, aber es dürfte wohl den wenigsten Krankenschwestern einfallen, sich unter ein ›männliches Kommando‹ zu stellen« (Poh 1970, S. 201). Eigene Pflegerschulen sollten gegründet werden. Dies sei ›aus psychologischen Gründen‹ besser, als eine Minderheit von Pflegern an die Schwesternklassen anzuhängen. Außerdem solle jede Klinik neben der Oberin einen leitenden Pfleger haben (Martini 1970).

1974 verließ der Fachverband der Krankenpfleger den in der Zwischenzeit im Deutschen Berufsverband (DBfK) aufgegangenen Agnes Karll-Verband. 1983 kehrte er für kurze Zeit wieder in die Arme des DBfK zurück. Verblüffend selbstverständlich waren Pfleger in der Minderheit für Quotierungsmaßnahmen und geschlechtsgetrennte Ausbildungs- und Arbeitsgruppen eingetreten. Das Muster der geschlechtsspezifischen Konstruktion von Wissen und Kompetenz, das Technik und technisches Handeln auf der Seite der Männer verortete und Haushalt, Fürsorge und Technikkritik auf der Seite der Frauen, ist in der Krankenpflege im Laufe der Zeit schwächer geworden. Trotzdem wirkt dieses auch in anderen Berufen einflussreiche Deutungsmuster (vgl. Cockburn 1986, 1988; Cokburn/Ormrod 1993) weiter. Als ›Handwerker‹- versus ›Hausfrauenmodell‹ kennzeichnete die Pflegewissenschaftlerin Antje Grauhan diese geschlechtsspezifische Rollenzuordnung in der Krankenpflege. Weiterentwicklungen des Berufsbildes, die sich am Handwerkermodell orientierten, führten zu ›Experten des technischen Pflegebereichs‹, während Ausdifferenzierungen des ›Hausfrauenmodells‹ zu einem ›ganzheitlichen Ansatz‹ und zu dem Schwerpunkt im Bereich beratender Tätigkeiten führten (Grauhan 1992b).

Eine paradoxe Entwicklung war die Folge der verstärkten Einbeziehung von Pflegern in den Krankenpflegeberuf. Einerseits wurde die Frauenberufsidee in ein geschlechtsneutrales Konzept von Professionalisierung überführt. Andererseits führte die Einbeziehung männlicher Pflegekräfte zu einer Intensivierung der ›boundary work‹ (vgl. Abschnitt 2.4). Das vermeintlich geschlechtsneutrale Konzept ›Professionalisierung‹ brachte somit tatsächlich eine diskursive Neuorganisation der Geschlechterdifferenz mit sich.[28]

4.4.5 Exkurs: Die Entwicklung des Krankenpflegeberufes in der DDR

Die politischen Machtverhältnisse in der DDR bedeuteten für die berufliche Entwicklung der Krankenpflege einen tiefen Bruch mit der Tradition bürgerlicher Krankenpflege und christlicher ›Liebestätigkeit‹. Im Juni 1945 hob die Sowjetische Militäradministration für die Sowjetische Besatzungszone die nationalsozialistischen Verbote und Einschränkungen der Rechte zur Vereinigung in freien Gewerkschaften und Organisationen auf und verfügte ein Verbot der Berufsverbände. Die im Rahmen des neugegründeten Freien Deutschen Gewerkschaftsbundes in die Sektion Gesundheitswesen der IG 15 (Öffentliche Betriebe und Verwaltungen) zusammengefassten Fachgruppen der Medizinalberufe gaben in der Tradition der ›Sanitätswarte‹ ab 1949 die Zeitschrift ›Heilberufe‹ heraus. 1947 gründete die Sektion Gesundheitswesen, um die Attraktivität ihrer Organisation für freiberufliche Schwestern zu erhöhen, eine eigene ›Schwesternschaft‹, die vier Jahre später durch einen Beschluss des Zentralvorstands der in der Zwischenzeit selbständig gewordenen Gewerkschaft Gesundheitswesen aufgelöst wurde.

Die Struktur der Krankenpflegeausbildung war durch die Übernahme eines Schulsystems nach sowjetischem Vorbild und den Anschluss an die Kommunalisierungskonzepte der Reichssektion Gesundheitswesen des freigewerkschaftlichen Verbandes der Gemeinde- und Staatsarbeiter geprägt. Schneller und gründlicher als die westdeutschen Länder verabschiedete sich Ostdeutschland von dem Krankenpflegegesetz aus dem Jahre 1938. Mit der ›Verordnung über die berufsmäßige Ausübung der Krankenpflege‹ vom 1. Juli 1946 erließ die Deutsche Zentralverwaltung für das Gesundheitswesen, eine Organisation, die die Sowjetische Militäradministration unterstützte, eine neue Krankenpflegeordnung. Die ›Verordnung über die berufsmäßige Ausübung der Krankenpflege‹ knüpfte die berufliche Ausübung der Krankenpflege zwingend an eine staatliche Erlaubnis. Politischem Unterricht maß man besondere Bedeutung bei. Die Krankenpflegeausbildung wurde in dieser ersten Regelung als Fachschulausbildung organisiert. Das Ausbildungsprogramm Krankenpflege umfasste zwei Jahre theoretische und praktische Ausbildung mit einem Theorieanteil von 400 Stunden.

Ab 1950 wurden Fachschulen systematisch in das staatliche Bildungssystem integriert, Privatschulen nach und nach abgeschafft (vgl. Beier/Jahn 1997; Mischo-Kelling 1995; Wolff 1979, 1994; Wolff/Wolff 1994). Die Leitungsverantwortung oblag nichtärztlichen Direktoren, Fachvertretern der mittleren medizinischen Berufe und ›Lehrern für Gesellschaftswissenschaften‹.[29] Voraussetzung für den Antritt der dreistufigen Fachschulausbildung war seit den 50er Jahren das Abitur oder eine abgeschlossene Berufsausbildung. Die Schülerinnen und Schüler, die mit 17 bzw. 18 Jahren in die Unterstufe eintraten, erwarben in zweijähriger theoretischer und praktischer Ausbildung einen Berufsabschluss als Krankenschwester/-pfleger, Geisteskrankenschwester/-pfleger oder Säuglingsschwester. Die Mittelstufenausbildung in Form eines zweijährigen Fernstudiums setzte die staatliche Berufserlaubnis in einem Beruf der Unterstufe voraus. Diese weiterführende Ausbildung führte zu Berufsabschlüssen in den Bereichen Betriebs-, Gemeinde-, Operations- oder Stationsschwester/-pfleger sowie Fachschwester/-pfleger für Orthopädie oder Augenheilkunde. Die Oberstufenausbildung schließlich qualifizierte für Tätigkeiten als ›Seminarlehrerin und -lehrer‹ an Fachschulen, ›Oberin‹ bzw. ›Oberschwester/-pfleger‹ oder ›Arzthelfern und Arzthelferinnen‹.[30] Ab Mitte der fünfziger Jahre gab es einen eigenständigen Ausbildungsgang zum medizinischen Fachschullehrer.

Im Vergleich zur BRD hatte die DDR mit dieser Ausbildungsorganisation eine deutlich stärkere horizontale und vertikale Vereinheitlichung durchgesetzt. Eine Zersplitterung der medizinischen Hilfsberufe in qualitativ sehr unterschiedliche Berufsbilder und Ausbildungswege bei unterschiedlichen Zuständigkeiten wie in der BRD gab es nicht. Mit der zentralen Organisation im Rahmen der staatlichen Fachschulausbildung war eine stark theoretisch ausgerichtete Fachbildung und eine Trennung von theoretischer und praktischer Ausbildung einher gegangen. In der BRD wurde diese Entwicklung mit Skepsis beobachtet. »Gegenüber der zweigleisigen Schwesternausbildung (Trennung von Theorie und Praxis, M.S.), die sich in den angelsächsischen Ländern und in der Ostzone entwickelt hat, halten wir an der einheitlichen Pflege fest, die in der Mütterlichkeit und Barmherzigkeit ihre Einheit findet« (Boehncke 1952, S. 219), so die Kritik.

Unter anderem die Kritik an der Praxisferne führte in der DDR Anfang der 60er Jahre zu einer Reform der Krankenpflegeausbildung. Durch eine Eingliederung der mittleren medizinische Ausbildung in das System der Berufsbildung wurde der Theoriebezug der Ausbildung reduziert und die Krankenpflegeausbildung als ›Lehre‹ geordnet. Nach Abschluss der zehnten Klasse einer allgemeinbildenden Schule, mit 16 Jahren, konnte in einer geeigneten Gesundheitseinrichtung mit der Ausbildung begonnen werden. Die Lehrzeit für die einzelnen Gesundheitsberufe dauerte zwischen zwei (Wirtschaftspflegerin/-pfleger) und zweieinhalb Jahren (Krankenpflege). Für die theoretische Ausbildung war in vollem Umfang ein ärztlicher Direktor der betreffenden Einrichtung verantwortlich. Parallel hierzu entwickelte man ein System der Erwachsenenqualifizierung, das sich an Personen richtete, die als Hilfskräfte im Gesundheits- und Sozialwesen arbeiteten. In Lehrgängen an Betriebs-, Kreis- und Bezirksbildungsanstalten konnten Ausbildungen zur Krankenpflegehilfe, Krankenpfleger/in und Krankenschwester bis hin zur Oberin absolviert werden.

Die stärkere Gewichtung des berufspraktischen Unterrichts erforderte die Entwicklung einer ›Lehrmeisterausbildung‹, d.h. der Qualifizierung von Lehrkräften für den berufspraktischen Unterricht. Mitte der 60er Jahre bot das Institut für die Weiterbildung mittlerer medizinischer Fachkräfte in Potsdam eine erste vollständige Lehrmeisterausbildung an. 1969 trat ein dreijähriges Fachschulstudium an die Stelle der bisherigen Lehrmeisterlehrgänge. Die Ausbildung der Lehrkräfte für den berufstheoretischen Unterricht erfolgte im Rahmen des Systems der Berufsbildung an Instituten für Berufsschullehrerbildung. Parallel dazu entstanden universitäre Ausbildungsangebote. Am Institut für Berufspädagogik der Pädagogischen Fakultät der Humboldt-Universität Berlin konnte seit 1963 das Diplom eines Berufsschullehrers für das Gesundheitswesen erworben werden.

Die Krankenpflegeausbildung in der DDR behielt im Bereich der Lehrerbildung auch nachdem der Einfluss der Ärzte in der Ausbildung gestärkt worden war einen Professionalisierungsvorsprung gegenüber der Krankenpflegeausbildung in der Bundesrepublik Deutschland. Zur gleichen Zeit als dort universitäre Ausbildungsgänge eingerichtet wurden, stand eine Akademisierung der Pflege in der BRD noch nicht zur Debatte. Erst zu Beginn der 70er Jahre sorgte die befürwortende Empfehlung des Wissenschaftsrates auch in der BRD für die Einrichtung eines Modellversuchs mit dreijährigem Studium zum ›Diplommediziner‹

(vgl. Empfehlungen 1971; Wissenschaftsrat 1970, 1973) und für Bewegung. Die daraufhin initiierten Planungen in Ulm (1971) und der Modellversuch Berlin (1976) wurden allerdings nicht in Regelangebote überführt. Es dauerte noch weitere zehn Jahre bis die ersten regulären Pflegestudiengänge in der BRD eingerichtet wurden.

Mitte der 70er Jahre kam es erneut zu einer weitreichenden konzeptionellen Umorganisation der Krankenpflegeausbildung in der DDR. Die Eingliederung der mittleren medizinischen Berufe in das berufsbildende System wurde wieder rückgängig gemacht. Gesellschaftliche Anerkennung und die Notwendigkeit einer Erhöhung des Ausbildungsniveaus, so begründete das Politbüro seine Entscheidung, seien Anlass für diese Änderungen. Die Reform erfolge »in Würdigung der verantwortungsvollen humanistischen Arbeit und der gewachsenen Anforderungen an das Wissen und Können« (zit. nach Wolff/Wolff 1994, S. 147). Voraussetzung für den Beginn einer nun dreijährigen Ausbildung an einer medizinischen Fachschule war der Abschluss der zehnklassigen allgemeinbildenden polytechnischen Oberschule. Für die praktische Ausbildung suchten die Schulen geeignete Praxispartner. Die Lehrkräfte für den berufspraktischen Unterricht (›Lehrmeister‹) wechselten nach und nach von den Praxisstellen in den Personalbestand der Fachschulen über. Eine Ausweitung der Ausbildungsmöglichkeiten von Lehrkräften für den berufspraktischen Unterricht (Medizinpädagogik) auf Hochschulniveau wurde angestrebt. Organisation und inhaltliche Gestaltung der Ausbildung konzentrierte sich in der Verantwortung der Fachschulen, deren Direktoren dem Ministerium für Gesundheitswesen unterstellt waren. Neben den Fachschulberufen blieben eine Reihe von Medizinalberufen als Facharbeiterberufe im System der Berufsbildung erhalten. Eine Lehre in Berufen wie dem des ›Facharbeiters für Krankenpflege‹ oder der ›Wirtschaftspflegerin‹ konnten bereits Schulabgängerinnen und -abgänger der Klasse 8 beginnen.

Auch in der DDR war Krankenpflege ein Frauenberuf. 1971 waren von 117.800 in der Krankenpflege tätigen Personen 106.900 Frauen (90,7%). Zum Vergleich: In der Bundesrepublik wurden im gleichen Jahr 180.400 in der Krankenpflege tätige Personen gezählt, davon 162.500 Frauen (90,0%) (vgl. Leicht 1975). Der Anteil männlicher Krankenpfleger nahm, ähnlich der BRD, mit steigender Qualifikation zu. Um männlichen Nachwuchs zu fördern, gab es zeitweise eine besondere Bevorzugung männlicher Pflegekräfte. Im Rahmen des Fernstudiums für Erwachsene konnten männliche Bewerber z.B. in den siebziger Jahren in einem auf zwei Jahre verkürzten Sonderstudium den Fachschulabschluss als Krankenpfleger erwerben. Die Regel (für Frauen) waren sieben Semester (Wolff/Wolff, S. 149). Das DDR-Schwesternbild war von dem Schwesternbild, wie es in der bundesrepublikanischen Öffentlichkeit dargestellt wurde, kaum zu unterscheiden. 1975 beschrieb die DDR Staatsführung die Krankenschwester als eine »vom Arzt voll anerkannte, gleichberechtigte Partnerin im Beruf, eine Persönlichkeit, die sich das Vertrauen der Patienten durch gute und einfühlsame Pflege erwirbt, und eine Frau, der alle Möglichkeiten zur Ausprägung ihres Wesens als Frau und Mutter offenstehen« (zit. nach Fiedler/Neukirch 1990, S. 519). Weshalb der Krankenpflegeberuf in der DDR trotzdem ein vergleichsweise höheres Professionalisierungsniveau aufwies als in der BRD, müsste systematisch untersucht werden. Es ist anzunehmen, dass in den differenten gesellschaftlichen, ideologischen und politischen Strukturen wie dem eingeschränkten Einfluss der Kirchen, der Bevorzugung der (durch männliche Entscheidungsträger geprägten) Gewerkschaften als berufspolitischem Akteur, einer dadurch mitbedingten geringeren Bedeutung der Berufsvorstellungen der historischen Frauenbewegung und internationaler Debatten, z.B. im Rahmen des International Council of Nurses, sowie der vergleichsweise geringeren professionellen Eigenständigkeit der Ärzteschaft, der stärkeren Ausrichtung des Gesundheitswesens auf Gesundheitsfürsorge und in zentralistischen Entscheidungsstrukturen entscheidende Bedingungszusammenhänge zu finden sind. Aufgrund der defizitären Forschungslage und des komplexen Zusammenhangs können wesentliche Faktoren hier nur hypothetisch angedeutet werden. Auch muss die Frage offen bleiben, inwieweit die These zutrifft, dass die Krankenpflegeausbildung in der DDR aufgrund ihrer Medizinorientierung keinen eigenständigen Pflegebegriff entwickeln konnte (vgl. Behrends u.a. 1992, S. 21; Mischo-Kelling 1994, S. 247) – vor dem Hintergrund des von mir skizzierten Forschungsansatzes (vgl. Abschnitt 2) allgemeiner formuliert, weshalb sich die Entwicklung des Krankenpflegeberufes in der DDR im Unterschied zur BRD weniger an einem Arbeitsbereich ›care‹, sondern eher an dem Arbeitsbereich Medizin orientierte.

4.4.6 Zusammenfassung

Unter schwierigen sozialen und politischen Bedingungen wurde nach 1945 das Professionalisierungsprojekt Krankenpflege wieder aufgenommen. Leitungskräfte in der Pflege, Oberinnen, hatten sich Entnazifizierungsverfahren zu stellen. Die Auflage der westlichen Besatzungsmächte, berufsständische Interessensvertretungen nur nach Ländern aufzubauen, erschwerte die Organisierung einer effektiven verbandlichen Interessensvertretung. Ein in anderen Ländern zentraler, relativ autonomer Bereich der Krankenpflege, die Gemeindekrankenpflege, musste neu aufgebaut werden. Unter diesen Bedingungen entwickelte sich die Krankenpflege in der Bundesrepublik Deutschland vor allem als Krankenhauspflege und somit als ein Beruf mit verhältnismäßig geringer Autonomie parallel zu anderen Berufen im Gesundheitsbereich und nicht wie in vielen anderen Ländern als deren Grundlage.

In den 50er und 60er Jahren entstanden neue berufliche Deutungsmuster, mit modifizierten, den veränderten sozialen und politischen Bedingungen angepassten Elementen der ›Frauenberufsidee‹. Die beruflich und staatsbürgerlich begründete Idee des ›Dienens‹ nahm die bescheidenere Form eines ›Helfens‹ an. Die professionelle Selbstdeutung beruflicher ›Eigenständigkeit‹ führte zu einer Rationalisierung und Theoretisierung der ›Grundpflege‹ als Kern des Berufsbildes Krankenpflege.

Einige Besonderheiten des Krankenpflegeberufes wurden in der Zeit zwischen 1945 und 1972 aufgegeben. Andere entstanden neu. Das Berufszölibat fiel nach und nach, aus verfassungsrechtlichen Gründen, aber mehr noch, weil sich die Bedingungen der Frauenarbeit verändert hatten. Auch in die Krankenpflege hielt Teilzeitarbeit Einzug. Das Interesse von Männern am Krankenpflegeberuf wurde gefördert. Krankenpfleger erhielten Zugang zu verbandlichen Organisationen und Weiterbildungseinrichtungen. Konfessionelle Pflegeorganisationen verloren etwas an Einfluss. Trotzdem konnten sie die Neuregelung der Ausbildung entscheidend mitbestimmen. Ein gesetzlicher Schutz der Berufsausübung wurde verhindert. Schulische Eingangsvoraussetzungen, Dauer und theoretischer Anteil der Ausbildung wurden auf vergleichsweise niedrigem Niveau festgeschrieben. Die Ordnung der Krankenpflegeausbildung erfolgte als Ausbildung ›besonderer‹ Art, weder Fachschulausbildung noch Lehre, mit entsprechend nachteiligen Folgen für die berufliche Karriere oder für die horizontale Durchlässigkeit zu anderen Berufen im Gesundheitsbereich.

Mit ihren Vorstellungen zum Berufsbild Krankenpflege orientierten sich die Krankenschwestern des Agnes Karll-Verbandes weiterhin an dem Arbeitsbereich ›care‹, Pflege und Fürsorge. Tätigkeiten im Bereich der ›Grundpflege‹ wurden mit einem starken Schwerpunkt auf sozialen Aufgaben (z.b. Krankenbeobachtung, Gesundheitsberatung) als Kern des Berufsbildes definiert. Die anhaltende Debatte über ein eigenständiges Berufsbild Krankenpflege diente einerseits der Begründung von Ausbildungsinhalten und andererseits der Abgrenzung gegenüber dem medizinischen Arbeitsbereich.

In der Deutschen Demokratischen Republik nahm die Entwicklung des Krankenpflegeberufes einen anderen Verlauf. Bei einer homogeneren Struktur von Interessenlagen setzte sich dort offenbar eine stärkere Orientierung am Arbeitsbereich Medizin durch. Krankenpflege verstand sich als Heilhilfsberuf, eine Klassifizierung, gegen die Schwestern in Westdeutschland nachdrücklich protestierten. Ob dies die ›ganze‹ Geschichte ist, müssen weitere Untersuchungen zeigen.

Bei der Umsetzung des Berufsbildes in eine entsprechende berufliche Ausbildung waren die Krankenschwestern in der Bundesrepublik Deutschland zwischen 1945 und 1972 relativ erfolglos. Ihre Forderungen nach Erhöhung der schulischen Eingangsvoraussetzungen, nach spätem Berufseintritt, nach Verlängerung der Ausbildungsdauer und Ausweitung des theoretischen Unterrichts fanden nur wenig Unterstützung. Entscheidende Anstöße für die aufgrund gegensätzlicher Interessenlagen stagnierende Entwicklung kamen auch in dieser Entwicklungsphase von außen. Anlass für eine Revision des Krankenpflegegesetzes, das ab Mitte der 60er Jahre den Realschulabschluss oder vergleichbare Abschlüsse und eine dreijährige Ausbildung zur Grundlage der Krankenpflegeausbildung machte, war die Debatte über die Niederlassungsfreiheit von Krankenpflegerinnen und Krankenpflegern im Rahmen der Europäischen Wirtschaftsgemeinschaft gewesen. Der International Council of Nurses wurde wieder zu einem wichtigen berufspolitischen Bündnispartner.

Das wieder aufgenommene Professionalisierungsprojekt Krankenpflege entwickelte sich im Laufe dieses Untersuchungszeitraums von einem Frauenberufsprojekt, einem ›female professional project‹, zu einem Professionalisierungsprojekt, das Männer integrierte. Die Protagonistinnen des Projekts wandten sich damit bewusst von geschlechtsdifferenten Begründungsmustern ab, statt des Geschlechts wählten sie ›Leistung‹, während die aufgenommenen Krankenpfleger umgekehrt die Geschlechterdifferenz dramatisierten. Der Diskurs über ›Eigenständigkeit‹ der Pflege trat an die Stelle der Frauenberufsidee. Eigenständigkeit wurde im Widerstand gegen den Arbeitsbereich Medizin durch eine Idealisierung der ›Grundpflege‹ vertreten. Einerseits schränkten sich die Schwestern mit dieser Konzentration auf einen kleinen Ausschnitt im Arbeitsbereich ›care‹ ein. Andererseits tradierten und verteidigten sie die Idee einer guten Pflege, jenseits ökonomischer Zwänge, und bauten sie als Emanzipationspotenzial in ihren Professionalisierungsdiskurs ein.

4.5 Die Arbeit am Professionalisierungsprozess

Mit dem wachsenden Einfluss auf die Gestaltung des Krankenpflegeberufes und einer Veränderung der Mitgliedsstruktur nahm das Professionalisierungsprojekt Krankenpflege allmählich die Form einer Arbeit am Professionalisierungsprozess an. Der endgültige Abschied von einem standesorientierten, elitären Professionalisierungsprojekt, der bereits in der Weimarer Republik eingesetzt hatte, spiegelte die veränderte Mitgliederstruktur, die durch die Einbeziehung weiterer Gruppen, wie KrankenpflegehelferInnen, AltenpflegerInnen und männliche Pflegekräfte zustande gekommen war. An die Stelle der Standesorientierung trat eine Leistungsorientierung, eine Entwicklung, die bereits bei der Wiederaufnahme des Professionalisierungsprojektes (1945–1972) die Diskurse über die Weiterentwicklung des Krankenpflegeberufes charakterisiert hatte. Statusverbesserung, ›gesellschaftliche Anerkennung‹ in der Sprache der Pflegenden, blieb ein zentrales Ziel. Hinzu trat eine zunehmende Differenzierung der Einzelziele des Professionalisierungsprojektes und ihre Umsetzung in pragmatische Konzepte. Im Vordergrund der Professionalisierungsdiskurse stand nach wie vor die Normalisierung der Pflegeberufe im Rahmen höher qualifizierter Berufe in den Dimensionen Aus- und Weiterbildung, Pflegeforschung und berufliche Selbstbestimmung. Auf verschiedenen Ebenen wurden Emanzipationsdiskurse eingeflochten, in Debatten über ›Ganzheitlichkeit‹ und patientenorientierte Pflege oder in Diskussionen über die Repräsentanz der Geschlechter im Pflegeberuf. Anstöße von außen, Anpassungsprozesse an berufliche Anforderungen im Rahmen der europäischen Gemeinschaft und insbesondere die Einführung der Pflegeversicherung, schoben das Professionalisierungsprojekt an. Vor dem Hintergrund der Einführung der Pflegeversicherung gewann die Auseinandersetzung über das Verhältnis beruflicher und nichtberuflicher, häuslicher Pflege an Brisanz. Die ›Arbeit‹ der Profession rückte wieder in den Mittelpunkt der Debatten.

4.5.1 Expansion, Bewegung, Stagnation 1973–2000

Am 1.7.1973 schloss sich ein Teil der Deutschen Schwesterngemeinschaft zum Deutschen Berufsverband für Krankenpflege (DBfK) zusammen. Unter der Federführung des Agnes Karll-Verbandes vereinte die neue Berufsorganisation einzelne Mitgliedsverbände der Deutschen Schwesterngemeinschaft: den ›Berufsverband der Krankenpflegehelferinnen und -helfer‹, den ›Frankfurter Schwesternverband‹, die ›Evangelische Schwesternschaft St. Markus‹ und den ›Agnes Karll-Verband‹. Der ›Freien Schwesternschaft Baden-Württemberg‹ und der ›Friedensauer Schwesternschaft‹ wurde die Gelegenheit zu einem befristeten korporativen Beitritt eingeräumt. Der Fachverband Deutscher Krankenpfleger (FDK) nahm Abstand von der geplanten Auflösung und machte sich wieder selbständig. Zehn Jahre später entschlossen sich die Krankenpfleger erneut für einen Anschluss an den DBfK und verließen ihn 1985 endgültig. Fließend präsentierte sich der Übergang vom Agnes Karll-Verband zum Deutschen Berufsverband für Krankenpflege im Spiegel der Krankenpflegezeitschrift. Im Vorfeld der Neugründung hatte durch Austritte des Verbandes der Mutterhäuser vom Roten Kreuz (1957) und der Schwesternvereinigung der Gewerkschaft Öffentliche Dienste Transport und Verkehr (1971) aus der Deutschen Schwesterngemeinschaft bereits eine Homogenisierung der Auffassungen über das berufliche Selbstverständnis und die verbandspolitischen Ziele eingesetzt. Konflikte im Übergang zum Deutschen Berufsverband für Krankenpflege wurden in der Zeitschrift des Berufsverbands nur indirekt berichtet. Sie dokumentierte das Geschehen und gibt die Auseinandersetzungen mit verschiedenen, scheinbar gleichrangigen, in ihrer Bedeutung nur zeitlich gegliederten Satzungsentwürfen wieder (vgl. Elster 1998).

Die Zeitschrift des Agnes Karll-Verbandes wurde von dem neuen Berufsverband übernommen. Redaktion der Zeitschrift und die neu geschaffene Institution einer hauptamtlichen Geschäftsführung blieben zunächst in den Händen der Schriftleiterin Anneliese Fricke und der ehemaligen Präsidentin und kommissarischen Geschäftsführerin Ruth Elster. 1972 hatte der Agnes Karll-Verband in Vorwegnahme der organisatorischen Veränderungen bereits den Titel der Zeitschrift in ›Krankenpflege‹ geändert. Auf den Wahlspruch ›Per aspera ad astra‹ wurde verzichtet. Zur Begründung erläuterte die Redaktion: »Unsere Zeitschrift erneuert sich. Viele Leser haben Änderungen registriert: Gelbe Seiten, größere Überschrift. Zwischenüberschriften im Text, schmalere und mehr Spalten. [...] Der Agnes Karll-Verband ist auf dem Wege zu einem großen Berufsverband für Krankenpflege. Das Aussehen unserer Zeitschrift soll dieser Entwicklung entsprechen« (Ein neues Gesicht 1972, S. 1). Ab 1976 informierte die Redaktion: »Die Zeitschrift ›Krankenpflege‹ [...] konzentriert sich auf die Veröffentlichung von Beiträgen medizinisch-pflegerischer Thematik. Sie dient der Erörterung von Erfahrungen und Einsichten aus dem beruflichen Alltag und der Information und Diskussion berufs- und verbandspolitischer Angelegenheiten. Die Veröffentlichung kontroverser Ansichten soll zur kritischen Meinungsbildung beitragen. Buchbesprechungen dienen der Unterstützung fachlicher und beruflicher Weiterbildung« (Krankenpflege 1976, S. II).

Die Themen ›Emanzipation‹ und ›Reformen‹ durchziehen die Beiträge zur Entwicklung der Krankenpflege in der Bundesrepublik Deutschland von den 70er bis zur ersten Hälfte der 80er Jahre. In den 70er Jahren hätten nicht nur die Frauen, sondern auch die Krankenpflege ›Emanzipationsvorstellungen‹ formuliert. Der Pflegeberuf habe sich auf den Weg in die Unabhängigkeit begeben (Weinrich 1982, S. 2). Rückblickend wurden die 70er Jahre als Phase der ›Emanzipation vom bürgerlichen Frauenbild‹ und ›Emanzipation vom Status des ›Heilhilfsberufs‹ interpretiert (Meyer 1994, S. 377). Parallelen zwischen Frauenemanzipation und Emanzipation der Krankenpflege schienen naheliegend. Frauen und Frauenberuf befanden sich auf dem Weg aus der Abhängigkeit.

Die Emanzipationsdiskurse waren eingebettet in politisch ›günstige Gelegenheitsstrukturen‹ (vgl. Tarrow 1994), in ein Klima, das durch Debatten über soziale Gerechtigkeit und gesellschaftliche Reformvorhaben bestimmt wurde. Die Krankenpflege partizipierte an der Bildungsreformdiskussion, die auf eine Öffnung der Hochschulen für mittlere Bildungsabschlüsse und den Ausbau praxisorientierter Studiengänge abzielte. Initiiert durch Empfehlungen des Wissenschaftsrates wurden zwischen 1971 und 1985 in Ulm, Kaiserswerth, Osnabrück und Berlin vier Modellversuche geplant bzw. durchgeführt, die eine Integration der Ausbildung zur Pflegedienstleitung oder Pflegepädagogik in die Hochschulen zum Ziel hatten (vgl. Empfehlungen des Wissenschaftsrats 1971; Deutscher Berufsverband für Pflegeberufe 1995; Löser 1995; Wissenschaftsrat 1973). Wie Ingenieurschulen und Höhere Fachschulen (Sozialarbeit, Verwaltung, Wirtschaft, Gestaltung, Landwirtschaft), die seit 1968 systematisch zu Fachhochschulen zusammengefasst worden waren (vgl. Oehler 1989, S. 103 ff.), sollte auch die Krankenpflege einen Zugang zur Hochschulausbildung in praxisorientierten Studiengängen erhalten. Aber die ›Akademisierung‹ der Krankenpflege blieb umstritten und bekämpft. Nach wie vor wurde befürchtet, es wolle niemand mehr ›die schmutzige Arbeit machen‹. Mit diesem Argument begründete z.b. ein Vertreter des Bundesministeriums für Jugend, Familie und Gesundheit noch 1972 den Widerstand gegen eine Akademisierung. Krankenpflege gehöre auf die mittlere berufsbildende Ebene (nach Dittrich 1974). In den 80er Jahren machten Sparmaßnahmen und mangelnde Unterstützung – auch in den eigenen Reihen – den meisten dieser Projekte ein Ende (vgl. Botschafter u.a. 1982; Hedin 1987). Die notwendigen Weiterbildungsangebote (Pflegepädagogik, Pflegedienstleitung, Stationsleitung, Gemeindekrankenpflege) sowie zahlreiche Zusatzausbildungen in speziellen Bereichen (z.b. Intensivkrankenpflege, Operationsdienst, Krebskrankenpflege) wurden bis Anfang der 90er Jahre von Berufsverbänden, Gewerkschaften, Kirchen oder privaten Organisationen getragen.

Die Debatte über die Struktur der Weiterbildung in der Krankenpflege war eingebunden in Auseinandersetzungen über eine Reform der beruflichen Bildung und Ausbildung. Diesbezüglicher Handlungsbedarf resultierte zum einen aus nationalen Entwicklungen. Es stand eine Reform des Berufsbildungsgesetzes an und damit war die Frage der Regelung der Ausbildungsverhältnisse in den nichtärztlichen Heilberufen aufgeworfen: Krankenpflegelehrling oder Krankenpflegeschüler/Krankenpflegeschülerin? (Vgl. Femmer/Haeseler 1977). Zum anderen war eine Anpassung an internationale Maßstäbe gefordert. Das Europäische Übereinkommen über die theoretische und praktische Ausbildung in der Krankenpflege vom 25.10.1967 sowie die Richtlinie des Rates der EG vom 27.6.1977 über die gegenseitige Anerkennung der Diplome, Prüfungszeugnisse und sonstigen Befähigungsnachweise setzten höhere Ausbildungsstandards voraus. Im Streit um eine neue Ausbildungs- und Prüfungsordnung zeigten die beruflichen Interessenvertretungen in der Krankenpflege ihre traditionelle Gegensätzlichkeit. Der Deutsche Berufsverband für Krankenpflege befürwortete die Einrichtung von Berufsfachschulen mit einer Öffnung hin zum tertiären Bildungsbereich (Stellungnahme des DBfK 1977). Die Gewerkschaft Öffentliche Dienste Transport und Verkehr, die Deutsche Angestelltengewerkschaft, die Arbeiterwohlfahrt und der Deutsche Gewerkschaftsbund vertraten dagegen eine Eingliederung in das duale Berufsbildungssystem (vgl. ebd.; Krankenpflegegesetz. Öffentliche Anhörung 1979).

Während die Gestaltung der Aus- und Weiterbildung unter den Berufsorganisationen und Verbänden kontrovers diskutiert wurde, konnte in den siebziger Jahren in Hinblick auf das berufliche Selbstverständnis ein Begriff gefunden werden, der verschiedenste Interessen befriedigte. In den USA unter dem Stichwort ›patientenorientierte Pflege‹ entwickelte Konzepte wurden über das mittelfristige Programm der Weltgesundheitsorganisation zur Entwicklung des Krankenpflege- und Hebammenwesens in Europa (1976–1983) auch in Deutschland bekannt gemacht, breit diskutiert und adaptiert. Heute werde nicht nur eine Humanisierung der Arbeitsplätze in der Industrie gefordert, sondern auch eine Humanisierung der Krankenhäuser. Synonym hierfür nenne man in Amerika und England diese Hinwendung zum Menschen ›patient centered care‹ und in der Schweiz heiße sie ›menschlichere Krankenpflege‹ (Schulz 1977). Die ›patientenorientierte Pflege‹ und ihr Stellenwert in einem menschengerechten Gesundheitsdienst, so die Schriftleiterin Anneliese Fricke in ihrem Abschiedswort 1983, seien Schwerpunkt der Zeitschrift ›Krankenpflege‹ geworden, Höhepunkt einer Entwicklung hin zu mehr Eigenständigkeit in der Pflege (Fricke 1983) und Teil einer internationalen Gesundheitsbewegung, die humanitäre Ziele gegen Rationalisierung, Effektivierung und Technisierung setze. Bis heute gibt es keine exakte Definition des Begriffes. ›Patientenorientierte Pflege‹ ist eher ein Bekenntnis als eine Theorie. Synonym für ›patientenorientierte Pflege‹ stehen Begriffspaare wie: patientenzentrierte Pflege, ganzheitliche Pflege, individuelle Pflege, menschengerechte Pflege, umfassende und geplante Pflege oder holistische Pflege. Das Stichwort ist kein in sich geschlossenes Konzept, sondern hat eher den Charakter einer solidarisierenden Ideologie sozialer Bewegungen (vgl. Bischoff 1992b, S. 175).

1983 wurde die Krankenpflegerin Helga Veitel in die Schriftleitung der Zeitschrift berufen. Sie knüpfte in ihrem Antrittsstatement direkt an die Zielsetzungen der Zeitschrift ›Unterm Lazaruskreuz‹ an. Als besonderen Schwerpunkt ihrer Arbeit hob sie die Verbesserung der Arbeits- und Lebensbedingungen in der Pflege hervor. Die Zeitung sollte künftig für alle Gruppen in der Pflege ein ›Sprachrohr‹ sein. Sie forderte engagiert zur Mitarbeit auf und ermunterte insbesondere Pflegekräfte, selbst zu schreiben (Veitel 1983). Es folgte eine eine intensive Auseinandersetzung mit den Arbeitsbedingungen in der Pflege. ›Burnout‹ wurde zu einem vieldiskutierten Schlagwort (Bartholomeyczik 1985, 1986; Stein 1983). Neben Überlastung, geringem Verdienst und mangelnder Eigenständigkeit wurde mangelnde Professionalität für Burnout-Erscheinungen verantwortlich gemacht. Empirische Analysen und Maßnahmenvorschläge sollten zu einer Verbesserung der Arbeitsbedingungen in der Pflege beitragen (Albrecht u.a. 1982; Botschafter-Leitner 1980; Pröll/ Streich 1984). Mit der Intensivierung der Debatte über Arbeitsbedingungen in der Pflege wurde ein bereits in früheren Entwicklungsphasen der Berufsorganisation der Krankenpflegerinnen Deutschland diskutiertes Thema wieder aufgenommen: die Frage nach der Tariffähigkeit des Berufsverbandes. Man wollte sich stärker als bisher in die Gestaltung der Arbeitsbedingungen einmischen können. 1983 stand die Frage des Anschlusses an eine Gewerkschaft zur Diskussion. Die Gewerkschaft der Wahl war die Deutsche Angestellten Gewerkschaft (DAG) (Bericht über die 12. Delegiertenversammlung 1983). Die mit der DAG geführten Verhandlungen führten zwar zu keiner abschließenden Vereinbarung, sie sorgten jedoch für eine nachhaltige Beeinträchtigung der Beziehungen zu der DBG-Gewerkschaft Öffentliche Dienste Transport und Verkehr (ötv) (vgl. Hiermit geben wir unseren Mitgliedern ein Schreiben der ÖTV zur Kenntnis 1983; Peretzki-Leid 1983). Angesichts der Probleme, welche die Debatte über Kooperationen und inhaltliche Veränderungen zutage gefördert hatten, wurde die Idee der Verbindung mit einer Gewerkschaft fallengelassen. Mehr und mehr standen andere, über die Neuordnung des Berufsverbandes hinausgehende Institutionalisierungskonzepte zur Diskussion. Mit Verweis auf Erfahrungen benachbarter europäischer Länder wurde die Einrichtung von ›Pflegekammern‹ und anderen Formen beruflicher Selbstorganisation sowie ›Pflegereferate‹ gefordert (Kroeker 1991; Schwochert 1991; Simon 1975).

Der Tenor der Beiträge in den 80er Jahren vermittelt ein widersprüchliches Bild zwischen Weiterentwicklung und Stagnation. Die Dynamik der sozialen Reformprojekte, die in den 70er Jahren mit großem Engagement in Angriff genommen worden waren, wurde gebremst. An die Stelle der Debatte über gesellschaftliche Reformprojekte rückten zunehmend Auseinandersetzungen über Sparmaßnahmen und eine stärkere Markt- und Wettbewerbsorientierung des Gesundheitswesens. 1985 institutionalisierte das neue Krankenpflegegesetz und die im gleichen Jahr erlassene Ausbildungs- und Prüfungsordnung Krankenpflegeschulen als Berufsfachschulen ›besonderer Art‹, zwischen dualbetrieblicher und schulischer Ausbildung.[31] Ein gesetzlicher Schutz der Berufstätigkeit war weiterhin nicht vorgesehen. Trotz dieser gravierenden Einschränkung gab es überwiegend positive Reaktionen auf das Gesetz. Erfreulich gestärkt werde die Bedeutung der Gesundheitserziehung (vgl. Schwertl-Straubach 1986) und eine Förderung der beruflichen Eigenständigkeit sei zu erwarten (vgl. Siebers 1987). Zunehmend kamen Altenpflegerinnen und Altenpfleger zu Wort (vgl. Cappell 1993, 1996; v. Balluseck 1980). Die im internationalen Vergleich ungewöhnliche Trennung der pflegerischen Berufe in der Bundesrepublik Deutschland (vgl. Altenpflege im europäischen Vergleich 1999; Schwochert 1992) – die Altenpflegeausbildung ist nicht Teil der allgemeinen Krankenpflegeausbildung und liegt in der Zuständigkeit der Länder, während die Krankenpflege der Gesetzgebung des Bundes untersteht – wurde auf historische und ökonomische Gründe zurückgeführt, auf die konkurrierenden Interessenorganisationen, die in der Nachkriegszeit eine ›Stoffentleerung und Gebietsabtrennung‹ (Schleiermacher 1954) zugelassen hätten, und auf die Interessen der Krankenhausträger, die eine berufliche Mobilität ihres Personals zu verhindern wussten. Der Agnes Karll-Verband, später der DBfK, verfolgte das Ziel einer Vertretung aller pflegerischen Berufe, insbesondere der Krankenpflege, der Kinderkrankenpflege und der Altenpflege. Seit den 80er Jahren waren Altenpflegerinnen und Altenpfleger mit einer eigenen Fachgruppe im DBfK vertreten. Eine inhaltliche und öffentliche Aufwertung erfuhr der Beruf Altenpflege durch das Konzept der ›aktivierenden Pflege‹ und der langsam nachdrücklicher werdenden Debatte über ein Pflegeversicherungsgesetz, wofür das Land Hessen 1986 einen ersten Entwurf in den Bundesrat einbrachte.

Trotz der wenig günstigen Rahmenbedingungen dokumentiert die ›Krankenpflege‹ beachtliche Fortentwicklungen. In der zweiten Hälfte der 80er Jahre weitete die zunehmend Fuß fassende Pflegeforschung ihre Themenbereiche aus. Neben Studien zu Arbeit und Beruf entstanden Untersuchungen, die überlieferte Pflegehandlungen einer wissenschaftlichen Überprüfung unterzogen, sowie weitere Arbeiten zur Pflegegeschichte. ›Qualitätsentwicklung‹ und ›Qualitätsmanagement‹ sowie die Bedingungen pflegerischen Handelns standen zur Diskussion (vgl. Schaeffer 1998; Bartholomeyczik 1999). Zunehmend wurden auch Pflegetheorien, vor allem aus dem angelsächsischen Sprachraum, rezipiert, von denen bis heute nur wenige in deutscher Übersetzung vorliegen (vgl. Marriner-Tomey 1992).

Ähnlich wie im Bereich der Ausbildung kann auch im Bereich der Pflegeforschung die Bedeutung internationaler Vereinbarungen und Diskussionszusammenhänge kaum überschätzt werden. Für die Entwicklung der Pflegeforschung waren insbesondere die Programme der

Weltgesundheitsorganisation (WHO) von Bedeutung, so das Programm ›Gesundheit für alle bis zum Jahre 2000‹ aus dem Jahr 1977 (vgl. Voigtländer 1988), das auf einen Wandel von der ›Krankenpflege‹ zur ›Gesundheitspflege‹, zu Gesundheitsvorsorge und Rehabilitation mit entsprechenden Aufgabenerweiterungen für die Pflegeberufe abzielte und das ›Mittelfristige WHO-Programm für Krankenpflege- und Hebammenwesen in Europa‹ (1976–1983) zur Erforschung des Pflegeprozesses, das in den beteiligten Ländern erheblich zu einer Förderung der Pflegeforschung und einer Professionalisierung der Krankenpflege und Krankenpflegeausbildung beitrug (vgl. Delmotte 1986; Steppe 1990, S. 14). Im Rahmen des gesundheitspolitischen Zieles ›Gesundheit für alle bis zum Jahre 2000‹ war von den europäischen Mitgliedstaaten der WHO 1980 ein Regionalziel beschlossen worden, das in den folgenden Jahren großen Einfluss auf die Entfaltung pflegerischer Theorie und Praxis nehmen sollte. Es stand an, ›effektive Verfahren zur Qualitätssicherung in der Patientenversorgung‹ zu entwickeln (vgl. Giebing 1991). Pflegeplanung, die Aufstellung von Pflegedokumentationssystemen und Pflegestandards sowie die Bedingungen und praktischen Folgen der Anwendung qualitätssichernder Maßnahmen waren in den folgenden Jahren häufiger inhaltlicher Schwerpunkt der Zeitschrift ›Krankenpflege‹ (vgl. Wir wollen Qualität 1994). Mit dem Gesundheits-Reformgesetz[32] vom 20. Dezember 1988 waren die Leistungserbringer im bundesdeutschen Gesundheitswesen erstmals gesetzlich zur Qualitätssicherung verpflichtet: Eine bedarfsgerechte, gleichmäßige und den allgemein anerkannten Standards und Erkenntnissen entsprechende Versorgung der Versicherten sei zu gewährleisten. Grundsätzlich sei es nach dem Gesundheits-Reformgesetz möglich, darauf wird in der Folge immer wieder hingewiesen, dass auch VertreterInnen nichtärztlicher Heilberufe im ›Medizinischen Dienst der Krankenversicherungen‹ als Beraterinnen und Berater bzw. Gutachterinnen und Gutachter sowie in Fragen der Qualitätssicherung tätig werden (vgl. Beikirch 1990) – eine Hoffnung auf berufliche Aufwertung, deren Umsetzung in die Realität bislang eher eine Ausnahme blieb.

Ende der 80er Jahre spiegelten die berufspolitischen Beiträge in der ›Krankenpflege‹ eine zunehmende Bewegung der Pflegekräfte. Die traditionellen Gegenspieler DBfK und ötv riefen 1989 gemeinsam zu Demonstrationen gegen den ›Pflegenotstand‹ in der Bundesrepublik Deutschland auf (vgl. Weinert 1989). Die Einigkeit dauerte nicht lange. Die Kritik des DBfK an dem ausgehandelten Tarifabschluss vom

10.6.1989, u.a. an der tariflichen Gleichbewertung von unausgebildeten Pflegerhelferinnen und Pflegehelfern mit ausgebildeten Krankenschwestern und -pflegern (vgl. Stellungnahme des DBfK 1989) erbitterte die Verhandlungsführung der ötv. Um bessere Abschlüsse erreichen zu können sei Unterstützung notwendig, nicht kleinliche Kritik, so die erboste Replik (Peretzki-Leid 1990).

Zu Beginn der 90er Jahre hatte es den Anschein, die angestrebte ›Professionalisierung‹ sei auf dem besten Weg ins Ziel. Im September 1989 fand die erste internationale Pflegeforschungskonferenz in Frankfurt am Main statt (vgl. Deutscher Berufsverband für Krankenpflege 1990). Die ersten groß angelegten Pflegeforschungsprojekte wurden zum Abschluss gebracht (vgl. Krohwinkel 1993). Pflegestudiengänge sprossen wie Pilze aus dem Boden. Zahlreiche Weiterbildungsstudiengänge und grundständige Studiengänge mit den Fachrichtungen ›Pflegepädagogik‹ und ›Pflegedienstleitung‹ bzw. ›Pflegemanagement‹ wurden an Fachhochschulen und Universitäten eingerichtet. Ansporn für den Gründungsboom waren neben Empfehlungen des Wissenschaftsrates zum Ausbau der Fachhochschulen in der Bundesrepublik Deutschland die Herausforderung durch den Professionalisierungsvorsprung, den die DDR mit ihren Pflegestudiengängen in die wiedervereinigte Republik einbrachte. 1990 wurde der erste Landesverband des DBfK in den neuen Bundesländern gegründet (Schön 1990).

Mehr und mehr angrenzende Pflegeberufe wurden mit ins Boot genommen. Um den Anspruch auf eine gemeinsame Interessenvertretung für alle Pflegeberufe und das Ziel einer Normalisierung der Pflegeberufe im nationalen und internationalen Vergleich zu bekräftigen, benannte sich der DBfK 1991 um in ›Deutscher Berufsverband für Pflegeberufe‹. Eine Änderung des Titels der Pflegezeitschrift in ›Pflege Aktuell‹, die berufliche Interessenvertretung ›aller professionell Pflegender‹ folgte zwei Jahre später. Erstmals in der Geschichte der Zeitschrift wurde im März 1994 die Schriftleitung einer Journalistin übertragen. Die scheidende Redakteurin wertete dies in ihrem Abschiedswort als ›positives Zeichen‹ auf dem Weg zur Professionalisierung‹ (Veitel 1994).

Im gleichen Jahr wurde ein Gesetzesvorhaben verabschiedet, von dem sich Berufsvertreterinnen und -vertreter einen entscheidenden ›Professionalisierungsschub‹ erhofften. Nach fast zehn Jahren heftiger Auseinandersetzungen über die finanzielle Entlastung kommunaler Haushalte, die Sicherung des privaten Pflegerisikos sowie die Sicherstellung von Quantität und Qualität in der Versorgung pflegebedürftiger Menschen kam es 1994 zu einer Einigung über das Pflegeversicherungsgesetz (vgl. Mühlum u.a. 1997, S. 210). Folge des Pflegeversicherungsgesetzes war u.a. eine Vervielfältigung und auch Kommerzialisierung von Pflegediensten. Neben Krankenhäusern, Heil- und Pflegeanstalten sowie anderen öffentlichen und konfessionellen Einrichtungen boten zunehmend auch kleinere privatwirtschaftlich organisierte ambulante Pflegebetriebe ihre Dienste an. Aufgrund des mangelnden gesetzlichen Schutzes der beruflichen Tätigkeit und nicht normierter Leistungsanforderungen standen mit wachsender Dringlichkeit Fragen der Qualitätssicherung zur Diskussion. Kritische Beiträge zu Privatisierungsfolgen und dem sich rasant entwickelnden Markt für pflegerische Dienstleistungen häuften sich in den untersuchten Zeitschriften.

Anknüpfend an Fragen der Begutachtung und Qualitätssicherung diskutierten Vertreterinnen und Vertreter der Pflegeberufe vor diesem Hintergrund die Einrichtung von Pflegekammern. Aber diese – im Übrigen bereits zu Beginn des Jahrhunderts erhobene – berufsständische Forderung (vgl. Streiter 1910, S. 199) wurde mit Zurückhaltung aufgenommen. ›Mit Befremden‹, meldete ein Bericht in ›Pflege Aktuell‹ 1995 erstaunt, stellten Vertreterinnen und Vertreter der Landesverbände anlässlich einer Tagung zur Vernetzung von Kammerinitiativen fest, dass entsprechende Vorstöße von vielen politisch Verantwortlichen immer noch »verzögert, tabuisiert und geblockt [...]« würden (›Kammer für Pflegeberufe‹ 1995, S. 171). Die Debatte über das ständische Organisationsmodell ›Pflegekammer‹ spiegelt auf der einen Seite das Selbstbewusstsein und die internationale Orientierung von Funktionsträgerinnen und -trägern in der beruflichen Pflege, andererseits zeigt sie eine große Bandbreite von Differenzen. Während nämlich einige Einzelpersonen und Gruppen energisch für die Bildung von Pflegekammern nach dem Vorbild von Ärztekammern bzw. nach ausländischen Beispielen (u.a. den Niederlanden) eintreten, kritisieren andere das Kammermodell als gesundheitspolitisch überholt und demokratiefeindlich. Statt dessen werden Modelle vorgeschlagen, die Kammeraufgaben, wie die Lizensierung und Registrierung der Berufsangehörigen, die Festlegung von Maßstäben für Ausbildung und Praxis oder der Verfügung von Disziplinarmaßnahmen bei der Verletzung beruflicher Standards, auf verschiedene Organisationen und Institutionen der pflegerischen Selbstverwaltung verteilen. Diese Lösung wird z.B. auch vom Bundesvorstand des DBfK vertreten (vgl. Deutscher Berufsverband für Pflegeberufe 1995c).

Nach der euphorischen Erfolgsstimmung zu Beginn der 90er Jahre, die selbstbewusst mit den Worten zusammengefasst worden war: »Professionalisierung ist das Schlagwort, das über allen Weiterentwicklungen des Pflegeberufes steht« (Redaktion ›Pflege Aktuell‹ 1993, S. 502), machte sich ab Mitte der 90er Jahre eine nachdenklichere Stimmung breit. Der ›Pflegeprozess‹ wurde einerseits als theoretisches und praxisleitendes Rüstzeug weiterentwickelt. Andererseits wurden Implikationen des Pflegeprozesses, wie das Bereitstellen von Daten für bürokratische Kontrolle statt für eine Verbesserung der Pflegepraxis, kritisch reflektiert. Hatten Pflegedokumentation, Pflegeprozess und Pflegediagnosen zunächst als Königswege zur Professionalisierung in der Pflege gegolten, wurde nach und nach die Übertragbarkeit dieser Modelle aus dem angelsächsischen Raum hinterfragt und deren Funktionalisierbarkeit zur Rationalisierung gesundheitlicher Dienstleistungen thematisiert (vgl. Höhmann 1994, 1995; Steppe 1995).

Während Pflegeforschung eine Phase der Selbstreflexion einläutete, Pflegewissenschaft den Weg zur akademischen Anerkennung beschritt und Pflegestudiengänge die ersten Absolventinnen und Absolventen in eine ungewisse Zukunft entließen, wurde immer deutlicher, dass die Strukturprobleme des deutschen Gesundheitswesen mit der Einführung neoliberaler Steuerungsprinzipien nicht zu lösen waren. Die Öffnung des Marktes für gesundheitliche Dienstleistungen hatte Versprechungen in Bezug auf Beitragsstabilität und Qualität von Leistungen nicht eingelöst. Das Professionalisierungsprojekt Pflege wurde mit wachsender Anerkennung bedacht und steigendem Druck ausgesetzt. Einerseits wurde der gesellschaftliche Bedarf an pflegerischen Dienstleistungen innerhalb und außerhalb von Familien zunehmend wahrgenommen. Andere Schwerpunktsetzungen, so die Zielsetzung ›ambulant‹ vor ›stationär‹, erforderten zudem ein hohes Maß an Qualifizierung und Spezialisierung. Dies führte aber andererseits (noch) nicht zu grundlegenden Neuorientierungen und Anpassungsprozessen der pflegerischen Ausbildung und Berufsbilder an die veränderten Anforderungen. Entsprechende Reformvorhaben treten auf der Stelle. Weder die von den Ländern und den Berufsverbänden seit Jahren geforderte Neuordnung der Krankenpflegeausbildung konnte bisher zu einem zustimmungsfähigen Entwurf entwickelt werden. Noch ist eine Umsetzung des bereits am 17.12.2000 im Bundesgesetzblatt veröffentlichten, dann aber durch den Einspruch des Landes Bayern ausgesetzten, bundeseinheitlichen Altenpflegegesetz nicht in Sicht. Vielfältige Interessen prägen die Auseinandersetzungen um Strukturbedingungen des konfliktreichen Politikfeldes Pflege. Bezüglich der Versorgungsqualität in der Betreuung pflegebedürftiger Menschen werden Alarmrufe dringlicher. »Wir haben heute die Situation, dass der tatsächliche Hilfebedarf der pflegebedürftigen Menschen kaum berücksichtigt wird. In der ambulanten Pflege gibt es zudem keine leistungsgerechten Vergütungen, so dass in der ganzen Bundesrepublik viele Pflegedienste ein hohes Defizit haben«, so die Stellungnahme der ev. Kirche Kurhessen-Waldeck und des Diakonischen Werkes 2001 (Pflege in der Krise, S. 2). ›Zwischen Skylla und Charybdis‹ steuert das Professionalisierungsprojekt Pflege derzeit ohne eine Perspektive auf sicheres Fahrwasser. Auf der einen Seite droht die Ausgliederung pflegerischer Hilfsaufgaben aus der Verantwortung der Pflegeberufe. Stichworte hierfür sind die Änderung der ›Anwerbestoppausnahmeverordung‹ vom 19.12.2001, wonach deutsche Familien für die Versorgung pflegebedürftiger Angehöriger Haushaltshilfen aus EU-Beitrittsstaaten (z.b. Polen, Slowenien oder Ungarn) einstellen dürfen (vgl. Haushaltshilfen aus EU-Beitrittsländern 2001) oder Überlegungen zur Entwicklung neuer Berufsbilder wie dem der ›Hauspflegefachkraft‹ oder ›Gesundheitspflege‹ (vgl. Abschnitt 4.5.5). Auf der anderen Seite zeichnen sich Tendenzen ab, Aufsichtsfunktionen wieder bei der medizinischen Profession konzentrieren (vgl. DBfK 2001).

Parallel zu dieser Entwicklung geriet der Deutsche Berufsverband für Pflegeberufe in der zweiten Hälfte der 90er Jahre in eine Krise. Angestaute Strukturprobleme und finanzielle Schwierigkeiten führten zu heftigen Konflikten. Durch die Aberkennung der Gemeinnützigkeit wurden Satzungsänderungen erforderlich und ein Finanzloch tat sich auf. Während der Gesamtverband diese Entwicklung akzeptierte und die daraus folgenden finanziellen Belastungen u.a. durch rigide Sparmaßnahmen auszugleichen versuchte, entschloss sich der Landesverband Hessen/Rheinland-Pfalz/Saarland/Thüringen für eine Satzungsänderung, die den Landesverband für privat Pflegende öffnete, um so weiterhin ›Gemeinnützigkeit‹ beanspruchen zu können (vgl. Hohlin 1997; Delegiertenversammlung eschließt Satzungsänderung 1997). Der ausgetretene Verband benannte sich um in ›Deutscher Pflegeverband‹ (DBV). Im Mai 1997 wurde ein neuer Landesverband Hessen/Rheinland-Pfalz/Saarland/Thüringen des DBfK gegründet (Neuer Landesverband gegründet 1997).

An die ›Expansion‹ des Berufsverbandes durch die Ausweitung zum Deutschen Berufsverband für Krankenpflege zu Beginn der 70er Jahre und eine Phase der ›Bewegung‹ Ende der 80er und Anfang der 90er Jahre, die sich in beeindruckenden Mitgliederzahlen und neuen erfolgversprechenden berufspolitischen Konzepten niedergeschlagen hatte, schloss sich ab Mitte der 90 Jahre eine Phase der Stagnation oder gar ›Schrumpfung‹ an (Hohlin nach Krampe 1999b, S. 41). Unter dem Motto ›Dynamik und Wandel‹ avisierte die 30. Delegiertenversammlung des DBfK 1998 neue Anpassungsprozesse (Krampe 1999a). Der Vorstand wurde weitgehend neu besetzt. Ende des Jahres 2001 verlegten die Bundesgeschäftsführung und die Zeitschrift des DBfK ihre Geschäftsadresse von Eschborn bei Frankfurt a.M. nach Berlin und setzte damit eine Zäsur unter einen wechselvollen Zeitabschnitt.

4.5.2 Ganzheitlichkeit – Kritik und Utopie

In den 70er Jahren erschien in der ›Krankenpflege‹ zunächst vereinzelt, ab 1977 immer häufiger ein neuer Fachausdruck: ›Patientenorientierung‹ bzw. ›patientenorientierte Pflege‹. Mit dem Konzept ›Patientenorientierung‹ wurde die Kritik an der Prioritätensetzung des ›inhumanen Krankenhauses‹, das sich an Systemerfordernissen statt an den Bedürfnissen von Patienten orientierte, auf einen neuen Begriff gebracht (vgl. Bischoff 1996, S. 105). Gegenstand der Debatten waren die Verbesserung der Kooperation zwischen den Berufsgruppen, Veränderungen der Arbeitsabläufe auf der Station oder eine am Patienten orientierte Pflegeplanung (vgl. Brunsch 1978; Cvetkovic 1980; Schellenberg 1977; Schulz 1977). ›Die Galle auf Nr. 6‹ wurde zum Schlagwort für die Kritik an einer krankheitsbezogenen Medizin, die ihren Blick ausschließlich auf Fehlfunktionen richtete, ohne den Menschen in seinen gesamten Lebensbezügen wahrzunehmen und zu achten.

Ein Schwerpunkt der Kritik lag auf dem in Deutschland bis dahin üblichen Pflegesystem, der ›Funktionspflege‹. Das Prinzip ›Funktionspflege‹, noch zu Beginn der 90er Jahre das vorherrschende Pflegesystem (vgl. Elkeles 1991, S. 62), war Ende der 50er Jahre als Maßnahme zur Kostenreduzierung und Effektivierung der Arbeit in den Krankenhäusern eingeführt worden (vgl. Abschnitt 4.4.1). Zugrunde lag diesem Konzept eine hierarchisch strukturierte nach Funktionsbereichen gegliederte pflegerische Arbeitsteilung. Im Widerspruch zu traditionellen Krankenpflegetheorien und zu Vorstellungen beruflicher Interessenorganisationen setzten sich ökonomisch begründete Konzepte der Arbeitsorganisation durch, nach denen die Teilung der Arbeit zwischen Krankenschwester bzw. Krankenpfleger und KrankenpflegehelferIn bzw. angelernter Hilfskraft nach dem Prinzip der Trennung von ›jedermann/frau‹ Qualifikationen und ausbildungsbedürftigen Leistungen durchzuführen war. Tätigkeiten im Bereich der Grundpflege (reinigen, essen etc.) wurden als ›jedermann/frau‹ Qualifikationen definiert und nach und nach an die ›Krankenpflegehilfe‹ abgegeben. Die Orientierung am Arbeitsbereich ›care‹, welche die Berufsorganisation seit Beginn des Jahrhunderts unter Rückgriffe auf die Ideen der historischen Frauenbewegung und der internationalen Krankenpflege verfolgt hatte, wurde dadurch zunehmend von anderen Zielvorstellungen überlagert. Aufgaben im Bereich der Behandlungspflege profitierten von ihrer Nähe zum Arbeitsbereich ›Medizin‹. Sie wurden als besonders verantwortungsvoll gewertet und setzten höhere Qualifikationen mit entsprechenden Prestige- und Einkommenschancen voraus. Folge dieser Arbeitsteilung war eine Abwertung der Grundpflege für das karriereorientierte Pflegepersonal und eine Vernachlässigung ihrer theoretischen und praktischen Weiterentwicklung.

Stichworte wie ›Patientenorientierung‹ und ›Ganzheitlichkeit‹ prägten die Ideologie der Gegenbewegung zu dieser Entwicklung. Mit Verweis auf internationale Erfahrungen wurden Alternativen zur Funktionspflege vorgestellt. Gruppenpflege, Zimmerpflege, ›primary nursing‹ galten als nachahmenswerte Beispiele für Pflegesysteme, welche eine Betreuung der Kranken als ›unteilbare Personen‹, als ›Ganzheit‹ von Körper, Geist, Seele und sozialem Umfeld in den Mittelpunkt stellten (vgl. Cvetkovic 1980; Gertz 1980; Lorenz-Krause/Zell 1992). Parallel und synonym zu dem Begriff ›Patientenorientierung‹, einer Übersetzung ›patientcentered approachs‹ US-amerikanischer KrankenpflegetheoretikerInnen in die deutsche Sprache, bürgerte sich ab Beginn der 80er Jahre der Begriff ›Ganzheitlichkeit‹ ein. Unter diesem Dach wurden im Gegensatz zu der konkreteren fürsorglich-pragmatischen Bezeichnung ›Patientenorientierung‹ eine große Bandbreite unterschiedlichster Traditionen und Interessen, Ideale und Ideen versammelt. ›Ganzheitlichkeit‹ stand für eine Rationalitäts- und Modernitätskritik, welche die Subjektkonzeption der Aufklärung in Frage stellte (vgl. Klinger 1992), und für eine grundsätzliche Kritik am herrschenden professionellen, biomedizinischen Verständnis von Gesundheit und Krankheit. Unter einem ›ganzheitlichen Menschenbild‹ wurde eine Sicht auf Patienten unter Einbeziehung körperlicher, seelisch – geistiger, sozialer und ökologischer Faktoren mit ihren vielfältigen Wechselbeziehungen verstanden. Die Pflege könne der Spezialisierung der Ärzte, die eine differenzierte Behandlung ermögliche, aber die Gefahr in sich berge, Patienten nicht mehr ›ganzheitlich‹ zu sehen, ein Gegengewicht entgegensetzen (vgl. Tauber 1983, S. 228).

Mit dem Begriff ›Ganzheitlichkeit‹ knüpften Pflegende an eine Tradition konfessioneller und häuslicher Pflege an, mit Implikationen, wie sie unter den Stichworten ›christliche Liebestätigkeit‹ und ›Mütterlichkeit‹ tradiert wurden. Die Positionen reichten von idealistisch-schwärmerischen Ideen bis hin zu konkreten Vorschlägen zur Verbesserung alltäglicher Pflegesituationen. Letztendlich ging es bei all diesen im Einzelnen sehr verschiedenen Überlegungen um eine Modernisierung der ethischen Begründung von Zielen, einer – wie ich das begleitende Adjektiv nachfolgend im philosophischen Sinne analog zu der Frage nach dem ›guten‹ Leben verstehe – ›guten‹ Pflege unter Berücksichtigung einer zunehmenden Differenzierung und Professionalisierung der Pflegeaufgaben und -berufe. Pflege werde nicht mehr als kurzfristige Intervention bei gesundheitlichen Krisen verstanden, sondern »als Sorge für den Menschen in gesunden und kranken Tagen mit dem Ziel der Förderung, Erhaltung und Wiederherstellung von Gesundheit« (Herbst u.a. 1988, S. 166). Hintergrund dieser selbstbewussten Neuorientierung waren der internationale Diskurs über ›Care‹ und Gesundheitsförderung, wie er sich z.B. in Beschlüssen, der Weltgesundheitsorganisation niederschlug und Debatten der historischen und der ›neuen sozialen Bewegungen‹, vor allem der Frauen-, der Gesundheits- und der Ökologiebewegung (vgl. Mischo-Kelling 1987). »Die praktische Ausübung der Volksheilkunde war von jeher das Vorrecht der Frauen, da die Kunst des Heilens in der Familie gewöhnlich mit den Aufgaben und dem Geist der Mutterschaft in Verbindung gebracht wurde«, hatte der Physiker Fritjof Capra, Leitfigur der neuen Ökologiebewegung, in seinem Plädoyer für ein ganzheitliches Weltbild den Stand der Forschung zu Beginn der 80er Jahre aus seiner Sicht zusammengefasst (Capra 1988, S. 134). Pflegerinnen stünden an vorderster Linie einer ›ganzheitlichen Gesundheitsbewegung‹ (ebd., S. 377), die den menschlichen Organismus als System betrachte, dessen sämtliche Teile miteinander verbunden und voneinander abhängig sind. Darüber hinaus verstehe die ganzheitliche Medizin den menschlichen Organismus als Teil eines umfassenderen Systems, nämlich der physischen und gesellschaftlichen Umwelt, mit der er sich in ständiger Wechselwirkung befinde (ebd., S. 354 f.).

Pflegende griffen alternative ganzheitliche Pflegemethoden wie ›Aku-

pressur<, >Reflexzonenmassage<, >Feldenkrais< oder >basale Stimulation<
auf und entwickelten sie weiter (vgl. Krampe 1990). Für Christel
Bienstein, eine der Wegbereiterinnen der >basalen Stimulation<, die zwischen 1990 und 1993 Leiterin des DBfK Bildungszentrums Essen war,
und seitdem Fachbereichsleiterin für Pflege an der Universität Herdecke
ist, bedeutet >Ganzheitlichkeit< in der Pflege der Versuch, »im Sinnzu-
sammenhang, Pflege zu geben [...]« (Bienstein 1990, S. 154). »Ganzheitlichkeit bedeutet, nicht nur das Individuum als Ganzheit zu erfassen,
sondern die Welt – den Kosmos als Ganzes zu erleben, welche eine
ständige, nicht frei gewählte und damit auch nicht abwählbare Beziehung mit den Menschen eingeht« (ebd., S. 152).

Von besonderer Bedeutung für die Diskussion über >Ganzheitlichkeit
in der Pflege< im deutschsprachigen Raum war die These vom >weibli-
chen Arbeitsvermögen<, die auf der Grundlage einer Untersuchung über
die Berufswirklichkeit in der Krankenpflege entwickelt worden war
(vgl. Abschnitt 2.4). Die These vom >weiblichen Arbeitsvermögen< klas-
sifizierte eine spezifische Form von Aufgaben und Tätigkeiten als >weib-
lich<, >hausarbeitsnah<. Die Struktur dieser Aufgaben und Tätigkeiten sei
durch ihre Sperrigkeit gegen eine Vermarktung unter Tauschbedingun-
gen, Gebrauchswertorientierung, durch zyklische Wiederkehr, durch die
Notwendigkeit einer zwischen Latenz und Sichtbarkeit schwankenden
Aufmerksamkeit und durch multidimensionale Anforderungen an Fähigkeiten und Kenntnisse gekennzeichnet. Unter >weiblich< wird ausdrücklich nicht das biologische Geschlecht verstanden, sondern das
Gesamt von Erfahrungen und Fähigkeiten, das sich unter bestimmten
historischen Bedingungen in einer nach Geschlecht arbeitsteilig organisierten Gesellschaft herausgebildet hat. Nach einer zunächst relativ
euphorischen Aufnahme dieser positiven Bestimmung von hausarbeitsnahen Tätigkeiten steht die These seit Anfang der 90er Jahre aus der
Perspektive einer Kritik der Geschlechterdifferenz im Mittelpunkt der
Kritik. Doch in den 80er Jahren wurden Hausarbeitsnähe und >Ganz-
heitlichkeit< als entwicklungsfähige Utopien betrachtet. Im Gegensatz zu
einer Zergliederung der Aufgaben in eine unübersehbare Vielfalt von
hierarchisierten Tätigkeiten und Funktionsbereichen und der ökonomisch orientierten Entscheidung für eine Priorität von Aufgaben, die
abgrenzbar und abschließbar sind gegenüber andauernden, immer wie-
derkehrenden Tätigkeiten, sah man hierin die Utopie eines humanen
Konzeptes von Pflege, die einen Sinnbezug beinhaltet, der in der beruflichen Zuschneidung des Arbeitsvermögens tendenziell verloren geht,
denn dort »zählt, was Geld einbringt« (Kontos/Walser 1979).

In der Pflegepraxis verlagerte sich der Schwerpunkt der Debatte über die Bedeutung von ›Ganzheitlichkeit‹ in der Pflege unter dem Eindruck einer international vergleichenden Studie der Weltgesundheitsorganisation zum Pflegeprozess (1976–1983) weg von philosophischen, emanzipatorischen Argumentationsmustern hin zu konkreteren, pragmatischeren Konzepten. Gegenstand dieser Studie, an der sich elf europäische Länder beteiligten, waren der Pflegeprozess bei Patienten mit unkomplizierten Abdominaloperationen und die Pflege von über 65-jährigen Menschen (vgl. Grauhan 1988b). Ab Mitte der 80er Jahre wurde der Begriff ›Ganzheitlichkeit‹ zunehmend in die Themen ›Pflegeprozess, Pflegeplanung und Pflegedokumentation‹ aufgeschlüsselt. Der Pflegeprozess, d.h. die Analyse der Problemlage, die Pflegediagnose, die Erstellung eines Pflegeplans, die Durchführung und Dokumentation der Pflegemaßnahmen sowie schließlich die Evaluation der Maßnahmen wurde als Umsetzung einer ›ganzheitlichen‹, professionellen, wissenschaftlichen Krankenpflege betrachtet, als ›potentielle Bombe‹, die den Krankenpflegebereich zur Explosion bringen könne (vgl. Thompson 1980). Der Pflegeprozess sei ›Herzstück der Pflegewissenschaft‹ (Kroeker 1983), Garant für ›Eigenständigkeit und Berufszufriedenheit‹ (Evers/Brouns 1990) und Instrument der Qualitätssicherung in der Pflege (vgl. Wir wollen Qualität 1994). »Mit dem Pflegeprozess wurde ein Instrument entwickelt, das den ganzheitlichen und umfassenden Ansatz von Pflege in den Vordergrund stellt und berufliche Autonomie verlangt [...]« schrieben Ute Herbst (DRK), Lore Kroeker (DBfK) und Hilde Steppe (ötv) dem Bundesministerium für Jugend, Familie, Frauen und Gesundheit 1988 in einen ›nationalen Bericht‹ für das europäische Regionalkomitee der WHO (Herbst u.a. 1988, S. 168; vgl. auch Schöniger 1991, S. 139).

Durch die sozialpolitische Anerkennung und Institutionalisierung des Pflegeprozesses im Rahmen des Gesundheitsstrukturgesetzes kam es in der ersten Hälfte der 90er Jahre zu einer veränderten Bewertung. Die Umsetzung der Utopie von ›Ganzheitlichkeit‹ in einen Prozess der Planung, Durchführung und Evaluation von Pflege zeigte in der Praxis widersprüchliche Folgen. Die Zunahme bürokratischer und kontrollierender Verfahren führte nach Einschätzung von Pflegenden eher zu einer Verlagerung der Probleme als zu deren Lösung. Was mit der Diskussion über ›Ganzheitlichkeit‹ intendiert gewesen war, nämlich eine Annäherung an ›gute‹ Pflege, hatte die Umsetzung des Pflegeprozesses nicht in erhofftem Maße eingelöst. Seit Beginn der 90er Jahre mehrten sich kritische Stimmen aus Wissenschaft und Praxis, die eine Neubestimmung von ›Ganzheitlichkeit‹ forderten. Verstärkte theoretische Anstrengungen wurden angemahnt. Eine Klärung der Zuständigkeitsbereiche von Pflege sei vonnöten. Die Legitimität der Ansprüche auf die Gebiete Gesundheitsförderung, Krankheitsverhütung und Prävention wurde bezweifelt. Um berufliches pflegerisches Handeln als ganzheitlichen Problemlösungs- und Beziehungsprozess verstehen zu können, sei eine theoretische Erarbeitung und Konkretisierung grundlegender Begrifflichkeiten sowie eine darauf basierende Entwicklung pflegerischer Handlungskonzepte nötig. Schließlich der grundsätzliche Einwand: Zielgerichtetes Handeln sei immer auf Einzelprobleme gerichtet, ›ganzheitliches‹ Handeln somit – auch in der Pflege – gar nicht möglich. Zwischen den Zielen ›Professionalisierung‹ und ›Ganzheitlichkeit‹ bestehe ein nicht zu lösender Widerspruch (vgl. Bischoff 1996, S. 119 ff.; Boschma 1997). Ganzheitlichkeit bedeute eine ›Professionalisierungssackgasse‹ (Karsten 1991). Aus der Praxis kritisierten Pflegende, die ›hochgelobte‹ patientenorientierte Pflege werde, wolle man sie tatsächlich umsetzen, zu einer ›Belastung für die Pflegenden‹ und ›tödlich‹ für den Berufsstand (Prinzl-Wimmer/Bauer 1992). Als ›Korrektiv‹ sei Ganzheitlichkeit sinnvoll. Aber: »Verwende ich Ganzheitlichkeit nicht als Korrektiv, sondern positiv, bin ich in Gefahr, mich permanent zu überfordern« (Nüchtern 1991, S. 625).

4.5.3 Emanzipation jenseits von ›Geschlecht‹?

Es sei an der Zeit, das Erbe der Frauenbewegung aufzunehmen und über alle Sonderinteressen und alle konfessionellen Schranken hinweg die bundesrepublikanische Krankenpflege einheitlich und in Zusammenhang mit internationalen Vorbildern auszurichten, um zu einer Lösung der neuen Probleme, z.B. der Stellung des Pflegers, zu kommen. Die neue Problemstellung sei nicht mehr zusammen mit der Frauenbewegung zu bewältigen, sondern es müsse gemeinsam und sachlich darüber nachgedacht werden, wie der Dienst am Kranken heute am besten ausgerichtet werden könne, vertrat Anna Sticker, die Biographin Agnes Karlls, anlässlich des ›Internationalen Jahres der Frau‹ 1975 (Sticker 1975b). Heute gehe es nicht mehr um die Gleichberechtigung der Geschlechter, sondern um eine Gleichberechtigung der Berufsgruppe, so der Beitrag eines Pflegers zum selben Anlass (Hüsken 1975). Fortschritte in der beruflichen Entwicklung, ›Professionalisierung‹, so die Auffassung der berufspolitischen Elite, sei unabhängig von Geschlecht. Alleine ›Leistung‹ entscheide über berufliches Fortkommen. In einem Gespräch zwischen der Zeitschrift Krankenpflege und VertreterInnen der DBfK Landesverbände aus den neuen Bundesländern beantworteten zwei von fünf Gesprächsteilnehmern die Frage, ob die allgemeine Verschlechterung der beruflichen Rahmenbedingungen eine Diskriminierung von Frauen sei, mit ›ja‹. Zwei weitere sahen eine Diskriminierung der Pflege und vermittelt darüber, weil Pflege ein Frauenberuf ist, eine Diskriminierung von Frauen. Stellvertretend für Viele vertrat Liselotte Hundt vom Landesverband Sachsen die Meinung, sie fühle sich als Krankenschwester diskriminiert, nicht als Frau (vgl. Zur Situation der Pflege in den neuen Bundesländern 1991). Diese Bandbreite der Positionen zum Verhältnis von Professionalisierung und Geschlecht zieht sich durch den gesamten Untersuchungszeitraum zwischen 1973 und 2000.

Ruth Elster, die während ihrer Präsidentschaft gegen viele Widerstände den Verband für Krankenpfleger geöffnet hatte, war nachdrücklich für die »berufliche Emanzipation des Krankenpflegers [...]« eingetreten (Elster 1968, zit. nach Elster 2000, S. 198) und hatte sich um eine Verbesserung der Ausbildung für Pfleger und um die Förderung ihrer beruflichen Anerkennung bemüht. Das Thema ›Emanzipation der Frau‹ war für sie nicht von Interesse. Ihr ging es darum, den Krankenpflege*beruf* zu emanzipieren und dafür war die Einbeziehung männlicher Pflegekräfte eine wesentliche Grundlage. Zu der Zeit als Sozialwissenschaftlerinnen am Beispiel des Krankenpflegeberufes die These vom ›weiblichen Arbeitsvermögen‹ entwickelten (vgl. Abschnitte 2.4; 4.5.2), hatte sich Elster und die moderne berufspolitische Elite von der frauenpolitischen Strömung, die das Deutungsmuster ›Mütterlichkeit als Beruf‹ mit ›weiblichen Fähigkeiten‹ verknüpfte, schon längst verabschiedet. Trotzdem hielten auch diese Schwestern an einem Berufsbild im Arbeitsbereich ›care‹ fest. Aber ihr Konzept von ›Pflege‹ orientierte sich nicht an einer ›weiblichen‹ Sphäre (Haushalt, häusliche Pflege von Kindern und Angehörigen, Mitmenschlichkeit), sondern an sozialen Bezugswissenschaften, vor allem an der ›Psychologie‹. Die Beschreibung spezifischer Fähigkeiten und Fertigkeiten zur ›Sorge‹ wurde letztlich auf beide Geschlechter ausgeweitet. Krankenpflege sei eine »hausarbeitsnahe mütterlich-väterliche Funktion, flexibel und beziehungsintensiv [...]«, so Christel Bienstein über ›care‹ in der beruflichen Pflege (Bienstein 1983, S. 230).

Mit ›Freude‹ konstatierte der Vorstand des DBfK 1978 eine steigende

Zahl männlicher Mitglieder, was ›wieder einmal‹ beweise, dass der Verband kein Berufsverband ausschließlich für weibliche Mitglieder sei (vgl. Eichblatt 1978, S. 378). Spannungen zwischen weiblichen und männlichen Mitgliedern des Berufsverbandes blieben aber unübersehbar. 1981 erhob eine Krankenpflegeschülerin Verfassungsbeschwerde wegen Verstoßes des § 8 Krankenpflegegesetz gegen Art. 3 GG. Von Krankenpflegeschülerinnen wurde im Unterschied zu -schülern der Nachweis eines halbjährigen hauswirtschaftlichen Praktikums gefordert. Es ist »gut, daß diese ›Ungleichheit‹ angesprochen und zur Diskussion gestellt wird [...]«, kommentierte ein Krankenpfleger den diesbezüglichen Bericht in der Pflegezeitschrift. »Wenn das Bundesverfassungsgericht schon angerufen wird, sollte auch der Wehr- bzw. der Zivildienst mit angesprochen werden. Es soll doch tatsächlich junge Männer geben, die, sofort nach Schulabschluß oder nach Absolvierung der Krankenpflegeausbildung, 15 Monate ihres Lebens opfern. [...] Wo bleibt hier die Gerechtigkeit? [...] Oder treiben Auswüchse verschiedener ›Emanzen‹ schon soweit, daß man bereitwillig nimmt, jedoch nie gibt? Ich frage mich dann aber auch, was solche Leute, die Angst haben, sich die Finger schmutzig zu machen, in der Krankenpflege zu suchen haben« (Lesser 1981, S. 125). Das ›Hauswirtschaftshalbjahr‹ entfiel mit dem Krankenpflegegesetz 1985.

Geschlechterkonflikte strukturierten die Debatte zu den Themen ›Professionalisierung‹ und ›Emanzipation‹. Mit Bedauern wurde ein unterschiedliches berufliches und berufspolitisches Verhalten der Geschlechter konstatiert. Das berufspolitische Engagement der wenigen Männer übertreffe das der vielen Frauen. Männer fassten die Krankenpflege durchweg als ›Beruf‹ auf, nicht als ›soziales Engagement‹. Für Frauen sei Berufstätigkeit oft Übergangslösung, während Männer oft schon bei Beginn ihrer Berufstätigkeit ein Konzept für die berufliche Karriere mitbrächten. Frauen müssten sich der männlichen Konkurrenz stellen, selbstbewusster werden und sich mehr zutrauen (Boelsen 1975).

Nach den Vorsitzenden Änne Schneider (1973–1974), Dorothea Eberhardt (1974–1976), Elly Kaufmann (1976–1978), Hillswiet Torp (1978–1982) wurde im Jahre 1982 erstmals einem männlichen Vorsitzenden die Führung des Berufsverbandes übertragen. Die Wahl des ehemaligen FDK Funktionärs Detlef Hohlin (1982–1998) zum ersten Vorsitzenden des DBfK beobachteten weibliche Mitglieder mit Argwohn. Sie habe von ihrem Eintritt in den DBfK erwartet, »von nun an nicht länger und überwiegend von Männern, sondern in erster Linie von fähigen, selbstbewußten, mit den berufsspezifischen Problemen der Krankenpflege vertrauten Frauen vertreten zu werden [...]«, klagte eine Leserin enttäuscht (Bornkessel-Hettler 1982, S. 255). Sie musste sich entgegnen lassen: »Die Qualifikation für die Führung einer Organisation, wie sie der DBfK darstellt, muß sich an der Persönlichkeit, der beruflichen Erfahrung und dem berufspolitischen Engagement eines Bewerbers, nicht an seinem Geschlecht orientieren. Daher muß es sich die, zugegebene Mehrheit der Frauen in diesem Beruf auch einmal gefallen lassen, im Gesamtvorstand durch einen Mann vertreten zu sein« (Tanzer 1982, S. 293). Das Geschlechterverhältnis im DBfK, so die Erläuterung der Redaktion, lag zur Zeit der Wahl Detlef Hohlins bei 7: 1 (vgl. Anmerkung der Redaktion 1982, S. 255).

Über einen langen Zeitraum wurden in der untersuchten Pflegezeitschrift Geschlechterkonflikte über das Thema ›Sprache‹ ausgetragen. Ein zentrales Feld für Auseinandersetzungen war die Art und Weise, wie Artikel geschrieben wurden, und wie man auf die Problematik der Geschlechterdifferenz hinwies. Zum Beispiel wurden ab Mitte der 70er Jahre Beiträge immer wieder mit der Anmerkung versehen, dass die Bezeichnung ›Krankenschwester‹ im ›ganzen Wortlaut‹ für den ›Krankenpfleger‹ mit gelte (vgl. Feuerstein 1975, S. 4). Leserinnen verlangten einen ›frauenfreundlichen‹ Sprachstil und forderten, dass die Redaktion der Zeitschrift ihre Autorinnen und Autoren zu einem solchen anhalte (Leserinnenbrief 1991, S. 183). Gezielte Provokationen der Redaktion forderten böse Reaktionen heraus. Nach einem Editorial, das ausschließlich weibliche Sprachformen verwendet hatte (Krampe 1996), fragte ein Leser an, ob die Schreibweise ›Ärztinnen‹ und ›Krankenschwestern‹ nur ein Druckfehler war. Wenn nicht, müsse er »leider annehmen, daß der DBfK zum Forum für feministische Pflegekräfte degeneriert« (Karmainski 1996, S. 660). »Die Pflege hat es nicht verdient, als Spielball neurotischer Geschlechterkampfideologien mißbraucht zu werden, und die Frauen in unserem Beruf übrigens auch nicht«, meinte ein anderer Leser zum gleichen Anlass (Hollick 1996, S. 660).

Seit Mitte der 80er Jahre entwickelte sich parallel zu der Diskussion über Professionalisierung und Akademisierung der Pflegeberufe eine Debatte über ›Männer in Schlüsselpositionen‹. In der Qualifikation seien Männer und Frauen ›gleich‹, in der Zeit, d.h. der Berufserfahrung und Krankenhauszugehörigkeit seien Männer ›gleicher‹ (Simons 1985). Obwohl männliche Pflegekräfte – auf die Gesamtzahl der Pflegekräfte bezogen – nach wie vor eine Minderheit ausmachen, deutet sich eine

Veränderung des Verhältnisses zwischen den Geschlechtern bei weiblichen und männlichen Führungskräften in der Pflege an. Eine repräsentative Auswertung deutscher Krankenhausadressbücher (Stand der Daten: 1991) ergab ein umgekehrt proportionales Verhältnis zwischen Frauenanteil und Stellung in der Krankenhaushierarchie. 89% des ausgebildeten Krankenpflegepersonals, aber nur 76% der Pflegedienstleitungen waren Frauen. Das Missverhältnis vergrößerte sich in Relation zu der Größe der Einrichtung. In kleinen Krankenhäusern (>100 Betten) lag der Frauenanteil an Pflegedienstleitungen noch bei 81%, in großen Einrichtungen (<500 Betten) dagegen bei knapp 68% (Küpper 1996, S. 79). Diese Entwicklung entspricht den Ergebnissen einer die Bundesrepublik Deutschland, Frankreich, Großbritannien und die Niederlande vergleichenden Expertise zur Berufs- und Ausbildungssituation zufolge der Situation in Frankreich, wo der Krankenpflegeberuf eine ähnliche gesellschaftliche Stellung einnimmt. Der Frauenanteil in der Krankenpflege liegt dort bei 93%. Dem steht ein Männeranteil in Führungspositionen von 20% gegenüber (vgl. Landenberger/ Ortmann 1999, S. 86 f.).

Worauf führten die Pflegekräfte diese Entwicklung zurück? Nach ihrer Beobachtung machen sich »die jungen Krankenpfleger über ihre Berufslaufbahn schon frühzeitig Gedanken und dementsprechend Pläne, was sie mit ihrem Beruf anfangen wollen. Kein Wunder also, daß sie sich auch ohne Skrupel bewarben, wenn sich ihnen eine Chance bot. Die Kolleginnen hingegen stellten [...] dann sehr schnell die Diagnose ›Profilneurose‹, da diese durch die Berufserziehung in der weiblichen Krankenpflege dazu angehalten wurden, das Konkurrenzverhalten zu unterdrücken. Zur Weiterbildung oder Übernahme höherer Positionen wurde man ›berufen‹, und es galt als gehörig, sich zunächst angemessen zu zieren« (Bock u.a. 1992, S. 763). Zudem wurde nach Geschlecht differierend zugestanden und bedacht, dass der berufliche Einsatz von Frauen in Relation zu privaten Zwängen steht. So schlugen Pflegekräfte unterschiedliche Maßnahmen für eine bessere Vereinbarung von Familie und Beruf vor. Pflegerinnen forderten Teilzeitarbeit – auch für den Mann (vgl. Olbricht 1982). Pfleger verlangten Kinderbetreuungseinrichtungen ›für Frauen‹ (vgl. Lesser 1985, S. 160). Offenbar ist Skepsis angesagt gegenüber der Utopie einer Emanzipation durch Professionalisierung – solange die gesellschaftlichen Bedingungen für ›Professionalisierungsprozesse‹ unverändert bleiben.

4.5.4 Aus- und Weiterbildung in der Diskussion

Anhaltende Debatten über die Zukunft der Aus- und Weiterbildung in der Krankenpflege kennzeichneten das Themenspektrum der untersuchten Pflegezeitschrift in der Zeit zwischen 1973 und 2000. In einer Vielzahl von Beiträgen wurden Ausbildungsinhalte und -organisationsformen in der Erstausbildung und der Weiterbildung zur Diskussion gestellt. Zwei Themenkonjunkturen, Phasen intensiver Auseinandersetzung mit dem Thema Aus- und Weiterbildung, fallen auf: Einmal die Zeit der Vorbereitung eines modernisierten, internationalen Maßstäben angepassteren Krankenpflegegesetzes, das 1985 schließlich verabschiedet wurde. Zum anderen erneute Diskussionen seit Beginn der 90er Jahre, unerledigte Anliegen, aktualisiert durch Bewegungen im Anschluss an veränderte berufs- und bildungspolitische Situationen.

Auslöser einer Debatte über die Novellierung des Krankenpflegegesetzes vom 20.9.1965 war vor allem die Notwendigkeit einer Anpassung der deutschen Krankenpflegeausbildung an europäische Maßstäbe gewesen. 1972 hatte der deutsche Bundestag ein Vertragsgesetz zum ›Europäischen Übereinkommen über die theoretische und praktische Ausbildung von Krankenschwestern und Krankenpflegern‹ vom 25.10.1967 beschlossen – und in der Anlage zu wesentlichen Punkten (Stundenzahl, schulische Voraussetzungen, Einsatzorte) Vorbehalte festgehalten. Die Richtlinie des Rates vom 27.7.1977 über die gegenseitige Anerkennung der Diplome, Prüfungszeugnisse und sonstigen Befähigungsnachweise der Krankenschwester und des Krankenpflegers machte eine Reform der Ausbildung, vor allem in Hinblick auf den theoretischen Anteil der Ausbildung und in Bezug auf die Ausbildungsdauer unumgänglich (vgl. Arndt 1979).

Besondere Schwierigkeiten einer Neuordnung ergaben sich aus einigen für den Krankenpflegeberuf spezifischen strukturellen Problemsituationen. Die Krankenpflegeausbildung in der Bundesrepublik Deutschland hatte und hat bis heute einen Sonderstatus im Rahmen der beruflichen Bildung. Sie ist weder dualbetriebliche Ausbildung nach dem Berufsbildungsgesetz, ›Lehre‹, noch ist sie eine rein schulische Ausbildung. Krankenpflege ist als praxisorientierte Ausbildung organisiert, aber Krankenhäuser werden nicht als ›Betriebe‹ betrachtet und KrankenpflegeschülerInnen sind keine Auszubildenden. Erschwerend für Reformen der Aus- und Weiterbildung in der Krankenpflege kommt hinzu, dass die Zuständigkeit für die Ordnung der Krankenpflegeberufe zwischen Bund und Ländern geteilt ist. Auf der Grundlage von Art. 74, Nr. 19 GG nimmt der Bund die übergeordnete Gesetzgebungskompetenz wahr. Regelungen im Bereich der Heil- und Heilhilfsberufe obliegen dem Bundesministerium für Gesundheit. Die Länder haben Aufsichtsfunktion und nehmen, je nach Engagement, rahmengebenden Einfluss auf die curriculare Entwicklung.[33] Die Aufsicht der Länder über die Krankenpflegeschulen liegt entsprechend der des Bundes nicht wie im sonstigen schulischen Bereich in der Zuständigkeit der Kultusministerien, sondern in der Zuständigkeit der jeweiligen obersten Gesundheitsbehörde (z.b. Ministerien für Arbeit, Gesundheit, Jugend, Familie und Sozialordnung) sowie der ihr nachgeordneten Behörden (z.b. Regierungspräsidien) (vgl. Schöffler 1992). Diese Situation sowie die besondere, konfliktträchtige Interessenlage in diesem Bereich verhinderte und erschwert bis heute die vertikale Mobilität und horizontale Durchlässigkeit zwischen Heil- und Pflegeberufen.

Vorschläge im Vorfeld der Diskussion über das Krankenpflegegesetz von 1985 reichten von der Einbeziehung der Krankenpflegeausbildung in das duale Berufsbildungssystem auf der Grundlage des Berufsbildungsgesetzes über die Einrichtung von Berufsfachschulen besonderer Art bis hin zu der Organisierung von Krankenpflegeschulen als Schulen mit Sonderstatus an der Nahtstelle zwischen betrieblicher und schulischer Ausbildung (vgl. Hagemann 1978; Krankenpflegegesetz 1979). Vom Berufsverband wurde befürchtet, dass die sozialliberale Koalition eine dualbetriebliche Ausbildung einführen könnte (Weinrich 1978). Das Krankenpflegegesetz vom 4. Juni 1985, mit dem die Bundesrepublik Deutschland als letzter Staat die EG-Richtlinie von 1977 umsetzte (vgl. Landenberger/Ortmann 1999, S. 24), trug die Handschrift der Regierungskoalition von CDU/CSU und F.D.P. Es regelte die Berufe der Krankenschwester (des Krankenpflegers), der Kinderkrankenschwester (des Kinderkrankenpflegers) und den der Krankenpflegehelferin (des Krankenpflegehelfers) und wurde am 16. Oktober 1985 durch eine Ausbildungs- und Prüfungsverordnung ergänzt. Das Krankenpflegegesetz schrieb die Sonderstellung der Krankenpflegeausbildung fort (vgl. Behrends u.a. 1992, S. 9; Schöffler 1992, S. 5).

Der Rechtsstatus der SchülerInnen wurde (unter Berücksichtigung der Besonderheiten der Ausbildungen in der Krankenpflegeschule) dem der Auszubildenden anderer Schulen angeglichen (Schöffler ebd.). Konfessionelle Träger konnten ihren Einfluss besonders geltend machen. Sie wurden von der Regelung des Ausbildungsverhältnisses (KrpflG vom

4. Juni 1985 §§ 12-21) ausgenommen (ebd. § 22). In Hinblick auf eine ›Professionalisierung‹ des Krankenpflegeberufes brachte das Krankenpflegegesetz einige positiv gewertete Neuerungen. So konnten Unterrichtsschwestern bzw. -pfleger alleine die Verantwortung für eine Krankenpflegeschule übernehmen (ebd. II. (Ausbildung) § 4 (1) 1.) statt sich wie bisher die Verantwortung mit einem Arzt/einer Ärztin teilen zu müssen. Klarer als bisher war als Aufgabe der Pflege die ›sach- und fachkundige, umfassende, geplante Pflege des Patienten‹ definiert (ebd. II. § 4 (1) 1.). Die ›Anregung und Anleitung zu gesundheitsförderndem Verhalten‹ (ebd. II. § 4 (1) 3.) im Katalog der Aufgaben der Krankenpflege betonte eine eigenständige gesundheitsfürsorgerische Bedeutung der Krankenpflege (vgl. auch Siebers 1987; Behrends u.a. 1992, S. 9; Landenberger/Ortmann 1999, S. 29). Die Unterrichtszeit wurde im Vergleich zu der Ausbildungs- und Prüfungsverordnung von 1966 von 1200 Stunden in zehn Lehrfächern plus 100 Mindeststunden zur freien Verfügung auf 1600 Stunden in zwölf Lehrfächern plus 100 Stunden zur freien Verfügung angehoben. Eine stärkere Verzahnung von theoretischer und praktischer Ausbildung war vorgesehen und eine Präzisierung und Erhöhung der Anforderungen an die praktische Ausbildung entsprach wesentlichen berufspolitischen Forderungen (vgl. Kruse 1995, S. 158 ff.).

Aber – die zentrale berufliche Forderung nach einem ›Schutz der Berufsausübung‹ fand keine parlamentarische Mehrheit. Unter gesetzlichem Schutz steht bis heute lediglich die Berufsbezeichnung (vgl. KrpflG vom 4. Juni 1985, I. (Erlaubnis)). Auch die positiv vermerkte Einbeziehung gesundheitsfördernder Aufgaben blieb letztlich halbherzig. Sie spiegele sich in der Ausbildungs- und Prüfungsordnung nur unzureichend wieder. Es gibt dafür kein eigens vorgesehenes Fachgebiet oder spezifisch ausgewiesenen Stundenanteil (vgl. Bischoff 1996, S. 119). Der Stand der curricularen Entwicklung für die Ausbildung an Krankenpflegeschulen oder Weiterbildungseinrichtungen bleibt aufgrund der heterogenen Zuständigkeiten sehr disparat (vgl. Weidner 1995, S. 127 ff.). Eine der ›besondere‹ Situation der Pflegeberufe entsprechende ›besondere‹ Durchlässigkeit hin zum tertiären Bildungsbereich ist im Krankenpflegegesetz nicht vorgesehen. Uneinheitliche Regelungen, unklare Zuständigkeiten, differente Angebote verschiedener Ausbildungsträger, begrenzte horizontale und vertikale Durchlässigkeiten prägten bis Mitte der 90er Jahre die Ausbildungs- und Weiterbildungsstrukturen in den Pflegeberufen (vgl. Bals 1991; Krüger u.a. 1996b). Die berufliche Laufbahn für Pflegende endete noch häufig in der ›Sackgasse‹ (vgl. Landenberger/Lohr 1994) bzw. nach einer durchschnittlichen Berufsverweildauer von fünf bis zehn Jahren im Ausstieg aus dem Beruf (vgl. Landenberger/Ortmann 1999, S. 22). Nach 1985 flaute mit der Verabschiedung des Krankenpflegegesetzes die Diskussion zunächst ab. Doch im Zusammenhang mit Tarifauseinandersetzungen in der Krankenpflege Ende der 80er Jahre gelang es beruflichen Organisationen Tausende von Pflegerinnen und Pflegern zu mobilisieren und das Thema Pflegeausbildung wieder in die öffentliche Debatte einzubringen (vgl. DBfK-Großkundgebung 1989; Weinert 1989; Peretzki-Leid 1989). Mit Zahlen zum aktuellen Stand und Prognosen zur künftigen Entwicklung wurde eine auseinander klaffenden Schere zwischen gesellschaftlichem Pflegebedarf und Pflegenden aufgezeigt. Das Stichwort ›Pflegenotstand‹ brachte die Situation auf einen öffentlich wirksamen Nenner und forderte Politik und Wissenschaft zum Handeln auf (vgl. Bäcker 1990; Müller 1993; Schmidbauer 1992; Schwerpunktthema Pflegenotstand 1988; Weinert 1989). Die Berufsverbände erneuerten ihre Vorschläge für eine Verbesserung der Pflegeausbildung. Wie im Vorfeld der Debatte über das Krankenpflegegesetz 1985 vertrat die Gewerkschaft Öffentliche Dienste, Transport und Verkehr weiterhin ein Konzept der Integration der Pflegeausbildung in das duale Berufsbildungssystem. Zusammengefasst sind die zentralen Punkte dieses Konzepts bis heute: 1. eine gemeinsame Grundausbildung in den Berufen Altenpflege, Entbindungspflege, Kranken- und Kinderkrankenpflege auf der Grundlage des Berufsbildungsgesetzes; 2. Die horizontale Durchlässigkeit zwischen den Pflegeberufen wird durch Möglichkeiten der additiven Belegung unterschiedlicher Fachrichtungen nach der gemeinsamen Grundausbildung gewährleistet; 3. Möglichkeiten der vertikalen Durchlässigkeit orientieren sich an den Mustern anderer nach dem BBiG geregelten Berufe, so soll z.B. ein ›Meisterabschluss‹ eingeführt werden, der mit dem Nachweis einer fünfjährigen Berufstätigkeit und einem Aufnahmegespräch die Zulassung zum Studium ermöglicht (vgl. Peretzki-Leid 1991; Behrends u.a. 1992, S. 15). Am gravierendsten unterscheiden sich die Vorstellungen des DBfK von diesem Konzept in der Frage der Institutionalisierung der Pflegeausbildung. Der DBfK tritt (1.) für die Ansiedelung einer ›generalistischen‹ Erstausbildung der Pflegeberufe Krankenpflege, Kinderkrankenpflege und Altenpflege mit anschließender Spezialisierung in die einzelnen Fachgebiete an Berufsfachschulen ein (vgl. Bildungskonzept für Pflegeberufe 1990; Bildungskonzept Pflege 2000; Stellungnahme 2001) und lehnt die

Einordnung der Pflegeausbildung in das duale System ab. (2.) Die horizontale Durchlässigkeit ist durch die gemeinsame ›generalistische‹ Ausbildung angelegt, an die Spezialisierungen in den einzelnen Fachgebieten angeschlossen werden können. (3.) Der Zugang in den tertiären Bildungsbereich soll durch die Möglichkeit gewährleistet werden, dass der Abschluss der Berufsfachschule mit entsprechender Erweiterung des allgemeinbildenden Bildungsanteils zur allgemeinen Fachhochschulreife berechtigt. Ein weitgehend damit übereinstimmendes Konzept vertritt der ›Deutsche Bildungsrat‹, zum dem sich 1993 der DBfK, die Arbeitsgemeinschaft Deutscher Schwesternverbände e.v., der Bundesausschuss der Lehrerinnen und Lehrer für Pflegeberufe und die Organisation Leitender Krankenpflegekräfte e.v. zusammengeschlossen haben (vgl. Bildungskonzept 1994; Huneke/Krampe 1999). Für eine ›integrierte‹ Ausbildung, d.h. die Beibehaltung der spezifischen Ausbildungen in den Pflegeberufen Krankenpflege, Kinderkrankenpflege und Altenpflege mit unterschiedlich langen gemeinsamen Ausbildungsteilen treten dagegen noch der Berufsverband der Kinderkrankenschwestern und -pfleger sowie andere diesen Bereich repräsentierende Organisationen ein (vgl. Diskussionspapier 2000, S. 4 f.; Stellungnahme 2000). Der Beruf der ›Altenpflege‹ nimmt insofern abermals eine ›besondere‹, das Konzept einer ›generalistischen‹ Ausbildung erschwerende Stellung ein, da er nicht durch das Krankenpflegegesetz geregelt ist, sondern als sozialpflegerischer Beruf der Gesetzgebung der Länder unterliegt. Wann eine bundeseinheitliche Rahmenregelung der Ausbildung in der Altenpflege in Kraft treten kann, ist zur Zeit ungewiss. In seinem ›Diskussionspapier zur Novellierung des Gesetzes über die Berufe in der Krankenpflege‹ verteidigt das Bundesministerium für Gesundheit eine Politik des ›schrittweisen Vorgehens‹, wonach zunächst eine ›integrierte Ausbildung‹ für Krankenpflege und Kinderkrankenpflege vorgesehen werde, während gleichzeitig eine modellhafte Erprobung von gemeinsamen Ausbildungsstrukturen mit der Altenpflege erfolgen und Erfahrungen mit der bundeseinheitlichen Altenpflegeausbildung gewonnen werden sollten (Diskussionspapier 2000, S. 5). Für Vorschläge wie die generelle Forderung, Krankenpflegeschulen in das berufsbildende Schulsystem zu integrieren, wird – laut Diskussionspapier – auf Bundesebene kein Bedürfnis gesehen (ebd., S. 9; vgl. auch Stellungnahme des DBfK 2001) und auf Länderebene stellen sich bildungspolitische Intentionen überlagernde finanzpolitische Probleme, vor deren Hintergrund der Erhalt des Status quo das kleinere Übel bedeutet.

Vielfältige Ideen und eine große Spannbreite an Positionen, kleinere und größere Übel, umfassen auch die Diskussionen über Weiterbildungsangebote für den Pflegebereich. An der internationalen Diskussion orientiert und mit Blick auf einen zumindest europaweiten Arbeitsmarkt wird in der Pflegediskussion auch die Erstausbildung in Pflegeberufen auf Fachhochschulniveau erörtert, wie sie z.T. in anderen europäischen Ländern möglich ist (vgl. Zur Diskussion gestellt 1997). Andere Utopien wurden mit einem Schub durch die beispielgebenden neuen Bundesländer seit Beginn der 90er Jahre einer Verwirklichung näher gerückt. Die 90er Jahre brachten ein ›buntes Kaleidoskop‹ (Schaeffer 1998, S. 148) an Angeboten hervor. Insbesondere die Fachhochschulen engagierten sich stark in der Curriculumentwicklung für den Pflegebereich. 1999 wurden 37 Studiengänge an deutschen Hochschulen gezählt, davon fünf Universitätsstudiengänge (vgl. Pflegestudium nach Städten 1999). Darüber hinaus gibt es weitere Studiengänge im Überschneidungsbereich zwischen Pflege und Sozialpädagogik wie ›Gesundheit/Public health‹ (FH Hamburg) oder ›Gesundheitsförderung/-management‹ (FH Magdeburg).

Auch hier begleiten einige ›Besonderheiten‹ die Debatten und Auseinandersetzungen. So wurde z.B. die Einrichtung von pflegepädagogischen Studiengängen an Fachhochschulen gefordert – und institutionalisiert, obwohl dort traditionell keine pädagogischen Institute angesiedelt sind. »Liebe Fachhochschule, laß die Finger von der Lehrerausbildung! Du tust damit der Pflege keinen Gefallen!«, baten daher die Pflegepädagoginnen Claudia Bischoff und Petra Botschafter stellvertretend und plädierten dafür, der Pflege diesen Sonderweg zu ersparen (Bischoff/Botschafter 1992, S. 11; vgl. auch Bischoff/Botschafter 1991; Reiber 1995). Eine andere Besonderheit, die die traditionellen dysfunktionalen Hindernisse im Übergang zwischen dem Berufsbildungssystem und dem tertiären Bildungsbereich in der BRD mit wiederum spezifischen ›Besonderheiten‹ für den Pflegebereich aufzeigt, besteht darin, dass Pflegende mit überzogenen Anforderungen bezüglich ihrer Studieneingangsqualifikationen konfrontiert werden. Für das Studium des Studiengangs ›Pflege/Pflegemanagement‹ an der Alice-Salomon-Fachhochschule für Sozialarbeit und Sozialpädagogik in Berlin wurden z.B. folgende Zulassungsvoraussetzungen gefordert: Bei Vorliegen einer Hochschulzugangsberechtigung wird eine abgeschlossene Ausbildung in einem staatlich anerkannten Pflegeberuf und eine mindestens zweijährige Berufstätigkeit in einem Pflegeberuf vorausgesetzt. Bei einer Zulassung gem. § 11 des Berliner Hochschulgesetzes haben BewerberInnen

Realschulabschluss, eine abgeschlossene Ausbildung und mindestens vierjährige Tätigkeit in einem Pflegeberuf, die Teilnahme an einschlägigen Weiterbildungen oder anerkannten pflegebezogenen Fortbildungen, eine leitende Tätigkeit in einer Pflegeinstitution sowie nachgewiesene Dauerpflege/Kindererziehungszeiten vorzuweisen (vgl. Deutscher Berufsverband für Pflegeberufe 1995b, S. 7; Löser 1995, S. 11). Das Studium bleibt unter solchen Voraussetzungen einer exklusiven Minderheit vorbehalten. Entsprechend exklusive Realisierungschancen der Ausbildung auf dem Arbeitsmarkt sind nicht gesichert.

Der Weg in die Normalisierung von Aus- und Weiterbildung in den Pflegeberufen ist durch Besonderheiten gekennzeichnet, die ihn einerseits aufgrund vielfältiger Interessenunterschiede mit Hindernissen pflastern. Andererseits bieten die Debatten über Aus- und Weiterbildung aus der Besonderheit der Pflegeberufe heraus auch Chancen für das Überdenken traditioneller Ausbildungs- und Bildungsstrukturen und könnten für eine zukunftsfähige Hochschulentwicklung als Innovationspotenzial genutzt werden.

4.5.5 ›Professionalisierung‹ – Anpassungsprozesse eines beruflichen Leitbildes

Seit Beginn der 70er Jahre zeichnete sich eine Verstärkung und Vervielfältigung des Professionalisierungsdiskurses ab. Berufspolitik, die Diskussion über Berufsbilder, die Themen Krankenpflegeforschung und Aus- und Weiterbildung standen unter dem Leitstern ›Professionalisierung‹ (vgl. Elster 1972d, S. 393; Henkel 1979; Krohwinkel 1979; Dörrie 1980; Steppe 1989). Mehr und mehr entwickelte sich ›Professionalisierung‹ zu einem berufspolitischen Leitbild, das Sachkenntnis, Verantwortung, berufliche Ethik, berufliche Autonomie sowie den Anschluss an die internationale Diskussion und Entwicklung im Krankenpflegeberuf symbolisierte.

Inhaltliche Schwerpunkte der Debatte über Professionalisierung waren in den 80er Jahren der Zugang zum tertiären Bildungsbereich und die Begründung und Einführung der Pflegeforschung. Ab Anfang der 90er Jahre gehörte – vor allem in Zusammenhang mit der Akademisierung der Ausbildung und der Qualifizierung von Lehr- und Führungspersonal – der Begriff ›Professionalisierung‹ zum etablierten Sprachgebrauch. 1994 führte die Redaktion der Zeitschrift *Pflege Aktuell* in die jährliche Inhaltsübersicht das Stichwort ›Professionalisierung‹ ein. Darunter wurden so unterschiedliche Inhalte wie Karriereplanung, Weiterbildung, professionelle Sprache, Berufspolitik und Führungsprobleme zusammengefasst. Überzeugungsarbeit nach außen und Überzeugungsarbeit nach innen kennzeichneten den Professionalisierungsdiskurs des Berufsverbandes. Nach außen gegenüber RegierungsvertreterInnen, Behörden, gesundheitspolitischen Arbeitsgruppen usw. wurde argumentiert, eine professionelle Pflege benötige institutionelle und rechtliche Grundlagen. Ein neues Krankenpflegegesetz und ein bundeseinheitliches Altenpflegegesetz müsse den veränderten beruflichen und gesellschaftlichen Anforderungen Rechnung tragen (vgl. Berufspolitik 1994; Wagner 1996; Schwerpunktthema Altenpflegegesetz 1990). Insbesondere sei – auch angesichts der Konkurrenz durch private Pflegeunternehmen – in Hinblick auf eine Qualitätssicherung der Schutz der Berufsausübung, d.h. die Bindung der Berufsausübung an eine nachweislich erbrachte theoretische und praktische Ausbildung oder zumindest die gesetzliche Fixierung von ›Vorbehaltsaufgaben‹, d.h. an eine qualifizierte Ausbildung gebundene einzelne Aufgaben, überfällig (vgl. Apotheker organisieren Pflegedienste Auf dem Weg ins 21. Jahrhundert 1996; Plantholz 1996; Sowinski 1998). Unter dem Stichwort ›Pflegekammer‹ wurde mit unterschiedlichen Positionen über geeignete Institutionen und Organisationen zur Wahrnehmung beruflicher Qualitätssicherung und Qualitätskontrolle in eigener beruflicher Verantwortung diskutiert (vgl. Schwochert 1991; Kroeker 1991; ›Kammer für Pflegeberufe‹ 1995; Deutscher Berufsverband für Pflegeberufe 1995c; Initiativgruppe DBfK 1998 sowie aus anderer Perspektive: Dielmann 1997).

Nach innen versprach man (sich) und den Mitgliedern von einer Vertiefung des Pflegewissens und einer Akademisierung der Ausbildung nicht nur eine Verbesserung der Pflegepraxis, sondern darüber hinaus gesellschaftliche Anerkennung und in der Folge eine Förderung der beruflichen Autonomie. »Warum Krankenpflegeforschung [...] nicht die Effektivität der krankenpflegerischen Handlungs- und Verhaltensweisen für die Gesundheit nachweisen und ständig zu deren Förderung beleiten sollte, ist heute nicht mehr einzusehen! Sie würde der Tätigkeitsbeschreibung und der Abgrenzung der Tätigkeitsbereiche in der Krankenpflege dienen, Schrittmacher für die Erstellung einer Berufsordnung sein und dem Interesse der Gründung einer Berufskammer für Krankenpflege dienen« (Henkel 1979, S. 83; vgl. auch Kesselring 1996). Zur ›wirklichen Professionalisierung‹ gehöre ›die Entwicklung eines politischen

Berufsbewußtseins‹, hatte Ruth Elster, die damalige Präsidentin des Agnes Karll-Verbandes 1972 festgestellt (Elster 1972c, S. 195). Dem Konzept ›Professionalisierung‹ wurde zugetraut, unter den Pflegenden über politische und soziale Unterschiede hinweg Einheit und Handlungsfähigkeit zu stiften. Der Aufruf zu ›Professionalisierung‹ war ein Aufruf zu berufspolitischem Engagement und Geschlossenheit. Ein Rückgriff auf gemeinsame Bezugspunkte der Konzepte ›Berufung‹ und ›Professionalisierung‹, die Betonung der Bedeutung beruflicher Ethik, diente nicht zuletzt dem Abbau der Spannung zwischen einer pflegerischen Elite und einfachen Pflegekräften, wie sie z.b. in der Distanz zum Thema ›Pflegeforschung‹ zum Ausdruck kam (vgl. Krampe 1991). Die Professionalisierungsdebatte des DBfK bis Ende der 80er Jahre ist durch Stilelemente des Überzeugens, Überredens, Begründens charakterisiert. Zu einer »wirklichen Professionalisierung [...]« gehöre »die Entwicklung eines politischen Berufsbewußtseins, das Selbständigkeit und Mitsprache auf allen Ebenen anstrebt. Bedingung ist die Bereitschaft sich endgültig und umfassend zu emanzipieren. Unser Berufsverband dient als Interessenvertretung dieser gemeinsamen Ziele« (Elster 1972c, S. 195).

Berufspolitik und die Arbeit an der Umsetzung scheinbar objektiv vorgegebener ›Professionalisierungskriterien‹ gingen ineinander über. Die Förderung der Pflegewissenschaften, die Einführung von Pflegetheorien, die Diskussionen über das Berufsbild und entsprechende Professionalisierungsstrategien versprachen in einer eigenwilligen Gleichsetzung von Berufspolitik und Professionalisierungsprozess die Annäherung an ›Professionalisierungskriterien‹. »Entsprechend den Professionalisierungskriterien [...]« ordnete der DBfK die Handlungsprioritäten in seinem ›Aktionsprogramm 2000‹: »1. Ausweitung der beruflichen Selbstbestimmung 2. Pflegeethik 3. Ausweitung der umfassenden Dienstleistungen 4. Erhöhung des Organisationsgrades 5. Steigerung der gesellschaftlichen Anerkennung. [...] Dieser Prozeß kann nicht Selbstzweck sein, vielmehr dient er dazu, eine qualitativ hochwertige Pflege sicherzustellen und weiterzuentwickeln« (Deutscher Berufsverband für Pflegeberufe 1995b). ›Professionalisierungskriterien‹ strukturierten die Berufspolitik.

Seit Mitte der 90er Jahre eröffnete sich parallel zu dem oben skizzierten Strang der Diskussion eine andere Ebene. Kennzeichen dieser Beiträge sind zunehmende Selbstreflexion und Selbstkritik. Über die bisher von der berufspolitisch aktiven Pflegelite verwandten Begriffe und Instrumentarien wird neu nachgedacht. Die Erstellung von Pflegeprozess-

Dokumentationen verkomme zum lästigen Abhaken, denn in der Praxis sei der Pflegeprozess nur unzureichend durch eine entsprechende Pflegetheorie fundiert (Höhmann 1996). Ähnliche Überlegungen führten zur Kritik der ›Pflegediagnosen‹, eines zum Teil euphorisch aufgenommenen Instruments zur Strukturierung und Aufwertung der Pflegepraxis. Der Nutzen von Pflegediagnosen bestünde darin, dass sie »all jene Felder von Gesundheit, für die die Pflege verantwortlich ist, einheitlich (benennen) [...]« (Höhmann 1995b, S. 13), sie unterstützten dadurch Professionalisierungsbestrebungen der Pflege, da sie durch die Festlegung der Inhalte und Beschreibung der pflegerischen Tätigkeit eine Antwort auf die Frage, was Pflege ist, ermöglichten. Eine direkte Übertragung des Konzepts Pflegediagnosen nach US-amerikanischem Vorbild, vernachlässige aber das Problem, dass Pflege in Deutschland noch nicht in gleichem Maße wie in den USA theoretisch fundiert sei. Außerdem seien in der Bundesrepublik Deutschland stärker ressourcen- als defizitorientierte Konzepte maßgeblich. Eine unkritische Übertragung auf die Pflegepraxis in Deutschland sei daher kontraproduktiv (vgl. Steppe 1995).

Diese Veränderungen der Debatte reflektieren eine zunehmende Differenzierung zwischen Pflegepolitik und Pflegeforschung, die die Institutionalisierung von Pflegestudiengängen an staatlichen Hochschulen möglich gemacht hat. Neben die stark berufspolitisch dominierte Diskussion über Professionalisierung trat eine wissenschaftliche Reflexion der Bedingungen sowie der Verwendung und Geltungsbereiche von ›Professionalisierungsinstrumenten‹ und ›Professionalisierungsstrategien‹. Der Fokus der Überlegungen verschob sich von ›Professionalisierungskriterien‹ auf die wissenschaftliche Überprüfung ›professionellen pflegerischen Handeln‹ (vgl. Bartholomeyczik 1997; Weidner 1995), von der Ebene kollektiven Handelns und der Professionalisierung eines Berufes auf die Ebene beruflich handelnder Individuen.

Die Einführung der Pflegeversicherung, die 1995 für den ambulanten, 1996 für den stationären Bereich in Kraft gesetzt wurde, stieß längst überfällige Debatten an. Zum einen gab sie der Diskussion über Berufsbilder in den Pflegeberufen einen nachdrücklichen Stoß. Zum einen setzte sie Rahmenbedingungen für eine Selbstverständnisdiskussion der Pflegeberufe, die (insbesondere auch theoretisch begründete) Entscheidungen herausfordert. Mit der Einführung der Pflegeversicherung wurde ein Bedarf an häuslicher und ambulanter Pflege anerkannt, der durch die bestehenden außerhäusigen Einrichtungen, z.B. durch Sozialstationen (vgl. Höfert 1985; Stüwe 1993; Wanjura 1989), nicht

befriedigt werden konnte. Mit Blick auf einen zukunftsfähigen Teilar-
beitsmarkt Pflege wurden z.T. heftig umstrittene Vorschläge zur Entwicklung neuer Pflegeberufe in die Debatte eingebracht. Eine Überle-
gung zielt dahin, neue sozialpflegerische Berufsbilder im Bereich
häuslich-ambulanter Versorgung einzuführen. Das Bundesinstitut für
Berufsbildung (BIBB), das den gesetzlichen Auftrag hat, die Bundesre-
gierung in grundsätzlichen Fragen der Berufsbildung zu beraten, empfahl z.b., die »Schaffung eines neuen Ausbildungsberufes für die
Betreuung und Unterstützung hilfe- und pflegebedürftiger kranker, alter
oder behinderter Menschen, der über die erforderlichen gesundheits-
und sozialpflegerischen, rehabilitativ-aktivierenden und hauswirtschaftlichen Qualifikationen verfügt« (Dualisierung der Pflegeberufe 1999, S. 2)
auf der Grundlage des Berufsbildungsgesetzes. Die dualbetriebliche
Organisation der Ausbildung wurde mit arbeitsmarktpolitischen Argumenten begründet. Angesichts der weiterhin angespannten Ausbil-
dungsplatzsituation sei es dringend erforderlich, expandierende Beschäf-
tigungsfelder, wie die ambulante Pflege, für die duale Ausbildung zu
erschließen (vgl. auch Meifort/Becker 1995). Das neue Berufsbild
›Hauspflegefachkraft‹ (Meifort 1995) oder ›Gesundheitspflege‹ (Mei-
fort/Mettin 1998) sei ein Versuch, zersplitterte Qualifikationen in Hinblick auf die veränderten Bedarfslagen (demographischer Wandel, Mul-
timorbidität, Umbau des Gesundheitswesens mit dem Primat: ambulant
vor stationär, Leistungen nach dem Pflegeversicherungsgesetz) zusam-
menzufassen. Der DBfK protestierte gegen diese Überlegungen und
forderte statt dessen die Novellierung des Krankenpflegegesetzes und
die Umsetzung eines bundeseinheitlichen Altenpflegegesetzes (vgl.
DBfK-Standpunkt 1996). Von den Gewerkschaften wird die Initiative
des Bundesinstituts für Berufsbildung grundsätzlich unterstützt. Doch
zwischen den Sozialpartnern, insbesondere der Bundesvereinigung
Deutscher Arbeitgeberverbände und den Gewerkschaften ÖTV und
DAG bzw. ver.di, bestehen erhebliche Differenzen bezüglich der Ausbildungsdauer und des Qualifikationsniveaus des neuen Berufs (vgl.
Dielmann 1998b). Solange die Positionen sich hier nicht annähern, ruht
das Verfahren.

Die Frage, welche Pflegeberufe eingerichtet werden sollen, steht für
Vertreterinnen und Vertreter der Pflegeberufe in Zusammenhang mit
der theoretischen Begründung von Pflege (und weniger im Zusammenhang mit arbeitsmarktpolitischen Überlegungen). Bisher wurde in berufspolitischer Hinsicht die ›Eigenständigkeit‹ der Pflege in der ›Grund-

pflege‹ verortet (vgl. Elster 1973, S. 13; Reimann 1982; Steppe 1989). Diese Strategie ist in dieser Arbeit als spezifische Schließungsstrategie gegenüber der medizinischen Profession und Orientierung an signifikanten Bündnispartnern interpretiert worden (vgl. insbesondere die Abschnitte 4.1.6, 4.4.3 und 4.5.2). Parallel zu dieser Grundlinie hatte es immer auch kritische Strömungen gegeben, die entweder eine theoretische Fundierung dieses berufspolitischen Leitmotivs forderten (vgl. z.b. die Debatten im Zusammenhang mit ›Ganzheitlichkeit‹ in der Pflege, Abschnitt 4.5.2) oder ein stärkeres Gewicht auf naturwissenschaftlich-medizinische und/oder körperbezogene Dimensionen von Pflege legten. Die Pflege optiere falsch, so Cornelia Kling-Kirchner, wenn sie sich auf die ›Grundpflege‹ als autonomes Handlungsfeld von Pflege konzentriere und zwar sowohl aus strategischen Gründen, da Aufgaben der Behandlungspflege immer mehr zunähmen, wie auch aus inhaltlichen Gründen, denn mit dem Verständnis von Pflege als Beziehungshandeln drohe eine ›Versozialwissenschaftlichung‹ (vgl. Kling-Kirchner 1994a, S. 603), eine Akademisierung in der Regie von SozialwissenschaftlerInnen. Demgegenüber seien Pflegende dazu aufgerufen, ihr eigenständiges Arbeitsgebiet unabhängig von der Unterscheidung zwischen ›Grund‹- und ›Behandlungspflege‹ zu klären. Das ›Proprium‹ pflegerischen Handelns bestünde in einem komplexen phänomenologischen Zugang zum menschlichen Körper im Rahmen einer asymmetrischen Hilfebeziehung (vgl. Kling-Kirchner 1994b, S. 9). Hauptuntersuchungsgegenstand müsse der ›Körperbegriff der Pflege‹ und ihr ›somatischer Ansatz‹ sein (ebd.). Als »weitreichenden Fehltritt« bezeichnete Sabine Bartholomeyczik die Unterscheidung zwischen ›Grund‹- und ›Behandlungspflege‹ (Bartholomeyczik 1997, S. 16), der mit dazu beigetragen hat, Pflege ›sprachlos‹ zu machen. Eine Aufteilung der Aufgaben in eine körperbezogene und hauswirtschaftliche ›Grundpflege‹ und assistierende ›Behandlungspflege‹, wird argumentiert, sei nicht mehr zeitgemäß und beruhe auf dem Modell der Krankenpflege als ärztlichem Hilfsberuf. Sie entspräche nicht der Dynamik des Pflegeprozesses, der sich an Pflegephänomenen orientiere (vgl. Bartholomeyczik 1997; Schwarzmann 1999).

Durch die Einführung der Pflegeversicherung hat die Unterscheidung zwischen ›Grund‹- und ›Behandlungspflege‹ eine eigene Dynamik entwickelt, die weit über die Frage beruflicher Eigenständigkeit hinausreicht. Die Unterscheidung zwischen ›allgemeiner‹ und ›spezieller‹ Pflege, zwischen ›einfacher‹ und ›qualifizierter Behandlungspflege‹ oder ›verrichtungsbezogenen‹ und ›nicht verrichtungsbezogenen‹ Maßnahmen nach dem Pflegeversicherungsgesetz hat erhebliche Konsequenzen für die Pflegequalität und für die Finanzierung pflegerischer Leistungen und ist entsprechend umstritten (vgl. Kesselheim 2001; Klie 1998). Von entsprechenden Definitionen und ihrer Anerkennung hängen u.a. die Einstufung der Pflegebedürftigkeit und die Zuständigkeitsgrenzen zwischen Krankenversicherung, Pflegeversicherung und häuslicher Hilfe ab. Die Infragestellung der Unterscheidung zwischen ›Grund‹- und ›Behandlungspflege‹ zieht insofern eine Debatte über weitere herkömmliche Trennungen nach sich bzw. ist in sie eingebettet und weist auf Perspektiven mit gravierenden bildungspolitischen, gesundheitspolitischen und sozialpolitischen Folgen. Die Fragwürdigkeit der Unterscheidung nach Lebensaltern, z.b. zwischen Kinder- oder Altenpflege oder Einsatzorten, z.b. zwischen klinischer und ambulanter Pflege stellt die Zuschneidung traditioneller Berufsbilder infrage. Eine Revision der Unterscheidung zwischen Krankheit (in der Zuständigkeit der Krankenkassen) und Behinderung (in der Zuständigkeit der Pflegekassen oder anderer öffentlicher und privater Hilfen) und grundsätzlich zwischen Krankheit und Gesundheit (Gesundheitsförderung und Prävention) wirkt sich auf gesundheitspolitische Grundsatzentscheidungen und ihre sozialpolitische Umsetzung aus. Konsequent weitergedacht bedeuten diese Überlegungen die Notwendigkeit einer weiteren Verwissenschaftlichung und einer über berufspolitische Grenzen hinausgehenden Politisierung des Professionalisierungsprojektes Krankenpflege gleichermaßen und demnach nicht nur eine theoretische Weiterentwicklung professionellen körper- und beziehungsbezogenen Handelns, sondern darüber hinaus die Auseinandersetzung mit dem Arbeitsfeld ›care‹, mit der Ethik, der Organisierung, der gesellschaftlichen Begründung und Entwicklung professionellen und der Förderung zwischenmenschlichen Helfens.

4.5.6 Zusammenfassung

Eine pragmatische Arbeit am Professionalisierungsprozess kennzeichnet das Professionalisierungsprojekt Krankenpflege in der Zeit zwischen 1972 und 2000. Durch Expansion und Bewegung gelang es dem Berufsverband, seinen Einfluss auf die Entwicklung der Pflegeberufe zu stärken. Die Integration männlicher Pflegekräfte und die Verbindung von Agnes Karll-Verband und anderen Organisationen der Deutschen Schwesterngemeinschaft zum Deutschen Berufsverband für Pflegeberufe waren die Grundlage dafür, dass sich die Nachfolgerin der Berufsorganisation der Krankenpflegerinnen Deutschlands zu einem der größten und einflussreichsten Pflegeverbände in der Bundesrepublik Deutschland entwickeln konnte. Nicht nur andere Verbände, sondern eine breite Palette an z.T. völlig anders geregelten Pflegeberufen (Bsp. Altenpflege) wurde aufgenommen, ›eingeschlossen‹ (vgl. Abschnitt 2.3). Dies wirkte sich auf die verfolgten Ziele und Konzepte aus. Es galt, eine weitaus größere Bandbreite an Interessen zu integrieren und zu vertreten. ›Professionalisierungstheorien‹, konkreter ›Professionalisierungskriterien‹ übernahmen identitätsstiftende Funktionen. Mit Blick auf gesellschaftlicher Anerkennung, ›Statusverbesserung‹, und eine Emanzipation aus der Arztabhängigkeit zielte ›Professionalisierung‹ auf konkrete Utopien.

Gegenpol zu einem eher instrumentell verstandenen Konzept von Professionalisierung im Sinne einer Annäherung an die Professionalisierungskriterien spezialisiertes Wissen, akademische Ausbildung, berufliche Ethik und Vertretung der Interessen durch eine Berufsorganisation bildeten in den 70er Jahren emanzipatorische, technikkritische, beziehungs- und subjektorientierte Vorstellungen, die zusammengefasst unter dem Stichwort ›Ganzheitlichkeit‹ diskutiert wurden. Hier wurden Konzepte tradiert, die seit der Entstehung der Berufsorganisation einen roten Faden durch die Professionalisierungsdiskurse der untersuchten Pflegezeitschriften gezogen hatten: Mütterlichkeit als Beruf, Dienstideal, ethische Orientierung und die Situierung in einem komplexen Arbeitsfeld ›care‹. Konzepte wie ›patientenorientierte Pflege‹, ›Hausarbeitsnähe‹ pflegerischer Arbeit oder ›holistische Pflege‹ konnten bisher noch nicht theoretisch überzeugend umgesetzt werden. Aber sie sind bedeutsam und bedeutsam geblieben durch ihre Perspektive auf eine ›gute‹ Pflege und als Korrektiv eines auf Statusverbesserung zielenden Professionalisierungsprojektes.

Eine Emanzipation durch Professionalisierung jenseits von ›Geschlecht‹, das kann auf der Grundlage erster, noch zu vertiefender Analysen zur Repräsentation verschiedener Positionen und Aufgabenbereiche nach Geschlecht vermutet werden, wird es auch in der Pflege nicht geben. Bei der Besetzung von Funktionsstellen gibt es eine disproportionale Verteilung nach Geschlecht. Verhältnismäßig mehr Männer kommen in einflussreiche, gut dotierte Positionen. Auch ist die Trennung pflegerischer Aufgabenbereiche in statusniedrige an ›care‹ orientierte Grundpflege und statushöhere an der Medizin orientierte Behandlungspflege Teil geschlechtsdifferierender ›boundary work‹ (vgl. Abschnitt 2.4).

Prozesse einer Normalisierung in der ›Besonderheit‹ kennzeichnen Entwicklungen in den Bereichen Aus- und Weiterbildung während dieses Untersuchungszeitraums. Im Rahmen der Erstausbildung wurde die Organisierung als Ausbildung besonderer Art zwischen dualbetrieblicher und schulischer Ausbildung durch das Krankenpflegegesetz aus dem Jahre 1985 beibehalten. Interessengegensätze blockieren notwendige Reformen. Vertreterinnen und Vertreter des Professionalisierungsprojektes streben eine scheinbar statushöhere Ausbildung im Rahmen einer schulischen Ausbildung oder einer Fachhochschulausbildung an. Gleichzeitig wird das Ziel einer gemeinsamen Grundausbildung für alle Pflegeberufe verfolgt. Im Gegensatz dazu stehen traditionelle sozialpflegerische Ausbildungsberufe und neue Modelle im Rahmen der dualbetrieblichen beruflichen Bildung. Soziale Grenzziehungen und Schließungsprozesse kennzeichnen die Auseinandersetzungen zwischen Berufsorganisation und Gewerkschaften in diesem Feld.

Weiterbildungsangebote wurden seit den 90er Jahren weitgehend in das tertiäre Bildungssystem integriert. Inzwischen existiert eine Vielzahl verschiedener Pflegestudiengänge, vor allem in den Bereichen Pflegewissenschaft, Pflegemanagement und Pflegepädagogik. Auch diese Entwicklung birgt die für Pflegeberufe so typischen ›Besonderheiten‹, hier, die Einrichtung pflegepädagogischer Studiengänge an Fachhochschulen oder die im Vergleich hohen Studieneingangsvoraussetzungen.

Mit der Institutionalisierung von Pflegestudiengängen und Pflegewissenschaften an den Hochschulen haben sich berufspolitische und theoretische Professionalisierungsdiskurse mehr und mehr differenziert und getrennt. Dabei wurden Reichweite und Verwendbarkeit der als ›Professionalisierungsinstrumente‹ eingeführten theoretischen Konzepte wie Pflegeprozess oder Pflegediagnosen einer kritischen wissenschaftlichen Überprüfung unterzogen. Eine Phase zunehmender Selbstreflexivität zeichnet sich ab. Neben Fragen, die seit den 80er Jahren die Diskussion beherrschten: Ist die Pflege, gemessen an ›Professionalisierungskriterien‹, eine Profession bzw. kann sie zu einer Profession werden? treten verstärkt Auseinandersetzungen mit Grundlagenproblemen des Arbeitsfeldes Pflege. Ein Beispiel hierfür sind neuere Debatten über das Verhältnis zwischen Grund- und Behandlungspflege und die damit aufgeworfenen pflegetheoretische Fragen nach einer ›guten‹ Pflege, die quer liegen zu einer Orientierung an den Arbeitsfeldern ›care‹ und ›cure‹ und den damit verknüpften, auch historisch begründeten beruflichen Schließungsprozessen.

Ausblick

Die Frage nach einer ›guten‹ Pflege reicht hinaus über spezialisierte berufspolitische Debatten, die dazu tendieren den Blick auf Einzelprobleme und überschaubare Maßnahmen zu verengen. Die Bedeutung dieser Frage wird in der täglichen Arbeit erfahren. Sie ist Teil der Debatten zu ›Überbürdung‹ und ›Überlastung‹, ›Pflegenotstand‹, ›Burn-out‹-Erscheinungen. Und sie ist Teil einer gesellschaftlichen Utopie, die Pflege und Fürsorge als zentrale Kräfte sozialer Bindung und menschenwürdigen gesellschaftlichen Zusammenlebens wertet. Die Frage nach einer ›guten‹ Pflege verknüpft die Themen Emanzipation und Professionalisierung in Pflegeberufen zu komplexen beruflichen Deutungsmustern, die in einem Spannungsverhältnis zueinander stehen und doch immer wieder aufeinander verweisen.

Emanzipationsdiskurse zielen auf doppelte, ineinander verschränkte Dimensionen: Auf eine Emanzipation der Gruppe ›Frauen‹, eine Auseinandersetzung mit Verhältnissen und Verhinderungen ihrer Selbstbestimmung in Öffentlichkeit und Privatheit einerseits und auf die Emanzipation des Frauenberufs ›Krankenpflege‹ bzw. der Pflegeberufe im Gesamt aus der Arztabhängigkeit und der Abhängigkeit von Behörden und Bürokratien hin zu beruflicher Selbstbestimmung und ›Eigenständigkeit‹ andererseits. An Prozesse der Berufskonstruktion und der Professionalisierung lehnen sich Zumutungen und Selbstdeutungen der Geschlechterdifferenz an. Sie bahnen den Weg für die Herstellung von Hierarchien zwischen Berufen und in Berufen. Ein Schritt hin zu mehr Eigenständigkeit und Unabhängigkeit ist die Überwindung traditioneller Bilder, die Pflege an Geschlechterdifferenzen knüpfen. Ohne sie gänzlich zu verabschieden. Denn sie bergen auch Deutungen einer ›guten‹ Pflege, einer Pflege, die sich einer Ökonomisierung menschlicher Beziehungen, der Spezialisierung und Technisierung, der Hierarchisierung und Rationalisierung, nicht einfach fügt. Ein Großteil der in dieser Arbeit untersuchten Professionalisierungsdiskurse setzt sich damit auseinander. Aber darüber hinaus zielt das Professionalisierungsprojekt (Kranken)pflege auf gesellschaftliche Anerkennung, Statusverbesserung und die Herstellung einer professionellen Identität von Pflegenden. Berufliche Schließungsstrategien überlagern notwendig problembezogene berufliche Entscheidungen. Nur vor diesem Hintergrund ist z.b. das schwierige Verhältnis zur Laienpflege zu verstehen. Eine kritische Distanz zu berufspolitisch motivierten Konzepten könnte den Prozess einer reflexiven Professionalisierung, der in Ansätzen bereits erkennbar ist, sichern und fördern. Der Arbeitsbereich Pflege wurde theoretisch und gesellschaftspolitisch zu lange vernachlässigt. Insofern sind an eine Akademisierung der Pflege, an Pflegestudiengänge und Pflegewissenschaften große Hoffnungen geknüpft. Dass in diesem Arbeitsfeld im beruflichen wie im häuslichen Bereich überwiegend Frauen tätig sind, muss eine Herausforderung an die theoretische Arbeit bleiben. Denn Trennung und Hierarchisierung in berufliche und häusliche, spezialisierte und allgemeine Pflege zeigt das ›Geschlecht bei der Arbeit‹ mit sehr konkreten gesundheitspolitischen und sozialpolitischen Folgen.

Anhang

Zeittafel

1902	Gesetz zum Schutz des Genfer Neutralitätsabzeichens.
1903	11.1. Gründung der Berufsorganisation der Krankenpflegerinnen Deutschlands (B.O.K.D.). Präsidentin: Agnes Karll (bis 1927).
1904	Mitgliedschaft der B.O.K.D. im ›International Council of Nurses‹ (ICN).
1905	Regelmäßiges Erscheinen des ›Mitteilungsblattes‹ der B.O.K.D.
1906	Die B.O.K.D. gibt ihr Publikationsorgan ›Unterm Lazaruskreuz‹ heraus. Schriftleitung: Agnes Karll (bis 1927).
1906	22.3. ›Vorschriften über die staatliche Prüfung von Krankenpflegepersonen‹ des deutschen Bundesrates.
1906	Mitgliedschaft der B.O.K.D. im ›Bund Deutscher Frauenvereine‹ (BDF).
1907	10.5. Als erstes Bundesland setzt Preußen den Bundesratsbeschluss zur staatlichen Prüfung von Krankenpflegepersonen in Landesrecht um.
1909	Agnes Karll wird zur Präsidentin des ICN gewählt.
1910	Mitgliedschaft der B.O.K.D. in der ›Internationalen Abolitionistischen Föderation‹.
1910	Mitgliedschaft der B.O.K.D. im ›Bund für Mutterschutz‹.
1912	Die B.O.K.D. lädt zum ICN-Kongress nach Köln ein.
1912	Weiterbildungsangebot für B.O.K.D.-Schwestern an der Frauenhochschule Leipzig.
1914	3.8. Kriegsbedingter Erlass für Notprüfungen in der Krankenpflege.
1915	Gesetz zum Schutz von Berufstrachten und Berufsabzeichen.
1917	›Vorschriften über die staatliche Prüfung von Säuglingsschwestern in Preußen‹. Beginn einer gegenüber der Krankenpflege eigenständigen Berufsentwicklung.
1918	Weiterbildungsangebot für B.O.K.D.-Schwestern an der ›Kaiser-Wilhelm-Schule des Vaterländischen Frauenvereins‹.
1921	19.7. Reformierte Prüfungsordnung für Krankenpflegepersonen in Preußen.
1921	Fortführung der Leipziger Frauenhochschule als ›Sozialpädagogisches Frauenseminar der Stadt Leipzig‹.
1924	Verordnung über die Arbeitszeit in Krankenpflegeanstalten.
1925	Weiterbildungsangebot für B.O.K.D.-Schwestern an der ›Deutschen Akademie für soziale und pädagogische Frauenarbeit‹.
1926	Öffnung der B.O.K.D. für Säuglingspflegerinnen und Wohlfahrtspflegerinnen.

1927	Agnes Karll stirbt.
1927	Präsidentin der B.O.K.D.: Maida Lübben (bis 1933).
1927	Schriftleitung der Zeitschrift ›Unterm Lazaruskreuz‹: Büro der B.O.K.D.
1927	Weiterbildungsangebot für B.O.K.D.-Schwestern im Rahmen der Fortbildungslehrgänge für Oberinnen und Schwestern in leitenden Positionen an der Hygiene-Akademie Dresden.
1927	Einweihung des ›Eigenheims‹ der B.O.K.D. in Berlin.
1933	Präsidentin der B.O.K.D.: Helene Blunck (bis 1938).
1933	NS-Schwesternzeitschrift: ›Dienst am Volk‹ erscheint bis Heft 4 mit dem Deckblatt ›Unterm Lazaruskreuz‹.
1933	Schriftleitung der Zeitschrift ›Dienst am Volk‹: Margarete Dieckmann (bis 1935).
1933	Zeitschrift der Reichsfachschaft Deutscher Schwestern und Pflegerinnen (ZdR). Schriftleitung: Amalie Rau (bis 1934).
1934	Schriftleitung der ZdR: Oberin Bornefeld, kurz darauf Erna Mach.
1935	Schriftleitung der Zeitschriften ZdR und ›Die Deutsche Schwester‹: Hatto Weiß (bis 1939).
1936	Umbenennung der ZdR in: ›Die Deutsche Schwester‹.
1938	Gesetz zur Ordnung der Krankenpflege.
1939	Schriftleitung der Zeitschrift ›Die Deutsche Schwester‹: Karin Huppertz (bis 1945).
1945	Neugründung der B.O.K.D. als Agnes Karll-Verband (AKV).
1945	Vorsitzende des AKV: Helene Blunck (bis 1953).
1947	Der AKV gibt sein Publikationsorgan ›Die Agnes Karll-Schwester‹ heraus.
1948	Schriftleitung der Zeitschrift ›Die Agnes Karll-Schwester‹: Margarete Lungershausen (bis 1960).
1948	Gründung der Deutschen Schwesterngemeinschaft (DSG). Mitgliedsverbände: Agnes Karll-Verband, die Mutterhäuser vom Roten Kreuz, der Bund Freier Schwestern (ötv) und Einzelmitglieder. Vorsitzende: Elsbeth Heise (AKV).
1948	Mitgliedschaft der DSG im ICN.
1953	26.10. Gründung der Krankenpflegehochschule ›Agnes Karll‹ des AKV in Berlin.
1954	Gründung des AKV Bundesverbandes.

1954	Vorsitzende des AKV: Margarete Lungershausen (bis 1957). Geschäftsführung ab 1955 bis 1957: Ruth Elster .
1957	Vorsitzende des AKV: Ruth Elster, zeitgleich 1. Vorsitzende der DSG (bis 1973).
1957	15.7 Gesetz über die Ausübung des Berufs der Krankenschwester, des Krankenpflegers und der Kinderkrankenschwester (Krankenpflegegesetz).
1960	13.1. Gesetz über den zivilen Ersatzdienst.
1960	Schriftleitung der Zeitschriften ›Unterm Lazaruskreuz‹ und ›Krankenpflege‹: Anneliese Fricke (bis 1983).
1965	ICN-Kongress in Frankfurt.
1965	20.9. Gesetz zur Änderung des Krankenpflegegesetzes. Einführung des Berufsabschlusses ›Krankenpflegehilfe‹.
1967	6.5. Korporativer Anschluss des Fachverbands der Krankenpfleger (FDK) an den AKV.
1967	Umbenennung der ›Agnes Karll-Schwester‹ in: ›Die Agnes Karll-Schwester – Der Krankenpfleger‹.
1967	25.10. Übereinkommen der Europäischen Wirtschaftsgemeinschaft (EWG) über die theoretische und praktische Ausbildung in der Krankenpflege.
1971	Aufnahme des Bundesverbandes der Krankenpflegehelferinnen und -helfer in den AKV.
1972	Umbenennung der Zeitschrift des AKV in ›Krankenpflege‹.
1973	Gründung des Deutschen Berufsverbands für Krankenpflege (DBfK). Zusammenschluss der DSG ohne die Mutterhäuser vom Roten Kreuz (Austritt 1957) und die Schwesternschaft der Gewerkschaft Öffentliche Dienste, Transport und Verkehr (Austritt 1971) unter Federführung des AKV.
1973	Vorsitzende des DBfK: Änne Schneider (bis 1974). Bundesgeschäftsführerin: Rosemarie Weinrich (bis 1988).
1974	Vorsitzende des DBfK: Dorothea Eberhardt (bis 1976).
1974	Eröffnung des Weiterbildungszentrums Essen (BZE) des DBfK
1976	Vorsitzende des DBfK: Elly Kaufmann (bis 1978).
1976	Mittelfristiges Programm der Weltgesundheitsorganisation zur Entwicklung des Krankenpflege- und Hebammenwesens (bis 1983).
1976	Der FDK verlässt den DBfK.
1977	27.6. Richtlinie des Rates der EWG über die gegenseitige Anerkennung der Diplome, Prüfungszeugnisse und sonstigen Befähigungsnachweise der Krankenschwestern/Krankenpfleger, die in der allgemeine Pflege tätig sind.
1978	Deklaration ›Gesundheit für alle bis zum Jahre 2000‹ im Rahmen der gemeinsamen internationalen Konferenz von Weltgesundheitsorganisation und UNICEF über primäre Gesundheitsversorgung in Alma Ata.

1978	Vorsitzende des DBfK: Hillswiet Torp (bis 1982).
1978	Mitgliedschaft des DBfK in der Workgroup of European Nurse Researchers (WENR).
1982	Vorsitzender des DBfK: Detlef Hohlin (bis 1998).
1983	Redakteurin der Zeitschrift ›Krankenpflege‹: Helga Veitel (bis 1994).
1983	Erneuter korporativer Anschluss des FDK an den DBfK.
1984	Gründung der Agnes Karll-Stiftung für Pflegeforschung.
1985	4.7. Gesetz über die Berufe in der Krankenpflege (Krankenpflegegesetz).
1985	Der Kooperationsvertrag zwischen FDK und DBfK wird gelöst.
1988	Lore Kroeker wird Bundesgeschäftsführerin des DBfK (bis 1993).
1988	20.12. Gesetz zur Strukturreform im Gesundheitswesen (›Gesundheits-Reformgesetz‹). Es tritt am 1.1.1989 in Kraft.
1990	Gründung des ersten Landesverbandes des DBfK in den neuen Bundesländern (Berlin-Ost/Land Brandenburg).
1991	Gründung des Agnes Karll-Instituts für Pflegeforschung.
1992	21.12. Gesetz zur Sicherung und Strukturverbesserung der gesetzlichen Krankenversicherung (Gesundheitsstrukturgesetz). Es tritt am 1.1.1993 in Kraft.
1993	Barbara Schwochert wird Bundesgeschäftsführerin des DBfK (bis 1998).
1993	Gründung des ›Deutschen Bildungsrates‹, eines Zusammenschlusses zwischen DBfK, der Arbeitsgemeinschaft deutscher Schwesternverbände und Pflegeorganisationen (ADS), des Bundesausschusses der Lehrerinnen und Lehrer in der Pflege (BA) und der Bundesarbeitsgemeinschaft Leitender Krankenpflegekräfte (BALK).
1993	Umbenennung der ›Krankenpflege‹ in ›Pflege Aktuell‹.
1993	Umbenennung des Deutschen Berufsverbandes für Krankenpflege in Deutschen Berufsverband für Pflegeberufe, die Abkürzung bleibt gleich.
1994	Hauptverantwortliche Redakteurin der Zeitschriften ›Krankenpflege‹/›Pflege Aktuell‹: Eva-Maria Krampe (bis 2001).
1994	26.5. Gesetz zur sozialen Absicherung des Risikos der Pflegebedürftigkeit (Pflege-Versicherungsgesetz-PflegVK). Die erste Stufe des Pflegeversicherungsgesetzes, die Regelung der ambulanten Versorgung, tritt am 1.1.1995 in Kraft. Die zweite Stufe, die Einbeziehung der stationären Versorgung, folgt am 1.6. 1996.
1995	Redakteurin der Zeitschrift ›Pflege Aktuell‹: Karin Wagner (bis 1998). Leitung des DBfK Verlags und Chefredaktion von ›Pflege Aktuell‹: Eva-Maria Krampe.
1995	Schließung der Krankenpflegehochschule Agnes Karll des DBfK.

1996	Der DBfK wird Kooperationszentrum der Weltgesundheitsorganisation.
1997	1.7. von wenigen Ausnahmen abgesehen tritt die 3. Stufe der Gesundheitsreform, das erste und zweite ›Gesetz zur Neuordnung von Selbstverwaltung und Eigenverantwortung in der gesetzlichen Krankenversicherung‹, in Kraft.
1997	Satzungsänderung des DBfK Landesverbands Hessen/Rheinland-Pfalz/Saarland/Thüringen mit nachfolgendem Austritt aus dem DBfK und Umbenennung in Deutscher Pflegeverband (DBV).
1997	Satzungsänderung des DBfK Bundesverbandes (in Kraft ab 1.1.1998). Neugründung eines DBfK Landesverbandes Hessen/Rheinland-Pfalz/Saarland/Thüringen.
1998	1. 1. Auflösung des Bildungszentrums Essen (BZE) des DBfK
1998	2.6. Gründung des Deutschen Pflegerats – Bundesarbeitsgemeinschaft der Pflegeorganisationen.
1998	Vorsitzende des DBfK: Gudrun Gille.
1999	Gründung der Agnes Karll-Gesellschaft für Gesundheitsbildung und Pflegeforschung mbH.
2000	17.11. Gesetz über die Berufe in der Altenpflege (Altenpflegegesetz-AltPflG) sowie zur Änderung des Krankenpflegesetzes. Es sollte am 1.1.2002 in Kraft treten.
2000	1.1. Franz Wagner Bundesgeschäftsführer des DBfK.
2001	Umzug der Zeitschriftenredaktion und der Bundesgeschäftsstelle des DBfK von Eschborn nach Berlin.

Kurzbiographien[1]

Blunck, Helene: 6.3.1879 in Krempe geboren, 19.6.1953 in Westerland gestorben. Nach hauswirtschaftlicher Vorbildung ab 3.7.1900 Ausbildung zur Rot-Kreuz-Schwester in Kassel. 1907 Eintritt in die B.O.K.D. 1907–1910 Oberschwester an den Düsseldorfer Krankenanstalten. Danach ein Jahr Hospital- und Privatpflege in England. 1911–1913 Büroschwester im Berliner B.O.K.D.-Büro. Bis Kriegsbeginn Studium an der Frauenhochschule Leipzig. Von 1914–1918 Oberin in verschiedenen Arbeitsfeldern in der österreichischen Kriegskrankenpflege. Danach Oberin in großen österreichischen Kranken- und Kinderanstalten. 1926 dreimonatiger Englandaufenthalt, um englische Fürsorgeeinrichtungen kennenzulernen. 1926–1930 Dezernentin im Ausschuss für Kinderanstalten in Hamburg. Danach drei Jahre arbeitslos. 1933 Wahl zur Generaloberin der B.O.K.D. 1945 treibende Kraft beim Wiederaufbau der B.O.K.D. unter dem neuen Namen Agnes Karll-Verband(AKV). 1951 Wahl zur 1. Vorsitzenden des Agnes Karll-Verbandes. Vorsitzende des AKV bis zu ihrem Tod im Jahr 1953.

Cauer, Marie: 2.1.1861 in Breslau geboren, 19.6.1950 in Stuttgart gestorben. Tochter des Pädagogen und Historikers Eduard Cauer. Tod der Mutter 1868. 1869 heiratet der Vater Minna Latzel, geb. Schelle, unter dem Namen Marie Cauer bekannte Frauenrechtlerin der radikalen bürgerlichen Frauenbewegung. Ambivalent gereizte Beziehung zwischen Marie Cauer und ihrer Stiefmutter. 1882 Lehrerinnenausbildung in Meiningen. Rückkehr nach Hause, um für die studierenden Brüder zu sorgen, nachdem die Stiefmutter ausgezogen war. 1888 Krankenpflegeausbildung in dem von Kaiserin Friedrich gegründeten Viktoriahaus für Krankenpflege mit praktischer Ausbildung am Berliner Krankenhaus Friedrichshain. Anschließend Tätigkeit als Privatpflegerin. Hebammenausbildung an der Universitätsklinik Jena 1890. Im gleichen Jahr Oberin des neu gegründeten Deutschen Krankenhaus in San Remo (bis 1914). Enge Zusammenarbeit mit den großen Krankenpflegeschulen in der Schweiz. Ab 1901 Artikel mit Forderungen nach einer Reform des Krankenpflegeberufs in Fachzeitschriften und in der Tagespresse. 1902 Vorbereitung der Generalversammlung des Bundes Deutscher Frauenvereine zusammen mit Agnes Karll, Helene Meyer, Elisabeth Storp und der Funktionärin des Allgemeinen Deutschen Frauenvereins, Elsbeth Krukenberg. 1903 Mitgründerin der Berufsorganiation der Krankenpflegerinnen Deutschlands. Im Ersten Weltkrieg Leitung der Lazarette in Badenweiler und Freiburg. Anschließend Fürsorgedezernentin im württembergischen Kriegsministerium. Nach Ende des Krieges Referentin im Arbeitsministerium. Stellungnahmen zu Gesetzentwürfen (Arbeitszeit, Hausangestellte), Tätigkeit in der Jugendbildung und Jugendfürsorge. 1919–1933 Vorsitzende der Degerlocher Frauengruppe der Deutschen Demokratischen Partei (DDP). Ab 1921 Vorsitzende der B.O.K.D., Landesgruppe Württemberg. 1926–1933 Mitarbeit an der Volkshochschule Stuttgart. 1934 Gehörverlust. 1944 Zerstörung des Hauses in Stuttgart. 7.7.1945 Tod der Freundin Anna Schieber in Tübingen. 1948 Wiederherstellung des Hauses in Stuttgart durch eine befreundete Familie. 1950 schwere Erkrankung, Übersiedelung in ein Altersheim in Leonberg. Zahlreiche Aufsätze, Bücher, Erzählungen und Zeitungsartikel mit pädagogischem Schwerpunkt.

Elster, Ruth: geboren 31.3.1913 in Bernburg/Saale. 1932 Abitur. 1933–1935 Krankenpflegeausbildung in Zeitz. 1935 bis 1938 Tätigkeit an verschiedenen Kliniken in Brandenburg, Stuttgart, Berlin und Kiel. 1938 am General Hospital Harrogate/England. Ab 1.4.1939 Unterrichtsschwester an den städtischen Krankenanstalten in Dessau. 1942–1944 leitende Schwester an den Städtischen Krankenanstalten in Husum. 1944–1945 Oberin des Landeskrankenhauses Klagenfurt. Anschließend Feldlazarett in St. Veit, Kärnten. 4.9.-3.12.1945 Kriegsgefangenschaft in Österreich. 1946 am UNRA-Hospital Krümmel bei Hamburg. 1946–1948 Oberschwester am neurologisch-neurochirurgischen Krankenhaus Schleswig. 1948–1956 1. Vorsitzende der Landesgruppe Württemberg des Agnes Karll-Verbandes in Stuttgart. 1955–1957 Geschäftsführerin des Agnes Karll Bundesverbandes in Hannover. 1.4.1957-31.12.1973 Präsidentin des Agnes Karll-Verbandes. Gleichzeitig (ab 1.10.1957) 1. Vorsitzende der Deutschen Schwesterngemeinschaft. 1965–1973 Vizepräsidentin des International Council of Nurses. 1976 Bundesverdienstkreuz 1. Klasse.

Hohlin, Detlef: geboren 23.5.1937 in Berlin. Ausbildung zum Forstfacharbeiter in Ostberlin. 1957 Krankenpflegeexamen an der Krankenpflegeschule des Deutschen Roten Kreuzes, Universitätsklinik Bonn. Nach Tätigkeiten im Kantonhospital der Universität Zürich und im werksärztlichen Dienst der Fordwerke AG, Köln, seit 1964 Krankenpfleger an den Städtischen Kliniken Offenbach. 1964 Eintritt in den

Fachverband der Krankenpfleger (FDK). Im Rahmen des Korporations-vertrags zwischen Agnes Karll-Verband (AKV) und FDK Vorstandsmit-glied des Agnes Karll-Verbandes. Austritt aus dem FDK wegen dessen Verletzung der Korporationsvereinbarungen mit dem AKV im Über-gang zum Deutschen Berufsverband für Krankenpflege (DBfK). Seit 1982 Pflegedienstdirektor der Städtischen Kliniken Offenbach. Zeit-gleich Wahl zum ersten Vorsitzender des DBfK. Vorsitzender des Deut-schen Berufsverbands für Pflegeberufe bis 1998.

Karll, Agnes: 5.3.1868 geboren in Embsen, 12.2.1927 gestorben in Gadebusch. Tochter einer verarmten Gutsbesitzerfamilie. 1882–1884 Lehrerinnenausbildung in Schwerin. 1887 Krankenpflegeausbildung beim Roten Kreuz in Göttingen. Verschiedene Anstellungen als Pri-vatpflegerin. Wegen gesundheitlicher Probleme ab 1901 Tätigkeit als Angestellte bei der Versicherungsgesellschaft ›Deutscher Anker‹. 11.1.1903 Gründung der Berufsorganisation der Krankenpflegerinnen Deutschlands (B.O.K.D.). Präsidentin der B.O.K.D. und Schriftleiterin des Mitteilungsblattes von 1903 bis 1927. 1909 Wahl zur Präsidentin des International Council of Nurses (ICN) in London. 1910–1912 Übersetzung der ›Geschichte der Krankenpflege‹ von Adelaide Nutting und Lavinia Dock aus dem Amerikanischen. 1912 Ausrichtung des ICN Kongresses in Köln. Wahl zur Ehrenpräsidentin des ICN. 1913 Dozen-tin an der Frauenhochschule Leipzig. 1915 und 1916 Mitglied im erwei-terten Bundesvorstand des Bundes Deutscher Frauenvereine. 1924 Krebserkrankung, Brustamputation mit nachfolgenden Bestrahlungen. 1927 Beerdigung in Gadebusch. Zahlreiche Zeitschriftenartikel mit den Schwerpunkten Berufspolitik und soziale Sicherung, statistische Arbeiten.

Lübben, Maida: 31.3.1876–19.11.1946. Vater Kreisphysikus. 1.1.1897 Eintritt in den Evangelischen Diakonie-Verein, Berlin-Zehlendorf. Abschluß der Ausbildung mit einer Prüfung am 15.4.1898. Anschlie-ßend Besuch der Dr. Müllers Handels-Akademie, Berlin. Eintritt in die B.O.K.D. am 12.2.1903. Ab 15.1.1910 Tätigkeit als Büroschwester der B.O.K.D. Weitgehend selbständige Leitung der Berufsorganisation seit der schweren Erkrankung Agnes Karlls. 1927–1933 Generaloberin der B.O.K.D. 1933 Austritt aus der B.O.K.D. nach internen Auseinander-setzungen.

Lungershausen, Margarete: 8.4.1892–20.3.1973. 1914–1915 Krankenpflegeausbildung in Berlin-Spandau. 1917–1918 Hebammenausbildung in der Universitäts-Frauenklinik Kiel. 1918 Absolvierung eines Lehrgangs zur Säuglingspflegerin im Victoriahaus, Berlin-Charlottenburg. Seit 1919 Mitgliedschaft in der Berufsorganisation der Krankenpflegerinnen Deutschlands. 1920–1921 Besuch der Frauenhochschule Leipzig. 1934–1945 Oberin der Brandenburgischen Landesfrauenklinik in Berlin-Neukölln. 1945 Kriegsgefangenschaft in Dänemark. Arbeit in Flüchtlingslagern auf Falster. 1946 Oberschwester in einem Flüchtlingshospital in Aarhus. Entlassung am 10.3.1948. Schriftleiterin der Agnes Karll-Schwester 1948–1960. Vorsitzende des Agnes Karll-Verbandes 1954–1957.

Meyer, Helene: 4.11.1866–9.4.1945. Mitgründerin der B.O.K.D.-Krankenpflegerin in Hamburg Eppendorf. 1906 glücklose Oberin der B.O.K.D. in Düsseldorf. Ab 1908 Oberin der B.O.K.D.-Schwestern am Luisenhospital in Dortmund.

Petschnigg, Lilli: 21.2.1905–8.10.1985[2]. 1934–1939 Mitarbeiterin der Hauptgeschäftsstelle des Weltbundes der Krankenpflegerinnen in London. 1939 hauptamtliche Mitarbeiterin im nationalsozialistischen ›Fachausschuß für Schwesternwesen in der Arbeitsgemeinschaft der freien Wohlfahrtsverbände‹, zuständig für Ausbildungsfragen. 1947–1948 beim Roten Kreuz in Wien. Stellvertretende Direktorin des Büros für Schwesternwesen bei der Liga der Rotkreuzgesellschaften in Genf. 1953 Dozentin an der Werner Schule, der Schwesternhochschule des Roten Kreuzes in Göttingen. 1954 Dozentin an der Zentralschule des Deutschen Roten Kreuzes in Wilthen, Sachsen.

Rancke, Hildegard: 17.1.1891–30.10.1978. 13.4.1933 Mitglied der Schwesternschaft Kreis Teltow (Zehlendorfer Verband). 1926–1934 Oberin des Stubenrauch-Krankenhauses Berlin-Steglitz. 13.4.1933 Wahl zur 2. stellvertretenden Vorsitzenden der B.O.K.D. 2.10.1936 Ernennung zur Generaloberin des Reichsbundes der freien Schwestern und Pflegerinnen durch Erich Hilgenfeldt. 1939 zusammen mit Käthe Böttger, der Führerin der NS-Schwesternschaft, Ehrung mit dem Frauenkreuz des Deutschen Roten Kreuzes. 1942 Entlassung aus dem Amt der Generaloberin. Nach dem Krieg Entnazifizierungsverfahren. 1948 Wahl zur Vorsitzenden des Agnes Karll-Landesverbandes Bremen.

Rau, Amalie: 9.3.1888–3.4.1974. Ausbildung zur Krankenpflege beim Deutschen Roten Kreuz in Essen. Seit 1921 Mitglied der B.O.K.D. Oberinnenlehrgang am Sozialpädagogischen Frauenseminar der Stadt Leipzig, der Nachfolgeeinrichtung der Leipziger Frauenhochschule in kommunaler Trägerschaft. Ab 1924 Unterrichtsschwester an der Dresdener Krankenpflegeschule und Assistentin von Dr. Erna von Abendroth. Mitglied der sächsischen Oberinnenkonferenz. 1933–1934 kommissarische Leiterin der Reichsfachschaft deutscher Schwestern und Pflegerinnen sowie Schriftleiterin der Zeitschrift der Reichsfachschaft. Mitgliedschaft in der NSDAP.

Anmerkungen

Kapitel 2

1 In einer späteren Definition bezog Parsons auch wirtschaftliche Berufe in seine Definition ein. Er unterschied dabei zwischen Professionen mit kulturellem Schwerpunkt (z.b. Lehre) und anwendungsbezogenen Professionen (z.b. Ingenieurwesen). Aber auch bei dieser Definition betrachtete er soziale Verantwortung als ein zentrales Kriterium für Professionen (vgl. Parsons 1968).

2 Zum Geschichtsverständnis, das soziologischen Professionstheorien zugrunde liegt, vgl. den aufschlussreichen Überblick von Siegrist 1990.

3 Vgl. Klindt 1998; Krüger u.a. 1996b; Steppe 1988, S. 6, 1997, S. 46 ff.

4 In der historischen Analyse wird mit einem zeitgenössischen Begriff von ›Berechtigungswesen‹ gesprochen vgl. Costas 1992; Jarausch 1991; Kampmann 1981; Kocka 1979; Titze 1995. In der soziologischen Literatur wird in der Regel der englische Begriff übernommen.

5 In einer früheren Fassung bezeichnete Parkin diesen Schließungstypus als ›solidarism‹ (Parkin 1974).

6 Sie bezieht sich mit der Bezeichnung ›Great Transformation‹ auf die These Polyanis der Verselbständigung der Ökonomie gegenüber der Gesellschaft im Zuge der Herausbildung liberaler Marktwirtschaften (vgl. Polyani 1944).

7 Den Begriff übernimmt Witz von Murphy (vgl. Murphy 1988, S. 77).

8 Da diese Definition von demarcationary strategies über das hinausgeht, was spontan unter Abgrenzungsstrategien verstanden wird, verwende ich im Folgenden den Begriff ›Demarkationsstrategien‹.

9 Zu diesem Einwand, allerdings nicht auf Witz, sondern auf die Vorbilder bezogen, die sie übernimmt, vgl. Haller 1983, S. 76 ff. und Kreckel 1997, S. 190 ff.

10 Im Wortlaut: »Silence on a topic is an aspect of discourse, in the same way that doing nothing is a kind of action, there is an eloquence in the silence to be found in work on the professions that antedates the women's movement« (MacDonald 1995, S. 130).

11 Zur feministischen Berufs- und Hochschulforschung vgl. im Überblick: Clemens u.a. 1986; Neusel/Wetterer 1999 sowie Wetterer 1992 und 1995a.

12 Für Davies ist die Familienanalogie ein ›Leitmotiv‹ der Literatur zur Krankenpflege (vgl. Davies 1995a, S. 5).

13 Wetterer (1999) kritisiert den Begriff ›geschlechtsspezifisch‹ aus sozialkonstruktiver Sicht sehr grundsätzlich. Er setze die Geschlechterdifferenz, die er zu erklären vorgibt, bereits voraus (vgl. Wetterer 1999, S. 231).

14 Zur Einführung des sozialkonstruktiven Ansatzes vgl. Gildemeister/Wetterer 1992 sowie Hagemann-White 1984, deren Beitrag acht Jahre vorher allerdings bei weitem nicht die Resonanz erreichte wie der provozierende Angriff auf theoretische ›Rezeptionssperren‹ in der Frauenforschung durch Gildemeister/Wetterer.

15 Die Problematik der Übersetzung des in geläufigen englischen Terminus ›gender at work‹ erörtert Angelika Wetterer in ihrem Aufsatz ›Das Geschlecht (bei) der Arbeit‹ (Wetterer 1995b).

16 Zur ›Care-Debatte‹ vgl. Abel/Nelson 1990; Simonen 1990; Bornat u.a. 1993; Chamberlayne 1996; Eckart/Senghaas-Knobloch 2000.

Kapitel 3

1 Hervorzuheben ist in diesem Zusammenhang der inspirierende Aufsatz von Hilde Steppe über die Entwicklung der Krankenpflege 1939–1989 (Steppe 1990). Die Darstellungen von Katscher o.J. und Möller/Hesselbarth 1994 sind für den Krankenpflegeunterricht entwickelt worden.

2 Zu ›enger‹ und ›weiter‹ Kontextualisierung und inhaltsanalytischen Strukturierungsprinzipien vgl. Mayring 1997.

Kapitel 4

1 Zur Biographie Agnes Karlls vgl. Blunck 1968; Lungershausen 1964; Sticker 1977 sowie die Kurzbiographie im Anhang. Anna Stickers umfangreiche Darstellung beruht zum größten Teil auf bisher nicht veröffentlichten Briefen Agnes Karlls.

2 Der Deutsche Anker, gegründet 1898, war eine private Pensions- und Versicherungs AG mit einem eigenen Büro für Frauenversicherung, das von der radikalen Frauenrechtlerin Adele Schreiber (1872–1957) geleitet wurde. Durch die Vermittlung von Adele Schreiber konnte Agnes Karll ihr Engagement für die Krankenpflegerinnen dort fortsetzen, nachdem sie wegen Krankheit ihre Arbeit als Privatpflegerin mit 33 Jahren aufgeben musste.

3 Die Diakonisse Anna Sticker hat sich intensiv mit der Entwicklung der Mutterhausdiakonie befasst (Sticker 1960, 1961, 1975). Zeitgenössische protestantische Kritiken am ›Krypto-Katholizismus‹ der Mutterhausorganisation behandelt Baubérot 1994, 226 ff. und S. 228. Zur These der ›Arbeit nach dem Familienmodell‹ in der Krankenpflege vgl. Prelinger 1985 und Gamarnikow 1978, S. 97. Zeitgenössische Alternativen zum Kaiserswerther Modell der Pfarrerfamilie Fliedner diskutiert Jutta Schmidt (1998).

4 Minna Cauer (1841–1922), eine der Führerinnen des radikalen Flügels der bürgerlichen Frauenbewegung, war entschiedene Demokratin. Sie trat für eine Zusammenarbeit mit der proletarischen Frauenbewegung ein und engagierte sich für das Frauenstimmrecht, für soziale Hilfsarbeit, für die Berufs- und Bildungsfrage und die Sittlichkeitsfrage. Ab 1895 gab sie die ›Frauenbewegung‹ heraus, die Zeitschrift der radikalen bürgerlichen Frauenbewegung.

5 Die von der englischen Sozialreformerin Josephine Butler (1828–1906) gegründete ›Internationale Abolitionistische Förderation‹ trat für eine Abschaffung der staatlichen Reglementierung der Prostitution ein.

6 Der ›Bund für Mutterschutz‹, ein Verein des radikalen Flügels der bürgerlichen Frauenbewegung, wurde 1905 von Helene Stöcker (1869–1943) gegründet. Der Verein richtete Ehe- und Sexualberatungsstellen ein, half unverheirateten Müttern und unterstützte die Ziele der Internationalen Abolitionistischen Föderation. Mit einer ›Neuen Ethik‹ trat der Verein für herrschaftsfreiere und erotischere sexuelle Beziehungen ein.

7 Zu Ansätzen einer Berufssoziologie in Max Webers Werk vgl. Seyfarth 1988.

8 Zur historischen Entwicklung sowie zu strukturellen Zusammenhängen und Konnotationen des Frauenbildes, auf das Sozialpolitiker und Ärzte rekurrierten, vgl. Hausen 1976. Kritisch dazu: Rang 1986.

9 Das Motiv der ›zarten Hände‹ spielte auch bei der Entwicklung des Krankenpflegeberufs in der Schweiz eine wichtige Rolle vgl. Fritschi 1990, S. 59.

10 Lavinia Dock wurde bereits 1907 auf einen Lehrstuhl für Hospitalwirtschaftslehre an der Columbia Universität, New York, berufen. Ihre Kollegin, Adelaide Nutting (1858–1948), war 1910 die erste Krankenpflegeprofessorin in den USA am Teachers College der Columbia University, New York. Für Agnes Karll, die mit der Übersetzung der Geschichte der Krankenpflege in die deutsche Sprache beachtliche öffentliche Anerkennung erhielt, war ihre Karriere ein Vorbild für Professionalisierung und wissenschaftliche Anerkennung des Krankenpflegeberufes, wie sie sie auch in Deutschland erreichen wollte.

11 Zu weiteren Biographien von B.O.K.D Aktivistinnen und anderen bedeutenden Krankenschwestern und Krankenpflegern vgl. Wolff 1997 sowie die Kurzbiographien im Anhang.

12 Lebenslauf für Schwestern, AKA 45.

13 Lebenslauf für Schwestern, AKA 56.

14 Zu Ausbildungskonzepten vgl. ferner Kruse 1995; Schmidbaur 1996.

15 Den Gründungszusammenhang der Frauenhochschule Leipzig vermitteln Goldschmidt 1913 und Spranger 1916. Die zeitgenössischen Debatten der historischen Frauenbewegung zwischen Vertreterinnen der Position für die Gründung eigener Frauenhochschulen und Vertreterinnen des Kampfes für eine allgemeinen Hochschulzugangsberechtigung verfolgt Riest 1927.

16 Die Historikerin Eva Hummel wertete diese Daten in ihrer Dissertation systematisch aus (Hummel 1986, S. 119-167). Einen Teil der B.O.K.D. Statistiken mit Angaben über Berufsausbildung, Arbeitszeit und Einkommensverhältnisse der Schwestern veröffentlichte Charlotte von Caemmerer, die die Arbeitszeitstatistik der B.O.K.D. im Jahre 1912 ausgewertet hatte, in ihrer Untersuchung über die berufliche Situation der Krankenpflegerinnen aus dem Jahre 1915 (v. Caemmerer 1915).

17 Der ›Deutsche Verband der Krankenpfleger und -Pflegerinnen‹ änderte mehrfach seinen Namen. Eine chronologische Liste der Bezeichnungen ist Fraenkel 1922 zu entnehmen.

18 Vgl. zu dieser Auseinandersetzung den Briefwechsel zwischen Agnes Karll und Marie Cauer, AKA 37.

19 Zur kritischen Einordnung der Salomon Biographie von Dora Peyser vgl. Baron/ Landwehr 1983.

20 Schriftverkehr Agnes Blunck – Marie Cauer. AZ BO/Kampf/1933. Bornefeld hatte das Gedicht Oberin Blunck als ›Weihnachtsgruß‹ übersandt.

21 Diese Aussage wiederholt Ruth Elster wörtlich in ihrer im Jahre 2000 vom DBfK herausgegebenen Broschüre ›Der Agnes Karll-Verband und sein Einfluß auf die Entwicklung der Krankenpflege in Deutschland‹, S. 30.

22 Für die zunehmende gesellschaftliche Akzeptanz von Männern in Pflegeberufen sowie für entsprechende Veränderungen des Berufswahlverhaltens hat sicherlich auch die vermehrte Inanspruchnahme und die Gleichstellung des zivilen Ersatzdienstes mit dem Wehrdienst eine ausschlaggebende Rolle gespielt. Mit dem Gesetz über den zivilen Ersatzdienst vom 13.1.1960 (BGBl. I, S. 10) wurden Ersatzdienst und Grundwehrdienst zeitlich angeglichen.

23 Seit 1964 wurden Philippininnen, ab 1966/67 in großem Stil auch Koreanerinnen ›eingekauft‹. Die Art und Weise der Beschaffung von Arbeitskräften sorgte für nachhaltige Auseinandersetzungen und Verstimmungen auf nationaler und internationaler Ebene vgl. Elster 2000, S. 207 ff.; Schultheis 1966 sowie Beneker/Wichtmann 1994.

24 Zur Entwicklung der Krankenpflegehochschulen im Überblick vgl. Wittneben 1995. Die Entwicklung der Schwesternschule an der Heidelberger Universität skizziert Habs 1953.

25 Grundlage dieses Erhebung war die Befragung von 106 Erwachsenen, SchulabgängerInnen und Lehrlingen sowie Krankenschwestern und -pflegern im norddeutschen Raum.

26 Zu entsprechenden zeitgenössischen programmatischen Entwicklungen in den USA vgl. Schweisheimer 1970.

27 ›Der Mann in der Krankenpflege‹ war Motto des ›Tages der Krankenpflege‹ am 12. Mai 1970. Dieser Gedenktag zu Anlass des Geburtstages von Florence Nightingale wurde 1963 vom International Council of Nurses begründet. Er ist seitdem Anlass, zentrale Themen der Krankenpflege öffentlich zu machen.

28 Zu einer vergleichbaren Entwicklung in der Schweiz vgl. Heintz u.a. 1997, S. 67 ff.

29 Die Aufgabe von ›Lehrern für Gesellschaftswissenschaften‹ lag in »der Verwirklichung der Prinzipien der Sowjetpädagogik und der Ausprägung des sozialistischen Charakters der Ausbildungsarbeit sowie in der Aufdeckung reaktionärer Lehrmeinungen in den fachlichen Unterrichtsgegenständen«, zit. nach Wolff/Wolff 1994, S. 141.

30 In der DDR wurden als ›Arzthelfer‹ Kranken- und Kinderkrankenschwestern (-pfleger) verstanden, die in hilfsärztlichen Tätigkeiten fortgebildet waren. Sie wurden auf dem Lande und in Einrichtungen des Betriebsgesundheitswesens eingesetzt, wo der Ärztemangel am gravierendsten war (vgl. Wolff/Wolff 1994, S. 141).

31 In Bayern haben Krankenpflegeschulen den Status von Berufsfachschulen und sind dem Kultusministerium und der obersten Gesundheitsbehörde unterstellt.

32 Zur Entwicklung der ›Gesundheitsreform‹ von 1988 bis 2000 vgl. Deppe 2000, S. 97 ff.

33 Das Land Hessen gab z.B. als eines der ersten Bundesländer eine Curriculumentwicklung in Auftrag vgl. Deutscher Berufsverband für Krankenpflege e.V. 1990, 1991.

Anhang

1 Die Angaben beruhen auf den Informationen aus den im Zeitschriftenverzeichnis genannten Pflegezeitschriften sowie auf den Angaben von Wolff 1997 und Katscher 1997.

2 Das Sterbedatum ist Katscher (1997) entnommen. Wolff (1997) gibt abweichend hiervon das Jahr 1993 an.

Abkürzungsverzeichnis

A.a.O.	Am angegebenen Ort
AKA	Agnes Karll-Archiv des DBfK
AKV	Agnes Karll-Verband
AKS	Die Agnes Karll-Schwester
Anm.	Anmerkung
Aufl.	Auflage
AZ	Archiv der Zeitschrift des DBfK
BGBl.	Bundesgesetzblatt
BDF	Bund Deutscher Frauenvereine
BIBB	Bundesinstitut für Berufsbildung
B.O.K.D. (auch B.O.)	Berufsorganisation der Krankenpflegerinnen Deutschlands
BRD	Bundesrepublik Deutschland
BZE	Bildungszentrum Essen des DBfK
DAF	Deutsche Arbeitsfront
DAG	Deutsche Angestellten Gewerkschaft
DBfK	Deutscher Berufsverband für Krankenpflege. Ab 1993 steht dieselbe Abkürzung für: Deutscher Berufsverband für Pflegeberufe
DDR	Deutsche Demokratische Republik
DGB	Deutscher Gewerkschaftsbund
DRK	Deutsches Rotes Kreuz
DSG	Deutsche Schwesterngemeinschaft
Durchges.	Durchgesehen
Ebd.	Ebenda
EG	Europäische Gemeinschaft
Erw.	Erweitert
EU	Europäische Union
EWG	Europäische Wirtschaftsgemeinschaft
ICN	International Council of Nurses
FAK	Fliedner Archiv, Kaiserswerth
FDK	Fachverband der Krankenpfleger. 1976 Umbenennung in Fachverband der Krankenpflege.
NSDAP	Nationalsozialistische Deutsche Arbeiterpartei
NSV	Nationale Volkswohlfahrt
ÖTV	Gewerkschaft Öffentliche Dienste, Transport und Verkehr
O.J.	Ohne Jahr
	RAG Reichsarbeitsgemeinschaft der Berufe im sozialen und ärztlichen Dienste
SA	Sturmabteilung
SS	Schutzstaffel
UL	Unterm Lazaruskreuz
UNICEF	United Nations International Childrens Emergency Fund
USA	Vereinigte Staaten von Amerika
Ver.di	Vereinigte Dienstleistungsgewerkschaft e.V.
WHO	Weltgesundheitsorganisation
ZdR	Zeitschrift der Reichsfachschaft deutscher Schwestern und Pflegerinnen
Zit.	Zitiert

Literaturverzeichnis

Verzeichnis der Archive

- Agnes Karll-Archiv des DBfK (AKA), zur Zeit der Recherche im Bildungszentrum Essen (BZE), seit November 2001 in Berlin.
- Archiv der deutschen Frauenbewegung, Kassel.
- Archiv der Zeitschrift des DBfK (AZ), zur Zeit der Recherche in Eschborn/ Niederhöchstadt, seit November 2001 in Berlin.
- Bundesarchiv, zur Zeit der Recherche Koblenz, heute befinden sich die Bestände, auf die hier bezuggenommen wurde, in Potsdam.
- Fliednerarchiv, Kaiserswerth

Zeitschriftenverzeichnis

Zeitschriften der Berufsorganisation der Krankenpflegerinnen Deutschlands und ihrer Nachfolgeorganisationen, des Agnes Karll-Verbandes, des Deutschen Berufs-verbandes für Krankenpflege und des Deutschen Berufsverbandes für Pflegeberufe.
- Unterm Lazaruskreuz. Mitteilungen der Berufsorganisation der Krankenpflegerin-nen Deutschlands, Jg. 1-28, Berlin 1906–1933.
- Unterm Lazaruskreuz. Mitteilungen der Berufsorganisation der Krankenpflegerin-nen sowie der Säuglings- und Wohlfahrtspflegerinnen Deutschlands, Jg. 21-28, Berlin 1927–1933.
- Die Agnes Karll-Schwester, Jg. 1-21, Hannover und Frankfurt a.M. 1947–1967.
- Die Agnes Karll-schwester – Der Krankenpfleger, Jg. 22-25, Frankfurt a.M. 1968–1971.
- Krankenschwester. Krankenpfleger. Kinderkrankenschwester. Krankenpflege-helfer/in. Krankenpflege. Fachzeitschrift des Agnes Karll-Verbandes für Kranken-pflegeberufe, Jg. 26-27, Frankfurt a.M., 1972–1973.
- Krankenschwester. Krankenpfleger. Kinderkrankenschwester. Krankenpflege-helfer/in. Altenpfleger/in. Krankenpflege. Fachzeitschrift des Deutschen Berufsver-bandes für Krankenpflege, Jg. 28, Frankfurt a.M. 1974.
- Krankenpflege. Fachzeitschrift des Deutschen Berufsverbandes für Krankenpflege, Jg. 29-47, Frankfurt a.M. und Eschborn 1975–1993.
- Pflege Aktuell. Fachzeitschrift des Deutschen Berufsverbandes für Pflegeberufe, Jg. 48-54, Eschborn ab Nr. 9/1993 bis heute.

Andere Zeitschriften

- Der Krankenpfleger. Organ des Gewerkvereins der Krankenpfleger, -Pflegerinnen und verwandter Berufe Deutschlands. Herausgegeben von Georg Streiter. Köln, Berlin, 1. Jg. 1903/4.
- Deutsche Krankenpflege Zeitung. Fach-Zeitung für die Gesamtinteressen des

Krankenpflegeberufes. Herausgegeben von Dr. Eduard Dietrich und Dr. Paul Jacobsohn, Berlin, 1. Jg. 1898.
- Deutsche Krankenpflegezeitschrift. Die Fachzeitschrift für Pflegeberufe. Stuttgart, 1. Jg. 1971.
- Deutsche Schwesternzeitung, Monatsschrift für das gesamte Schwesternwesen. Herausgegeben unter Mitwirkung der Schwesternverbände für alle deutschen Schwestern im In- und Ausland. Stuttgart, Köln, 1. Jg. 1948.
- Die Deutsche Schwester. Amtliche Zeitschrift der Reichsfachschaft Deutscher Schwestern, herausgegeben von der Reichsfachschaft Deutscher Schwestern. Berlin, 1. Jg. 1933.
- Die Frau, Monatsschrift für das gesamte Frauenleben unserer Zeit. Herausgegeben von Helene Lange. Berlin, 1. Jg. 1893.
- Die Frauenbewegung. Revue für die Interessen der Frau. Herausgegeben von Lily von Gyzicki (bis 1896) und Minna Cauer. Berlin, 1. Jg. 1895.
- Die Gewerkschaft. Zeitschrift zur Vertretung der wirtschaftlichen und sozialen Interessen der in Gemeinde- und Staatsbetrieben beschäftigten Arbeiter und Unter-Angestellten. Organ des Verbandes der deutschen Gemeinde- und Staatsarbeiter. Berlin, 1. Jg. 1900.
- Die Sanitätswarte. Organ zur Vertretung der Interessen des gesamten Personals in Kranken- und Irren-Anstalten, Sanatorien, Heil-, Pflege- und Badeanstalten, Massage- und Wasserheil-Instituten, Kliniken, Seebädern ec. Beilage zu ›Die Gewerkschaft‹, ab 4. Jg., Berlin 1904.
- Die Schwester. Der Pfleger. Fachzeitschrift für Krankenpflege. Melsungen, 1. Jg. 1975.
- Dienst am Volk. Zeitschrift der Reichsfachschaft deutscher Schwestern. Berlin, 1. Jg. 1932.
- Für unsere Schwestern. Zeitschrift der Städtischen Schwesternschaft Dresden. Mitteilungen der sächs. Oberinnenkonferenz, der Berufsorganisation der Säuglingspflegerinnen Sachsens und des Reichsverbandes der Krankenschwestern. Dresden, 1. Jg. 1923.
- N.S. Gesundheitsdienst. Einziges amtliches Mitteilungsblatt der Reichsarbeitsgemeinschaft der Berufe im sozialen und ärztlichen Dienste e.V. (RAG). Fachgruppe X der Reichszentrale für Gesundheitsführung beim Reichsministerium des Innern. Berlin, 1. Jg. 1933.
- Neue Bahnen. Herausgegeben von Louise Otto-Peters, Anna Schmidt, später von Elisabeth Krukenberg, Gertrud Bäumer und Elisabeth Altmann-Gottheiner. Leipzig, 1. Jg. 1866.
- Nosokomeion. Vierteljahresschrift für Krankenhauswesen. Stuttgart, 1. Jg. 1930.
- Pflege. Die wissenschaftliche Zeitschrift für Pflegeberufe. Bern, 1. Jg. 1986.
- Pflegepädagogik, Das europäische Magazin für Lehrerinnen und Lehrer in der Krankenpflege. Basel, 1. Jg. 1992.
- Soziale Praxis. Centralblatt für Socialpolitik. Herausgegeben von J. Jastrow. Berlin, 1. Jg. 1890.
- Zeitschrift der Reichsfachschaft Deutscher Schwestern und Pflegerinnen. Herausgegeben von der Reichsarbeitsgemeinschaft der Berufe im sozialen und ärztlichen Dienste. Berlin, 1. Jg. 1933.
- Zeitschrift für Krankenpflege. Unter Mitwirkung von Prof. Dr. v. Esmarch u.a., herausgegeben von Prof. Dr. med Martin Mendelsohn. Berlin, 1. Jg. 1878.

Literatur

Abbott, Andrew: The System of Professions. An Essay on the Division of Expert Labor. Chicago, London 1988.

Abbott, Pamela/Wallace, Claire (Eds.): The Sociology of the Caring Professions. London, New York, Philadelphia 1990.

Abel, Emily K./Nelson, Margaret K. (Eds.): Circles of Care. Work and Identity in Women's Lives. New York 1990.

Abel-Smith, Brian: A History Of The Nursing Profession. London, Melbourne, Toronto 1960.

Acker, Joan: The Problem with Patriarchy. In: Sociology, Vol. 23, 1989, No. 2, pp. 235-240.

– Hierarchies, Jobs, Bodies: A Theory of Gendered Organizations. In: Gender & Society, Vol. 4, 1990. No. 2, pp. 139-158.

Adams, Marie-Elisabeth: Die heutige Situation der Krankenschwester unter den Aspekten des verschärften Mangels an Pflegekräften und den sich daraus ergebenden sozial-hygienischen Gegenwartsproblemen. Hamburg 1967.

Adelsberger, Irma: Die Aufnahmeschwester. In: Die Deutsche Schwester, 5. Jg., 1937, Nr. 5, S. 124.

Die Agnes Karll-Schwester, 1. Jg., 1947, Mitteilung Nr. 1.

Die Agnes Karll-Schwester. Sonderdruck. Referate des II. Internationalen Kongresses des psychiatrisch-neurologischen Pflegepersonals in der Zeit vom 4.–8. April 1961 in Frankfurt. Frankfurt a.M. 1961.

Agnes Karll an Marie Cauer 16.11. 1925. Briefwechsel. AKA 37.

Albert, Martin: Krankenpflege auf dem Weg zur Professionalisierung. Eine qualitative Untersuchung mit Studierenden der berufsintegrierten Studiengänge ›Pflegedienstleitung/Pflegemanagement‹ und ›Pflegepädagogik‹ an der Katholischen Fachhochschule Freiburg. Freiburg i. Br. 1998.

Albisetti, James C.: Frauen und die akademischen Berufe im Kaiserlichen Deutschland. In: Joeres/Kuhn 1985, a.a.O., S. 286-303.

– Professionalisierung von Frauen im Lehrberuf. In: Kleinau, s. S. 249, S. 189-200.

Albrecht, Hans/Büchner, Edith/Engelke, Dirk: Arbeitsmarkt und Arbeitsbedingungen des Pflegepersonals in Berliner Krankenhäusern. Analysen und Maßnahmenvorschläge. Berlin 1982.

Albrecht, Klaus: Zur Sorgfaltspflicht der Schwester. In: AKS, 9. Jg., 1955, Nr. 3, S. 66-67.

Allen, Ann Taylor: Feminism and Motherhood 1800–1914. New Brunswick 1991.

– ›Geistige Mütterlichkeit‹ als Bildungsprinzip. Die Kindergartenbewegung 1840–1870. In: Kleinau, s. S. 249, S. 19-34.

Altenpflege im europäischen Vergleich. In: Pflege Aktuell, 1999, Nr. 4, S. 213.

Alter, W.: Emanzipation der Krankenpflege. In: UL, 27. Jg., 1932(a), Nr. 5, S. 53-55.

– Vereinigungen in der Krankenpflege. In: UL, 27. Jg., 1932(b), Nr. 11, S. 125-128.

– Ethische Bedingungen der Krankenpflege im Krankenhaus. In: Nosokomeion, 2. Jg., 1931, Nr. 1, S. 632-653.

Altmann-Gottheiner, Elisabeth (Hg.): Kriegsjahrbuch des Bundes Deutscher Frauenvereine 1915. Leipzig, Berlin 1915.

Anmerkung der Redaktion. In: Krankenpflege, 36. Jg., 1982, Nr. 7/8, S. 255.

Apotheker organisieren Pflegedienste. In: Krankenpflege, 45. Jg., 1991, Nr. 3, S. 162.

Arbeitsgemeinschaft für hygienische Volksaufklärung Bremen (Hg.): Die Schwester oder: Ein Beruf, der mehr bietet als Sie denken. Bremen 1965.

Arndt, Marianne: Unser Ziel: Die europäische Krankenpflege. In: Krankenpflege, 33. Jg., 1979, Nr. 1, S. 2-3.

Atkinson, Paul/Delamont, Sara: Professions and Powerlessness: Female marginality in the learned occupations. In: Sociological Review, 38, 1990, No. 1, pp. 90-110.

Auf dem Weg ins 21. Jahrhundert. Bundesgeschäftsführung des DBfK legt Tätigkeitsbericht vor. In: Pflege Aktuell, 50. Jg., 1996, Nr. 6, S. 430-432.

Aufruf! Deutsche Frauen! Deutsche Mädchen! In: UL, 21. Jg., 1926, Nr. 6, S. 70-71.

Aus der Bewegung des Personals der Berliner städtischen Kranken- und Irrenhäuser. In: Die Gewerkschaft, 4 Jg., 1904, Nr. 3, S. 51-53.

Ausbildung in Pflegeberufen. Experten stellen Reformkonzepte vor. In: Pflege Aktuell, 1997, Nr. 6, S. 296-297.

Ausbildung von Krankenpflegerinnen zu Oberschwestern und Oberinnen und für soziale Arbeit an der Frauenhochschule Leipzig. In: UL, 7. Jg., 1912, Nr. 15, S. 175-176.

Bäcker, Gerhard: Pflegenotstand: Soziale Absicherung bei Pflegebedürftigkeit – ein weiterhin ungelöstes Problem. In: Jahrbuch für Kritische Medizin. Argument Sonderband 190. Hamburg 1990, S. 46-63.

Bals, Thomas: Professionalisierung des Lehrens im Berufsfeld Gesundheit. Köln 1990.

– Rekrutierungsprobleme – das Beispiel Krankenpflege. Reform der Berufsbildung. In: Rabe-Kleberg 1991, a.a.O., S. 36-59.

Baron, Rüdeger (Hg.): Sozialarbeit und Soziale Reform. Zur Geschichte eines Berufs zwischen Frauenbewegung und öffentlicher Verwaltung. Weinheim, Basel 1983.

Baron, Rüdeger/Landwehr, Rolf (Hg.): Alice Salomon. Charakter ist Schicksal. Lebenserinnerungen. Mit einem Nachwort von Joachim Wieler. Weinheim, Basel 1983.

Bartels, Dr.: Der neuen Zeitschrift zum Geleit! In: ZfR, 1. Jg., 1933, Nr. 1, S. 1.

Bartholomeyczik, Sabine: Gedanken zum ICN-Motto: ›Einfluß der Krankenpflege auf die Gesundheit der Frau‹. Arbeit in der Krankenpflege und Gesundheit bei Krankenschwestern. In: Krankenpflege, 39. Jg., 1985, Nr. 5, S. 153-155.

– Gesundheit als Voraussetzung patientenorientierter Krankenpflege. In: Krankenpflege, 40. Jg., 1986, Nr. 5, S. 178-180.

– Zum Verständnis von Gesundheit und seinem Einfluß auf die Pflege. In: Deutsche Krankenpflege-Zeitschrift, 45. Jg., 1992, Nr. 12, S. 826-830.

– Nachdenken über Sprache – Professionalisierung der Pflege? In: Zegelin, Angelika (Hg.): Sprache und Pflege. Berlin, Wiesbaden 1997.

– Zur Entwicklung der Pflegewissenschaft in Deutschland. In: Pflege, 14. Jg., 1999, Nr. 3, S. 158-162.

Bartholomeyczik, Sabine/Müller, Elke (Hg.): Pflegeforschung Verstehen. München, Wien, Baltimore 1997.

Baubérot, Jean: Die Protestantische Frau. In: Duby, Georges/Perrot, Michèlle (Hg.): Geschichte der Frauen. Band 4: 19. Jahrhundert. Frankfurt a.M., New York 1994, S. 221-236.

Bauer, Franz: Geschichte der Krankenpflege. Handbuch der Entstehung und Entwicklung der Krankenpflege von der Frühzeit bis zur Gegenwart. Schriftenreihe zur Theorie und Praxis der Krankenpflege. Kulmbach 1965.

Bauer, Ingeborg: Teilzeitarbeit – eine sich entwickelnde Arbeitsform auch für das Krankenhaus. In: AKS, 18. Jg., 1964, S. 24-27.

Baumann, Ursula: Protestantismus und Frauenemanzipation in Deutschland 1850 bis 1920. Frankfurt a.M., New York 1992.

Bäumer, Gertrud: Die seelische Mobilmachung. In: Die Frauenfrage, 16. Jg., 1914(a), S. 105-106.

– Der Krieg und die Frau. Berlin, Leipzig 1914(b).

– Weit hinter den Schützengräben. Aufsätze aus dem Weltkrieg. Jena 1916.

Beck, Ulrich/Brater, Michael (Hg.): Die soziale Konstitution der Berufe. Materialien zu einer subjektbezogenen Theorie der Berufe. 2 Bände. München 1977.

Becker-Schmidt, Regina: Die doppelte Vergesellschaftung – die doppelte Unterdrückung: Besonderheiten der Frauenforschung in den Sozialwissenschaften. In: Unterkirchner, Lilo/Wagner, Ina (Hg.): Die andere Hälfte der Gesellschaft. Wien 1987, S. 10-25.

Beck-Gernsheim, Elisabeth: Der geschlechtsspezifische Arbeitsmarkt. Zur Ideologie und Realität von Frauenberufen. Frankfurt a.M. 1976.

Beer, Ursula: Geschlecht, Struktur, Geschichte. Soziale Konstituierung des Geschlechterverhältnisses. 2. Aufl. Frankfurt a.M., New York 1991.

Behrends, Gudrun/Haubrock, Manfred/Schröck, Ruth: Bestandsaufnahme für die Bundesrepublik Deutschland. In: Deutsche Krankenpflege-Zeitschrift, 45. Jg., 1992, Nr. 5 (Beilage: Berufspolitik), S. 8-23.

Beier, Jutta/Jahn, Gisela: Pflegeforschung in der ehemaligen DDR. In: Bartholomeyczik/Müller 1997, a.a.O., S. 29-46.

Beier, Jutta: Der Studiengang Medizinpädagogik an der Humboldt-Universität zu Berlin. In: Rabe-Kleberg 1991, a.a.O., S. 164-174.

Beikirch, Elisabeth: Einbindung von Pflegekräften in den Medizinischen Dienst der Krankenversicherung. In: Krankenpflege, 44. Jg., 1990, Nr. 7/8, S. 393-394.

Bekanntmachung. In: ZfR, 2. Jg., 1934, Nr. 4, S. 66.

Bellardi, Werner (Hg.): 1916/1966. Fünfzig Jahre Zehlendorfer Verband für evangelische Diakonie. Berlin 1966.

Beneker, Hanna/Wichtmann, Eva: Grenzüberschreitende Dienstpläne. Weltpflegenotstand und Frauenbewegungen. Frankfurt a.M. 1994.

Bericht über die 12. Delegiertenversammlung am 27. und 28.5.1983. In: Krankenpflege, 37. Jg., 1983, Nr. 7/8, S. 237-238.

Bericht über die 3. Sitzung der Reichsfachkommission der Reichssektion Gesundheitswesen. In: Sanitätswarte, 28. Jg., 1928, Nr. 12, S. 202-210.

Bericht uber die Beiratssitzung der B.O.K.D. In: UL, 17. Jg., 1922, Nr. 4, S. 31-32.

Bericht über die Konferenz des Beirates der B.O.K.D. am 14. Mai 1925. In: UL, 20. Jg., 1925, Nr. 6, S. 59-60.

Bericht über die XVI. General-Versammlung mit Konferenz der Oberinnen von Krankenpflegeschulen und der Gruppenvorsitzenden. In: UL, 14. Jg., 1919, Nr. 8, S. 55-56.

Berufspolitik 1994. DBfK-Bundesgeschäftsführung legt Tätigkeitsbericht vor. In: Pflege Aktuell, 49. Jg., 1995, Nr. 7/8, S. 527-529.

Berufs- und Programmfragen. In: Sanitätswarte, 7. Jg., 1907(a), Nr. 8, S. 57-59; 1907(b), Nr. 9, S. 65-67; 1907(c), Nr. 11, S. 81-83; 1907(d), Nr. 14, S. 108-109; 1907(e), Nr. 17, S. 129-132; 1907(f), Nr. 18, S. 137-139.

Bienstein, Christel: Wie können wir unseren beruflichen Auftrag erfüllen? In: Krankenpflege, 37. Jg., 1983, Nr. 7/8, S. 229-231.

– Ganzheitliche Pflege – was ist das, was kann sie leisten? In: Krankenpflege, 44. Jg., 1990, Nr. 3, S. 152-155.

Bildungskonzept. Deutscher Bildungsrat für Pflegeberufe. Eschborn 1994.

Bildungskonzept für Pflegeberufe. Kinderkrankenpflege. Altenpflege des Deutschen Berufsverbandes für Krankenpflege (DBfK). In: Krankenpflege, 44. Jg., 1990, Nr. 2, S. 87-90.

Bildungskonzept Pflege 2000. Deutscher Berufsverband für Pflegeberufe (DBfK). Eschborn 1993.

Bischoff, Claudia: Frauen in der Krankenpflege. Zur Entwicklung von Frauenrolle und Frauenberufstätigkeit im 19. und 20. Jahrhundert. Überarb. u. erw. Neuaufl. Frankfurt a.M., New York 1992(a).

– Ganzheitlichkeit – einige Anmerkungen zu einem schillernden Begriff. In: Pflegepädagogik, 1. Jg., 1992(b), Nr. 2, S. 4-6.

– Ganzheitlichkeit in der Pflege. Anmerkungen zu einem strapazierten Begriff. In: Dr. med. Mabuse, 19. Jg., 1994, August/September, S. 37-41.

– Zum Ganzheitsbegriff in der Pflege. In: Krüger u.a. 1996(a), a.a.O., S. 103-128.

Bischoff, Claudia/Botschafter, Petra: Die wissenschaftliche Lehrerausbildung als Voraussetzung einer professionellen Lehrtätigkeit in der Pflege. In: Krankenpflege, 45. Jg., 1991, Nr. 1, S. 20-24.

– Universität oder Fachhochschule – das ist hier die Frage. In: Pflegepädagogik, 1. Jg., 1992, Nr. 1, S. 4-11.

Bledstein, Burton J.: The Culture of Professionalism. The Middle Class and the Development of Higher Education in America. New York 1976.

Blochmann, Elisabeth/Nohl, Hermann/Weniger, Erich: Henriette Schrader-Breymann. Kleine pädagogische Texte. Langensalza, Berlin, Leipzig o.J.

Blunck, Helene: Grußwort. In: UL, 28. Jg., 1933(a), Nr. 5, S. 45.

– Liebe Schwestern, Grußwort. In: UL, 28. Jg., 1933(b), Nr. 6, S. 1.

– Liebe Schwestern! In: ZfR, 1. Jg., 1933(c), Nr. 1, S. 149.

– Der Weltbund der Krankenpflegerinnen. Gründung, Aufbau und jetziger Stand. Hannover 1947.

– ›Die beste Schwester‹. In: AKS, 2. Jg., 1948, Mitteilung Nr. 1.

– Jahresbericht 1933 und 1934. In: Sonderdruck der Berufsorganisation der Krankenpflegerinnen Deutschlands 1935 (AKA 20), S. 10-18.

– Über unsere Tracht. In: AKS, 5. Jg., 1951, Nr. 6, S. 129.

– Agnes Karll. Ihr Leben und Wirken (1968). Hannover o.J.

Bock, Andreas/Huber, Robert/Senkpiel, Ralf: Krankenpflege – ein Beruf nur für Frauen? In: Die Schwester. Der Pfleger, 31. Jg., 1992, Nr. 8, S. 739-743.

Bock, Gisela/Thane, Pat (Eds.): Maternity and Gender Policies. Women and the Rise of the European Welfare States, 1880s–1950s. London, New York 1991.

Boehncke, Helmut: Arzt und Schwester. In: AKS, 5. Jg., 1951, Nr. 8, S. 162-163.

– Stirbt der Schwesternberuf aus? In: AKS, 6. Jg., 1952, Nr. 10, S. 217-218.

Boelsen, Birgit: Gleiche Rechte – gleiche Pflichten. Wer muß sich in der Krankenpflege emanzipieren? In: Krankenpflege, 29. Jg., 1975, Nr. 5, S. 189-190.

Böltken, Andrea: Führerinnen im ›Führerstaat‹. Gertrud Scholtz-Klink, Trude Mohr, Jutta Rüdiger und Inge Viermatz. Pfaffenweiler 1995.

Börger, Willi: Was ist deutscher Sozialismus? In: Dienst am Volk, 2. Jg., 1933, Nr. 6, S. 3-4.

Bornat, Joanna/Pereira, Charmaine/Pilgrim, David/Williams, Fiona (Eds.): Community Care. A Reader. Hampshire, London 1993.

Bornkessel-Hettler, Annemarie: Betr.: Wahl des Gesamtvorstandes am 23./24.1982 in Essen. (Leserinnenbrief) In: Krankenpflege, 36. Jg., 1982, Nr. 8, S. 255.

Boschma, Geertje: Ambivalence about nursing's expertise: the role of a gendered holistic ideology in nursing, 1890–1990. In: Rafferty Anne Marie/Robinson, Jane/Elkan, Ruth (Eds.): Nursing History and the Politics of Welfare. London, New York 1997, S. 164-176.

Botschafter, Petra/Bischoff, Claudia/Schagen, Udo: Entwicklung und Erprobung eines dreijährigen Studiengangs für Lehrkräfte an Lehranstalten für Medizinalfachberufe. Lehrer/in für Kranken- und Kinderkrankenpflege (Diplom). Berlin 1982.

Botschafter, Petra/Moers, Martin: Pflegewissenschaft und Pflegenotstand. Einrichtung eines Studienganges ›LehrerIn der Pflege‹ an der Freien Universität Berlin? In: Jahrbuch für Kritische Medizin. Argument Sonderband 190. Hamburg 1990, S. 123-139.

Botschafter-Leitner, Petra: Die berufliche Situation des Krankenpflegepersonals. In: Deppe, Hans-Ulrich (Hg.): Vernachlässigte Gesundheit. Zum Verhältnis von Gesundheit, Staat, Gesellschaft in der Bundesrepublik Deutschland. Köln 1980, S. 174-191.

Bourdieu, Pierre: Klassenstellung und Klassenlage. In: Bourdieu, Pierre: Zur Soziologie symbolischer Formen. 2. Aufl. Frankfurt a.M. 1983, S. 42-74.

– Der Habitus als Vermittlung zwischen Struktur und Praxis. In: Bourdieu 1983, a.a.O., S. 125-158.

– Die feinen Unterschiede: Kritik der gesellschaftlichen Urteilskraft. Frankfurt a.M. 1979.

– Die feinen Unterschiede. Interview mit Hans Dieter Zimmermann vom Hessischen Rundfunk, Frankfurt a.M. 1982. In: Bourdieu, Pierre: Die verborgenen Mechanismen der Macht, Schriften zu Politik & Kultur 1. Hamburg 1992, S. 31-47.

Boyd, Catherine Elaine: ›Nationaler Frauendienst‹: German Middle Class Women In Service To The Fatherland, 1914–1918. Athens/Georgia 1979.

Brade, Artur: Der Krankenpfleger und sein Berufsbild. In: Die Agnes Karll-Schwester – Der Krankenpfleger, 22. Jg., 1968, Nr. 2, S. 59.

Brandes, H.J.: ›Mädchenopfer‹. Die Schwesternpflege an Männern. Eine Anklageschrift und ein Mahnwort an Eltern und Erzieher. Berlin 1902.

Brante, Thomas: Sociological Approaches to the Professions. In: Acta Sociologica, 31, 1988, No. 2, pp. 119-142.

– Professional types as a strategy of analysis. In: Burrage/Torstendahl 1990, a.a.O., S. 75-93.

Brauer, Maria: Aufgaben und Pflichten einer Schwester in der Privatpflege. In: UL, 1. Jg., 1906, Nr. 20, S. 2.

Bridges, Daisy Caroline: A History Of The International Council of Nurses 1899–1964 the first 65 years. London 1967.

Brief der Schriftleitung. In: AKS, 5. Jg., 1951, Nr. 12, S. 255-256.

Brunsch, Dorothea: Aus der Sicht der Stationsleitung. In: Krankenpflege, 32. Jg., 1978, Nr. 1, S. 7.

Bublitz, Hannelore/Bührmann, Andrea D./Hanke, Christiane/Seier, Andrea (Hg.): Das Wuchern der Diskurse: Perspektiven der Diskursanalyse Foucaults. Frankfurt a.M., New York 1999.

Buch, Lore: Die dritte Delegiertenversammlung des Agnes Karll-Verbandes in Essen. In: AKS, 11. Jg., 1957, S. 114-115.

Bucher, Rue: Pathology: A Study of Social Movements Within a Profession. In: Freidson, Eliot/Lorber, Judith (Eds.): Medical Men And Their Work. Chicago, New York 1972, S. 113-127.

Bucher, Rue/Strauss, Anselm: Wandlungsprozesse in Professionen (1961). In: Luckmann/Sprondel 1972, a.a.O., S. 182-197.

Burrage, Michael/Torstendahl, Rolf (Eds.): Professions in Theory and History. Rethinking the Study of the Professions. London, Newbury Park, New Delhi 1990.

Caplan, Jane: Profession as Vocation: The German Civil Service. In: Cocks, Geoffrey/Jarausch, Konrad (Eds.): German Professions, 1800–1950. New York, Oxford 1990, S. 163-182.

Cappell, Eckhard: Professionalisierung in der Altenpflege? In: Krankenpflege, 47. Jg., 1993, S. 372-374.

– Von der Hilfspflege zur Profession. Entstehung und Entwicklung des Altenpflegeberufs. Köln 1996.

Capra, Fritjof: WendeZeit. Bausteine für ein neues Weltbild (1982). Bern, München 1988.

Carr-Saunders, A.M./Wilson, P.A.: The Professions. Oxford 1933.

Carst, Irene: Die Krankenpflege und ihre Erscheinungsformen. O.O, o.J.

Cauer, Marie: Zur Reform der Krankenpflege (aus: Die Frauenbewegung, Jg. VII, Nr. 19 und 20, 1901/02(a)). In: Cauer 1906, a.a.O., S. 1-9.

– Der Beruf der Krankenpflegerin in Deutschland. Gedanken über eine notwendige Reform (aus: Die Krankenpflege, Martin Mendelsohn (Hg.), Bd. I, Nr. 8, S. 745-756, 1901/02(b)). In: Cauer 1906, a.a.O., S. 9-20.

– Über die Anstellung ›Städtischer Pflegerinnen‹ in den Städtischen Krankenanstalten (aus: Die Krankenpflege. Hg. Martin Mendelsohn. Bd. II, Nr. 10, S. 947-953. 1902/03). In: Cauer 1906, a.a.O., S. 43-50.

– Zum Krankenpflegerinnen-Antrag. In: Neue Bahnen, 38. Jg., 1903, Nr. 1, S. 9-12.

– Weibliche Krankenpflege – auch ein bürgerlicher Beruf. Gesammelte Aufsätze. Leipzig 1906.

– Das Krankenhaus als Schule. In: UL, 4. Jg., (I) 1909(a), Nr. 2, S. 14-16; (II) 1909(b), Nr. 3, S. 25-29; (III) 1909(c), Nr. 5, S. 50-53; (Schluss) 1909(d), Nr. 6, S. 62-66.

– Frauendienstpflicht. Praktische Vorschläge für eine dem Heeresdienst der Männer entsprechend öffentliche Dienstpflicht der weiblichen Jugend. Tübingen 1916.

– Denkschrift über das Ausbildungs- und Prüfungswesen der Krankenpflegerinnen. Sonderdruck aus Nr. 10 der Zeitschrift ›Unterm Lazaruskreuz‹ 1925, S. 2.

– Agnes Karll. In: UL, 22. Jg., 1927(a), Nr. 3, S. 26-27.

– Interregnum. In: UL, 22. Jg., 1927(b), Nr. 6, 62-63.

– Ein verhängnisvoller Beschluß. In: UL, 23. Jg., 1928, Nr. 6, S. 68-69.

– Eine glückliche Insel. Ein Vierteljahrhundert deutscher Arbeit in San Remo. Stuttgart 1931.

– Vom Weltbund der Krankenpflegerinnen. In: UL, 28. Jg., 1933, Nr. 5, S. 52.

– Vom Werte und der Berechtigung der freiberuflichen Krankenpflege. In: Sonderdruck der Berufsorganisation der Krankenpflegerinnen Deutschlands. o. O. 1936, S. 15-31.

– Von den menschlichen Anforderungen an die Schwester. In: Fischer u.a. 1940, a.a.O., S. 1-18.

– Aus einer harten Lehrzeit. In: AKS, 3. Jg., 1949, Nr. 4, S. 4-6.

– Lebenserinnerungen 1861–1950. Für Verwandte und Freunde vervielfältigtes Manuskript. Gladbeck 1969.

Chamberlayne, Prue: Fürsorge und Pflege in der britischen feministischen Diskussion. In: Feministische Studien, 14. Jg., 1996, Nr. 2, S. 47-60.

Clemens, Bärbel/Metz-Göckel, Sigrid/Neusel, Aylâ/Port, Barbara (Hg.): Töchter der Alma Mater. Frauen in der Berufs- und Hochschulforschung. Frankfurt a.M., New York 1986.

Cockburn, Cynthia: The Relations of Technology. What Implications for Theories of Sex and Class? In: Crompton, Rosemary/Mann, Michael (Eds.): Gender and Stratification. Cambridge, Oxford, New York 1986, S. 74-85.

– Die Herrschaftsmaschine. Geschlechterverhältnisse und technisches Know-how. Berlin, Hamburg 1988.

Cockburn, Cynthia/Ormrod, Susan: Wie Geschlecht und Technologie in der sozialen Praxis ›gemacht‹ werden (1993). In: Dölling, Irene/Krais, Beate (Hg.): Ein alltägliches Spiel. Geschlechterkonstruktion in der sozialen Praxis. Frankfurt a.M. 1997, S. 17-47.

Collins, Randall: Changing conceptions in the sociology of the professions. In: Torstendahl/Burrage 1990, a.a.O., S. 11-23.

Conze, Werner: Beruf. In: Brunner, Otto/Conze, Werner/Koselleck, Reinhart (Hg.): Geschichtliche Grundbegriffe. Historisches Lexikon zur politisch-sozialen Sprache in Deutschland. Stuttgart 1972, S. 490-507.

Conze, Werner/Kocka, Jürgen (Hg.): Bildungsbürgertum im 19. Jahrhundert. Teil I: Bildungssystem und Professionalisierung in internationalen Vergleichen. Stuttgart 1985(a).

Conze, Werner/Kocka, Jürgen: Einleitung (1985(b)). In: Conze/Kocka 1985(a), a.a.O., S. 9-28.

Costas, Ilse: Das Verhältnis von Profession, Professionalisierung und Geschlecht in historisch vergleichender Perspektive. In: Wetterer 1992, a.a.O., S. 62-82.

– Der Zugang von Frauen zu akademischen Karrieren. Ein internationaler Überblick. In: Häntzschel, Hiltrud/Bußmann, Hadumod (Hg.): Bedrohlich Gescheit. Ein Jahrhundert Frauen und Wissenschaft in Bayern. München 1997, S. 15-34.

Crompton, Rosemary: Gender, Status and Professionalism. In: Sociology, Vol. 21, 1987, No. 3, S. 413-418.

Cvetkovic, Rada: Pflegesysteme zur Diskussion gestellt. In: Krankenpflege, 34. Jg., 1980, Nr. 2, S. 48-51.

Cyba, Eva: Grenzen der Theorie sozialer Schließung? Die Erklärung von Ungleichheiten zwischen den Geschlechtern. In: Wetterer 1995, a.a.O., S. 51-70.

Daheim, Hansjürgen: Der Beruf in der modernen Gesellschaft. Versuch einer Theorie beruflichen Handelns (1967). 2. Aufl. Koln, Berlin 1970.

Daheim, Hansjürgen: Zum Stand der Professionssoziologie. Rekonstruktion machttheoretischer Modelle der Profession. In: Dewe u.a. 1992, a.a.O., S. 21-35.

Dalhoff, Jutta/Frey, Uschi/Schöll, Ingrid (Hg.): Frauenmacht in der Geschichte. Beiträge des Historikerinnentreffens 1985 zur Frauengeschichtsforschung. Düsseldorf 1986.

Dammer, Susanna: Mütterlichkeit und Frauendienstpflicht. Versuche der Vergesellschaftung ›weiblicher Fähigkeiten‹ durch eine Dienstverpflichtung (Deutschland 1890–1918). Weinheim 1988.

Daniel, Ute: Clio unter Kulturschock. Zu den aktuellen Debatten der Geschichtswissenschaft. Teil I und II. In: Geschichte in Wissenschaft und Unterricht (GWU), 1997, (I) Nr. 4, S. 195-219; (II) Nr. 5/6/7, S. 259-278.

Daniels, J. u.a. (Hg.): Das öffentliche Gesundheitswesen. Bd. II. Berufe und Einrichtungen des Gesundheitswesens. Teil B. Rechtsvorschriften und Erläuterungen. Zusammengestellt von H. Lehmkuhl und F. Pürckhauer. Stuttgart 1964.

Davies, Celia (Ed.): Rewriting Nursing History. London, New Jersey 1980.

- Professionals in Bureaucracies: The Conflict Thesis Revisited. In: Dingwall/Lewis 1983, a.a.O., S. 177-194.
- Gender history and management style in nursing: towards a theoretical synthesis. In: Savage, Mike/Witz, Anne (Eds.): Gender and Bureaucracy. Oxford, Cambridge 1992, pp. 229-252.
- Gender and the professional Predicament in Nursing. Buckingham, Philadelphia 1995(a).
- Competence versus Care? Gender and Caring Work Revisited. In: Acta Sociologica, Vol. 38, 1995(b), S. 17-31.
- The Sociology of Professions and the Profession of Gender. In: Sociology, Vol. 30, 1996, No. 4, pp. 661-678.

DBfK-Großkundgebung am 28.2.1989. Ohne Pflege keine Zukunft (Editorial). In: Krankenpflege, 43. Jg., 1989, Nr. 3, S. 101.

DBfK-Standpunkt: Kein neuer Pflegeberuf! In: Pflege Aktuell, 50. Jg., 1996, Nr. 5, S. 326-327.

Delegiertenversammlung beschließt Satzungsänderung. In: Pflege Aktuell, 51. Jg., 1997, Nr. 6, S. 407-408.

Delmotte, Nicole: Der Krankenpflegeprozeß in Belgien. Erfahrungen mit der WHO-Studie. In: Krankenpflege, 40. Jg., 1986, Nr. 1, S. 32-35.

Deppe, Hans-Ulrich: Zur sozialen Anatomie des Gesundheitssystems. Neoliberalismus und Gesundheitspolitik in Deutschland. Frankfurt a.M. 2000.

Deutsche Akademie für soziale und pädagogische Frauenarbeit: Bericht über die Entwicklung von 1925–1930. Berlin o. J.

Deutscher Berufsverband für Krankenpflege (Hg.): Nursing Research For Professional Practice. Pflegeforschung für die Pflegepraxis. 12th Workgroup Meeting and International Nursing Research Conference. Zwölftes Arbeitsgruppentreffen und Internationale Pflegeforschungskonferenz. Frankfurt a.M. 1990.

Deutscher Berufsverband für Krankenpflege (Hg.), im Auftrag des Hessischen Ministeriums für Jugend, Familie und Gesundheit: Hessisches Curriculum Krankenpflege, 1. und 2. Ausbildungsabschnitt. Frankfurt a.M. 1990, 1991.

Deutscher Berufsverband für Krankenpflege: Entwicklung Zielsetzungen Aktivitäten von 1903–1983, herausgegeben anlässl. des zehnjährigen Bestehens des Deutschen Berufsverbandes für Krankenpflege 1973–1983. 3. Aufl. Frankfurt a.M. 1989.

Deutscher Berufsverband für Pflegeberufe (DBfK): Pflegestudiengänge. Übersicht über die Pflegestudiengänge an Universitäten und Fachhochschulen der Bundesrepublik Deutschland. Eschborn 1995(a).

Deutscher Berufsverband für Pflegeberufe (DBfK): Zukunft der Pflege. Aktionsprogramm 2000 des DBfK. Eschborn 1995(b).

Deutscher Berufsverband für Pflegeberufe (DBfK): Pflegekammer. Beitrag zur Diskussion über Kammern in der Pflege. Eschborn 1995(c).

Deutscher Berufsverband für Pflegeberufe: Stellungnahme zur Ausbildungs- und Prüfungsverordnung für den Beruf der Altenpflegerin und des Altenpflegers des Bundesministeriums für Familie, Senioren, Frauen und Jugend. Eschborn 21. April 2001.

Dewe, Bernd/Ferchhoff, Wilfried/Olaf-Radtke, Frank (Hg.): Erziehen als Profession. Zur Logik professionellen Handelns in pädagogischen Feldern. Opladen 1992.

Dieckmann, Margarete (= M.D.): Beseitigung der Arbeitslosigkeit. Vornehmste Aufgabe der Reichsfachschaft. In: Dienst am Volk, 2. Jg., 1933(a), Nr. 6, S. 1.

- (=M.B. (Druckfehler)): Der Staat und wir Schwestern. Weibliche Dienstpflicht – Hauswirtschaftliches Vorjahr. In: Dienst am Volk, 2. Jg., 1933(b), Nr. 7.

Dielmann, Gerd: Neue Wege. Überlegungen zur Strukturreform der Berufsausbildung in den Pflegeberufen. In: Dr. med. Mabuse, 18. Jg., 1993, April/Mai, S. 42-44.

- Brauchen wir Pflegekammern? In: Projektgruppe Studentische Fachtagung 1997, a.a.O., S. 61-67.
- Zur aktuellen Situation der Krankenpflegeausbildung in den Mitgliedsstaaten der Europäischen Union. In: Kollak, Ingrid/Pillen, Angelika (Hg.): Pflege-Ausbildung im Gespräch. Ein internationaler Vergleich. Frankfurt a.M. 1998(a), S. 279-295.
- Neuer Pflegeberuf? Zum Stand der Diskussion zwischen den Sozialpartnern und zuständigen Ministerien zur Schaffung eines dualen Pflegeberufs auf Grundlage des Berufsbildungsgesetzes. In: Dr. med. Mabuse, 23. Jg., 1998(b), Sept./Okt., S. 18-20.

Dietrich, Eduard: Die soziale Krankenpflege, besonders in Deutschland während des 19. Jahrhunderts. In: Zeitschrift für Krankenpflege, XXII. Jg., 1900, S. 18-23.

- Die Vorschriften über die staatliche Prüfung der Krankenpflegepersonen. 2. umgeänderte Aufl. Leipzig 1912.

DiMaggio, Paul: The System of Professions: An Essay on the Division of Expert Labor by Andrew Abbott (Book Review). In: American Journal of Sociology, Vol. 95, 1998, No. 2, pp. 534-535.

Dingwall, Robert/Lewis, Philipp (Hg.): The Sociology of the Professions: Lawyers, Doctors and Others. London 1983.

Die Diskussion über unser Leitwort ›Ich dien‹. In: AKS, 16. Jg., 1962, Nr. 1, S. 44-50.

Diskussionspapier zur Novellierung des Gesetzes über die Berufe in der Krankenpflege. Bundesministerium für Gesundheit vom 20. November 2000 (www.bmgesundheit.de/themen/berufe/Krankenpflege/krpflg.htm).

Dittmer, Emil: Fünfundzwanzig Jahre ›Sanitätswarte‹! In: Sanitätswarte, 26. Jg., 1926, Nr. 1.

Dittrich, Friederike: WHO-Report. Folgerungen und Vorschläge für die Aus- und Fortbildung in der Krankenpflege. In: Krankenpflege, 28. Jg., 1974, Nr. 1, S. 3-5.

Döhler, Marian: Die Regulierung von Professionsgrenzen. Struktur und Entwicklungsdynamik von Gesundheitsberufen im internationalen Vergleich. Frankfurt a.M., New York 1997.

Dörpinghaus, Hilde: Die Eigenständigkeit des Berufes der Krankenschwester. In: AKS, 14. Jg., (I) 1960(a), Nr. 6, S. 173-176; (III) 1960(b), Nr. 9, S. 276-278.

Dörrie, Klaus: Der Deutsche Berufsverband für Krankenpflege und der DPWV. In: Krankenpflege, 34. Jg., 1980, Nr. 7/8, S. 250-252.

Dodd, Dianne/Gorham, Deborah (Eds.): Caring and Curing: Historical Perspectives on Women and Healing in Canada. University of Ottawa Press 1994.

Dokumentation Krankenschwestern vor Gericht. In: Ebbinghaus, Angelika (Hg.): Opfer und Täterinnen. Frauenbiographien des Nationalsozialismus. Nördlingen 1987, S. 218-247.

Domansky, Elisabeth: Der Erste Weltkrieg. In: Niethammer, Lutz u.a.: Bürgerliche Gesellschaft in Deutschland. Frankfurt a.M. 1990, S. 285-319.

Draudt, P.: Das Internationale Rote Kreuz. In: Oberinnen-Vereinigung 1930, a.a.O., S. 46-60.

Die III. Generalversammlung des ›Weltbundes der Krankenpflegerinnen‹. Montag, den 5. August. Schluss. In: UL, 7. Jg., 1912, Nr. 18, S. 210-211.

Dritter Jahresbericht vom 1. Januar bis 31. Dezember 1905. In: UL, 1. Jg., 1906, Nr. 8, S. 1-8.

Dualisierung der Pflegeberufe. Hauptausschuss des BIBB beschließt Empfehlung. Pressemitteilung Berlin/Bonn, den 14.04.1999.

Dunkmann, Karl: Die Lehre vom Beruf. Eine Einführung in die Geschichte und Soziologie des Berufs. Berlin 1922.

Eckart, Christel: Halbtags durch das Wirtschaftswunder. Die Entwicklung der Teilzeitarbeit in den sechziger Jahren. In: Kramer, Helgard/Eckart, Christel/Riemann, Ilka/Walser, Karin: Grenzen der Frauenlohnarbeit. Frauenstrategien in Lohn- und Hausarbeit seit der Jahrhundertwende. Frankfurt a.M., New York 1986, S. 183-238.

– Verschlingt die Arbeit die Emanzipation? Von der Polarisierung der Geschlechtscharaktere zur Entwicklung der Arbeits-Monade. In: Widersprüche, 1987, Nr. 23, S. 7-18.

– Der Preis der Zeit. Eine Untersuchung der Interessen von Frauen an Teilzeitarbeit. Frankfurt a.M., New York 1990.

– Die Entwertung von Fürsorglichkeit und die Rhethorik von Unabhängigkeit. In: Herlt, Kerstin/Sachs, Anne (Hg.): ReVision. Perspektiven feministischer Theorie und Politik in den 90er Jahren. Kassel 1997, S. 152-164.

Eckart, Christel/Senghaas-Knobloch, Eva (Hg.): Fürsorge – Anerkennung – Arbeit. Feministische Studien, 18. Jg., Weinheim 2000.

Ehrenreich, Barbara/English, Deidre: Hexen, Hebammen und Krankenschwestern. The Witches are back! (1973). München 1975.

Eichblatt, Wolfgang: Bericht über die 5. Delegiertenversammlung des Deutschen Berufsverbandes für Krankenpflege am 22./23. September 1978 in Essen. In: Krankenpflege, 32. Jg., 1978, Nr. 11, S. 377-378.

Eichhorn, Friedrich: Grundgedanken zur Rationalisierung des Pflegedienstes. In: AKS, 11. Jg., 1957, Nr. 3, S. 78-82.

Ein neues Gesicht. In: Krankenpflege, 26. Jg., 1972, Nr. 1, S. 1.

Eine völlig neue Situation für die Ausbildungsmöglichkeiten des Pflegepersonals. In: Sanitätswarte, 19. Jg., 1919, S. 185-188.

Elkeles, Thomas: Arbeitsorganisation in der Krankenpflege – Zur Kritik der Funktionspflege. Frankfurt a.M. 1991.

Elster, Ruth: Du und die Tracht. In: AKS, 5. Jg., 1951, Nr. 6, S. 129-130.

– Über die Stellung der Schwester. In: AKS, 7. Jg., 1953, Nr. 4, S. 100-102.

– Wir stellen zur Diskussion: Die Stationsgehilfin. In: AKS, 10. Jg., 1956(a), Nr. 9, S. 241-242.

– Unsere Schulschwestern. In: AKS, 10. Jg., 1956(b), Nr. 11, S. 287-288.

– Dank an Margarete Lungershausen. In: AKS, 14. Jg., 1960, Nr. 4, S. 99-100.

– Das heutige Berufsbild in der Krankenpflege. In: Die Agnes Karll-Schwester 1961(a), a.a.O., S. 1-14.

– Ist eine Krankenpflegereform zu befürworten? In: Die Agnes Karll-Schwester 1961(b), a.a.O., S. 15-22.

– Welche Möglichkeiten hat ein Schwesternverband, die Entwicklung des Krankenpflegeberufes zu fördern. In: AKS, 16. Jg., 1962, Nr. 1, S. 34-40.

– Offener Brief an den Intendanten des Westdeutschen Rundfunks. In: AKS, 19. Jg., 1964, S. 432.

– Das heutige Berufsbild des Krankenpflegers. Vortrag anläßlich des ›Tages der Krankenpflege‹ am 23.3.1968 in Berlin. Sonderveranstaltung zum 100. Geburtstag von Agnes Karll am 25.3.1968. In: Elster 2000, a.a.O., S. 196-198.

– Liebe Mitglieder. In: Krankenpflege, 26. Jg., 1972(a), Nr. 2, S. 65; 1972(b), Nr. 3, S. 107; 1972(c), Nr. 5, S. 195; 1972(d), Nr. 9, S. 393.

- Das Selbstverständnis im Krankenpflegeberuf. In: Krankenpflege, 27. Jg., 1973, Nr. 1, S. 13-14.
- 25 Jahre Krankenpflegehochschule Agnes Karll. In: Krankenpflege, 32. Jg., 1978, Nr. 10, S. 351-354.
- Porträt unserer Zeitschrift. In: Krankenpflege, 35. Jg., 1981, Nr. 1, S. 7-10.
- Fünf Jahrzehnte Strukturdebatte. In: Pflege Aktuell, 52. Jg., 1998, Nr. 11, S. 642-645.
- Der Agnes Karll-Verband und sein Einfluß auf die Entwicklung der Krankenpflege in Deutschland. Ein Beitrag zur Geschichte der Pflegeberufe und eines Berufsverbandes. Deutscher Berufsverband für Pflegeberufe (Hg.). Frankfurt a.M. 2000.

Empfehlungen des Wissenschaftsrats zur Struktur und zum Ausbau des Bildungswesens nach 1970. In: Die Agnes Karll-Schwester – Der Krankenpfleger, 25. Jg., 1971, Nr. 7, S. 283-286.

Engel, Dr.: Das Gesetz zur Ordnung der Krankenpflege und die Krankenpflegeverordnung nebst Ausführungsbestimmungen. Berlin 1938.

Entwurf der Kommission zur Ausarbeitung eines Studienplanes zur Fortbildung von Krankenpflegeschwestern an der Hochschule für Frauen zu Leipzig unter dem Vorsitz von Dr. Prüfer. Leipzig 1913 (AKA Rep V FL 1.2.).

Entwurf von Schwester Agnes Karll: Ausbildung von Krankenpflegerinnen zu Oberschwestern und Oberinnen und für soziale Arbeit an der Frauen-Hochschule Leipzig (AKA Rep V FL 1.2.).

Esser, Dr.: Die Krankenpflegerin – die rechte Hand des Arztes. In: UL, 2. Jg., 1907, Nr. 8, S. 57-58.

Etzioni, Amitai (Hg.): The Semi-Professions and Their Organizations. Teachers, Nurses, Social Workers. New York, London 1969(a).
- Preface. 1996(b). In: Etzioni 1969(a), a.a.O., S. V-XVIII.

Evans, Richard J.: The Feminist Movement in Germany 1894–1933. London 1976.

Evers, George/Brouns, Ger: Mehr Eigenständigkeit und Berufszufriedenheit durch den Pflegeprozeß? In: Krankenpflege, 44. Jg., 1990, Nr. 4, S. 210-214.

Fehr, Jörn/Laga, Gerd (Hg.): Beiträge zur Professionalisierung der Pflegeberufe. Hannover 1997.

Fachverband Deutscher Krankenpfleger. In: Die Agnes Karll-Schwester – Der Krankenpfleger, 22. Jg., 1968, S. 25.

Feldner, Gerda: Die Krankenpflegerin, aus der Reihe: Am Scheideweg. Berufsbilder. Sonderreihe der Sammlung belehrender Unterhaltungsschriften. Bd. 95. Neu-Finkenkrug b. Berlin 1928.

Femmer, H.J./Haeseler, H.W.: Krankenpflegeausbildung, berufliche Fortbildung und Weiterbildung. In: Krankenpflege, 31. Jg., 1977, Nr. 1, S. 2-7.

Feuerstein, Anna Elise: Ethische Grundregeln für die Krankenpflege. In: Krankenpflege, 29. Jg., 1975, Nr. 1, S. 4-6.

Fiedler, Karin/Neukirch, Edelgard: 40 Jahre Krankenpflege in der DDR. In: Krankenpflege, 44. Jg., 1990, Nr. 10, S. 519.

Fischer, Ludolf/Gross, Fritz/Venzmer, G. (Hg.): Hand- und Lehrbuch der Krankenpflege. Band II. Praktischer Teil. 3. Aufl. Stuttgart 1940.

Fischer, Michael P.: Die deutsche Krankenpflege in der Neuzeit. Freiburg i. Br. 1924.

Fisher, Berenice/Tronto, Joan: Toward a Feminist Theory of Caring. In: Abel, Emily K./Nelson, Margaret K. (Eds.): Circles of Care. Work and Identity in Women's Lives, New York 1990, S. 35-62.

Foucault, Michel: Die Ordnung der Dinge. Eine Archäologie der Humanwissenschaften (1966). 7. Aufl. Frankfurt a.M. 1988.
- Archäologie des Wissens (1969). Frankfurt a.M. 1981.
- Die Geburt der Klinik. Eine Archäologie des ärztlichen Blicks (1972). Frankfurt a.M., Berlin, Wien 1976.
- Die Ordnung des Diskurses (1972). Frankfurt a.M. 1991.
Fox-Genovese, Elizabeth: Placing Women`s History in History, In: New Left Review, Nr. 133, 1982, S. 5-29.
Fraenkel, Annemarie: Die Berufsorganisation der Krankenschwestern. Heidelberg 1922.
Fraser, Nancy: The Uses and Abuses of French Discourse Theories for Feminist Politics. In: Fraser, Nancy/Bartky, Sandra Lee (Eds.): Revaluing French Feminism. Critical Essays on Difference, Agency, And Culture. Bloomington, Indianapolis 1992, S. 177-194.
Frauengruppe Faschismusforschung: Mutterkreuz und Arbeitsbuch. Zur Geschichte der Frauen in der Weimarer Republik und im Nationalsozialismus. Frankfurt a.M. 1981.
Freidson, Eliot: Der Ärztestand. Berufs- und wissenschaftssoziologische Durchleuchtung einer Profession (1970). Herausgegeben von Johann Jürgen Rohde und Wolfgang Schoene. Stuttgart 1979.
- Dominanz der Experten. Zur sozialen Struktur medizinischer Versorgung. Herausgegeben und übersetzt von Johann Jürgen Rohde. München, Berlin, Wien 1975.
- The Futures of Professionalization (1977). In: Freidson, Eliot: Professionalism Reborn. Theory, Prophecy and Policy. Chicago 1994, S. 106-127.
- The Theory of Professions: State of the Art. In: Dingwall 1983, a.a.O., S. 19-37.
Frevert, Ute: Frauen und Ärzte im späten 18. und frühen 19. Jahrhundert - Zur Sozialgeschichte eines Gewaltverhältnisses. In: Kuhn, Annette/Rüsen, Jörn (Hg.): Frauen in der Geschichte II. Fachwissenschaftliche und fachdidaktische Beiträge zur Sozialgeschichte der Frauen vom frühen Mittelalter bis zur Gegenwart. Düsseldorf 1972, S. 177-210.
Fricke, Anneliese: Der Krankenpfleger im Brennpunkt. In: Die Agnes Karll-Schwester - Der Krankenpfleger, 24. Jg., 1970, Nr. 6, S. 238.
Fricke, Anneliese: Die thematische Entwicklung unserer Zeitschrift. Rückblick - Gegenwart - Ausblick. In: Krankenpflege, 35. Jg., 1981, Nr. 1, S. 11-15.
- Meine letzte Seite. Ein persönliches Wort zum Abschied. In: Krankenpflege, 37. Jg., 1983, Nr. 6, S. 215.
Friedrichs, Jürgen: Methoden empirischer Sozialforschung. Reinbek b. Hamburg 1973.
Friedrich-Schulz, Marie: Die Arbeitsbedingungen des Krankenpflegepersonals. In: Heusler-Edenhuizen, Hermine/Turnau, Laura (Hg.): Vierteljahresschrift des Bundes deutscher Ärztinnen, 1. Jg., 1924, Nr. 3, S. 43-47.
- Die deutsche Krankenpflege im Lichte der BO. In: Sanitätswarte, 26. Jg., 1926, Nr. 3, S. 47-50.
- Die ›Schwesternschaft der Reichssektion Gesundheitswesen‹. In: Sanitätswarte, 28. Jg., 1928, Nr. 20.
Fritschi, Alfred: Schwesterntum. Zur Sozialgeschichte der weiblichen Berufskrankenpflege in der Schweiz 1850–1930. Zürich 1990.
Fritz, Emil: Problematik der Krankenpflege und ihrer Berufsverbände. Hannover 1964.
- (Hg.): Die Krankenpflege in Gesetz und Recht. Eine Gesetzessammlung zum

praktischen Gebrauch für Schwestern und Krankenpfleger. 2. Aufl. Berlin, Osterwieck a. Harz 1939.

Fünfter Jahresbericht. In: UL, 3. Jg., 1908, Nr. 7, S. 63.

XV. Jahresbericht. In: UL, 13. Jg., 1918, Nr. 7, S. 49-54.

Fürst, Theobald: Kann die Frau im Dienste der praktischen Rassenhygiene mitarbeiten? In: UL, 25. Jg., 1930, Nr. 2, S. 13-15.

Gaebel, Käthe: Die Beteiligung der Frau an der Kriegskrankenpflege. In: Altmann-Gottheiner 1915, a.a.O., S. 41-49.

– Die Frau in der Krankenpflege. Schriften des berufskundlichen Ausschusses bei der Reichsarbeitsverwaltung. Mannheim 1923.

Gamarnikow, Eva: Sexual division of labour: the case of nursing. In: Kuhn, Annette/Wolpe, AnnMarie (Eds.): Feminism and materialism. London, Boston 1978, pp. 96-123.

Gatz, Erwin: Kirche und Krankenpflege im 19. Jahrhundert. Katholische Bewegung und Karitativer Aufbruch in den Preussischen Provinzen Rheinland und Westfalen. München, Paderborn, Wien 1971.

Gerhard, Ute: Verhältnisse und Verhinderungen. Frauenarbeit, Familie und Rechte der Frauen im 19. Jahrhundert. Frankfurt a.M. 1978.

– Die Verfügbarkeit der Frauen. Arbeitsmarktpolitik gegen Frauen. In: Gerhard, Ute/Schwarzer, Alice/Slupik, Vera (Hg.): Auf Kosten der Frauen. Frauenrechte im Sozialstaat. Weinheim, Basel 1988, S. 39-77.

– Gleichheit ohne Angleichung, Frauen im Recht. München 1990.

– Unerhört. Die Geschichte der deutschen Frauenbewegung. Unter Mitarbeit von Ulla Wischermann. Reinbek b. Hamburg, 16.-19. Tsd. 1992.

Gertz, Thomas: Pflegestrukturen – Pflegesysteme und Pflegeorganisation. Versuch einer Systematik – Reflexion über die Auswirkungen und Aussichten der dargestellten Situation. In: Krankenpflege, 34. Jg., 1980, Nr. 7/8, S. 239-242.

Geschäftsbericht zur 1. Mitgliederversammlung am 6. Dezember 1947. AZ 1945.

Gesetz über die Ausübung des Berufs der Krankenschwester, des Krankenpflegers und der Kinderkrankenschwester (Krankenpflegegesetz) vom 15. Juli 1957. BGBl I, S. 716.

Gesetz über die Berufe in der Altenpflege (Altenpflegegesetz-AltPflG) sowie zur Änderung des Krankenpflegegesetzes vom 17. Nov. 2000. BGBl I, S. 1513.

Gesetz zur Änderung des Krankenpflegegesetzes vom 20. 9. 1965. BGBl I, S. 1438.

Gesetz zur Sicherung und Strukturverbesserung der gesetzlichen Krankenversicherung (Gesundheitsstrukturgesetz) vom 21. Dez. 1992. BGBl I, S. 2266.

Gesetz zur sozialen Absicherung des Risikos der Pflegebedürftigkeit (Pflege-Versicherungsgesetz-PflegVK) vom 26.5.94. Berichtigung dazu vom 23.9.94. BGBl I, S. 1014.

Gesetz zur Strukturreform im Gesundheitswesen (Gesundheits-Reformgesetz-GRG) vom 20. Dez. 1988. BGBl I, S. 2477.

Geuter, Ulfried: Die Professionalisierung der deutschen Psychologie im Nationalsozialismus. Frankfurt a.M. 1984.

Giebing, Hannie: Pflegerische Qualitätssicherung in kurzem Überblick. In: Krankenpflege, 45. Jg., 1991, Nr. 1, S. 2-6.

Gildemeister, Regine/Wetterer, Angelika: Wie Geschlechter gemacht werden. Die soziale Konstruktion der Zweigeschlechtlichkeit und ihre Reifizierung in der Frauenforschung In: Knapp, Gudrun-Axeli/Wetterer, Angelika (Hg.): Traditionen. Brüche. Entwicklungen feministischer Theorie. Freiburg i. Br. 1992, S. 201-254.

Glucksmann, Miriam: Why ›work‹? Gender and the ›Total Social Organization of Labour‹. In: Gender, Work and Organization, 2, 1995, No. 2, 1995, pp. 63-75.

Göckenjan, Gerd: Kurieren und Staat machen. Gesundheit und Medizin in der bürgerlichen Welt. Frankfurt a.M. 1985.

Goldschmidt, Henriette: Denkschrift über die Entstehung der Hochschule für Frauen zu Leipzig. 2. Aufl. Leipzig 1913 (AKA 102).

Goode, William J.: Community within a community: The professions. In: American Sociological Review, Vol. 22, 1957, No. 2, pp. 194-200.

Gottschall, Karin: Geschlechterverhältnis und Arbeitsmarktsegregation. In: Becker-Schmidt, Regina/Knapp, Gudrun-Axeli (Hg.): Das Geschlechterverhältnis als Gegenstand der Sozialwissenschaften. Frankfurt a.M., New York 1995, S. 125-162.

– Soziale Ungleichheit und Geschlecht. Kontinuitäten und Brüche, Sackgassen und Erkenntnispotentiale im deutschen soziologischen Diskurs. Opladen 2000.

Grauhan, Antje: Krankenpflege und der tertiäre Bildungsbereich in der Bundesrepublik Deutschland. In: Pflege, 3. Jg., 1988(a), Nr. 1, S. 9-15.

– Die Strategie ›Gesundheit 2000‹. Werdegang der Strategie Gesundheit 2000. In: Krankenpflege, 42. Jg., 1988(b), Nr. 12, S. 558-561.

– Von der Oberin zur Pflegedienstleitung. In: Deutsche Krankenpflege-Zeitschrift, 45. Jg., 1992(a), Nr. 5, S. 310-315.

– Krankenpflege – ein Beruf mit offenen Grenzen. In: Deutsche Krankenpflege-Zeitschrift, 45. Jg., 1992(b), Nr. 10, S. 715-719.

Greetz, Lene: Vom Bubikopf und anderen ›schwesterlichen‹ Dingen. In: Sanitätswarte, 28. Jg., 1928, Nr. 21, S. 373-374.

Greven-Aschoff, Barbara: Die bürgerliche Frauenbewegung in Deutschland 1894–1933. Göttingen 1981.

Griese, Gudrun: Zur strafrechtlichen Mitverantwortlichkeit der Schwester bei Kunstfehlern des Arztes. In: AKS, 9. Jg., 1955, Nr. 1, S. 13-15.

Grundhewer, Herbert: Von der freiwilligen Kriegskrankenpflege bis zur Einbindung des Roten Kreuzes in das Heeressanitätswesen. In: Bleker, Johanna/Schmiedebach, Hans-Peter (Hg.): Medizin und Krieg. Vom Dilemma der Heilberufe 1865–1985. Frankfurt a.M. 1987, S. 29-44.

Grüneisen, F.: Das Deutsche Rote Kreuz in Vergangenheit und Gegenwart. Potsdam-Babelsberg 1939.

Günzel, Marianne: Die Bildungsarbeit im Agnes Karll-Verband. In: AKS, 13. Jg., 1959, Nr. 7, S. 203-205.

Habs, Horst: Die erste ›Schwesternschule‹ der Universität Heidelberg. Ansprache am 29.5.1953 (Fliedner Archiv).

Hackmann, Mathilde: Krankenpflege in den fünfziger Jahren. In: Die Schwester – Der Pfleger, 16. Jg., 1991, Nr. 4, S. 301-311.

Hagemann, Doris: Neuregelung der Krankenpflegeausbildung: Berufsfachschulausbildung oder betriebliche/duale Ausbildung? In: Krankenpflege, 32. Jg., 1978, Nr. 1, S. 90-103.

Hagemann, Frauke: Das DRK in der Weimarer Republik. In: Seithe, Horst/Hagemann, Frauke: Das Deutsche Rote Kreuz im Dritten Reich (1933–1939). Mit einem Abriß seiner Geschichte in der Weimarer Republik. Frankfurt a.M. 1993, S. 15-57.

Hagemann, Hildegard: Einige soziologische Gedanken zu den Konsequenzen des neuen Krankenpflegegesetzes vom 1. Oktober 1965. In: Kaupen-Haas, Heidrun (Hg.): Soziologische Probleme medizinischer Berufe. Köln, Opladen 1968, S. 85-110.

Hagemann-White, Carol: Thesen zur kulturellen Konstruktion der Zweigeschlecht-lichkeit. In: Schaeffer-Hegel, Barbara/Wartmann, Brigitte (Hg.): Mythos Frau. Projektionen und Inszenierungen im Patriarchat. Berlin 1984, S. 137-139.

– Die Konstrukteure des Geschlechts auf frischer Tat ertappen? Methodische Konsequenzen einer theoretischen Einsicht. In: Feministische Studien, 11. Jg., 1993, Nr. 2, S. 68-78.

Hagemann-White, Carol/Janshen, Doris/Nowotny, Helga/Mies, Maria/Balbo, Laura/Eckart, Christel: Krise der Arbeitsgesellschaft – Welche Krise findet statt? Podiumsdiskussion der Sektion Frauenforschung in den Sozialwissenschaften. In: Matthes, Joachim (Hg.): Krise der Arbeitsgesellschaft? Verhandlungen des 21. Deutschen Soziologentages in Bamberg 1982. Frankfurt a.M., New York 1983, S. 641-662.

Die Halbtagsschwester im Krankenhaus. In: Der Krankenhausarzt, 1953, Nr. 9, S. 213-218.

Hampel, Klaus: Professionalisierungstendenzen in den Krankenpflegeberufen. Ein theoretischer und empirischer Beitrag zu neuen Berufsbildern in den paramedizinischen Berufen. Münster 1983.

Hardt, Dorette: Um die ›Gewaltenteilung‹ im Krankenhaus. Zur Karlsruher Verwaltungsordnung In: Deutsche Schwesternzeitung, 3. Jg., 1950, S. 149-150.

Haug, Karin: Arbeitsteilung zwischen Ärzten und Pflegekräften in deutschen und englischen Krankenhäusern oder Warum arbeiten doppelt so viel Krankenschwestern pro Arzt in englischen wie in deutschen Krankenhäusern? Konstanz 1995.

Haupt, Sophie: Krankenpflege und Sittlichkeit. In: Deutsche Krankenpflege Zeitung, 3. Jg., 1900, Nr. 11, S. 169-171.

Hausen, Karin: Die Polarisierung der ›Geschlechtscharaktere‹. Eine Spiegelung der Dissoziation von Erwerbs- und Familienleben (1976). In: Rosenbaum, Heidi (Hg.): Familie und Gesellschaftsstruktur. Materialien zu den sozio-ökonomischen Bedingungen von Familienformen. Frankfurt a.M. 1978, S. 161-191.

– Patriarchat. Vom Nutzen und Nachteil eines Konzepts für Frauengeschichte und Frauenpolitik. In: Journal für Geschichte, 1986, Nr. 5, S. 12-21 und 58.

– Überlegungen zum geschlechtsspezifischen Strukturwandel der Öffentlichkeit. In: Gerhard, Ute/Jansen, Mechtild/Maihofer, Andrea/Schmid, Pia/Schultz, Irmgard (Hg.): Differenz und Gleichheit. Menschenrechte haben (k)ein Geschlecht. Frankfurt a.M. 1990, S. 268-282.

– Öffentlichkeit und Privatheit. Gesellschaftspolitische Konstruktionen und die Geschichte der Geschlechterbeziehungen. In: Hausen, Karin/Wunder, Heide: Frauengeschichte Geschlechtergeschichte. Frankfurt a.M. 1992, S. 81-88.

– Wirtschaften mit der Geschlechterordnung. Ein Essay. In: Hausen, Karin (Hg.): Geschlechterhierarchie und Arbeitsteilung. Zur Geschichte ungleicher Erwerbschancen von Männern und Frauen. Göttingen 1993, S. 40-67.

– Frauenerwerbstätigkeit und erwerbstätige Frauen. Anmerkungen zur historischen Forschung. In: Budde, Gunilla-Friederike (Hg.): Frauen arbeiten. Weibliche Erwerbstätigkeit in Ost- und Westdeutschland nach 1945. Göttingen 1997, S. 19-45.

Haushaltshilfen aus EU-Beitrittsländern für Familien mit Pflegebedürftigen. Pressemitteilung des Bundesministeriums für Arbeit und Sozialordnung. Berlin, 19.12.2001.

Hearn, Jeff: Notes on Patriarchy, Professionalization and the Semi-Professions. In: Sociology, No. 16, 1982, pp. 184-201.

Hecker, H. Dr.: Die Ueberbürdung der Krankenpflegerin. Vortrag gehalten auf dem

IV. Kongreß des ICN am 6. 8. 1912. In: UL, 7. Jg., (I) 1912(a), Nr. 19, S. 229-237; (II) 1912(b), Nr. 20, S. 253-258.

Hedin, Barbara: Die Geburt und der Tod eines Modellversuchs: Erziehung zu einem kritischen Bewußtsein in der Krankenpflege. In: Krankenpflege, 41. Jg., 1987, (I) Nr. 1, S. 29-32; (II) Nr. 2, S. 42-45.

Heim, Albert: Das Recht in der Krankenpflege. In: Fischer u.a. 1940, a.a.O., S. 328-382.

Heinrich, Helge/Meyer, Eva/Steyte, Friede: Die Schwester als Mitarbeiterin des Arztes. In: AKS, 9. Jg., 1955, Nr. 4, S. 104.

Heintz, Bettina/Nadai, Eva/Fischer, Regula/Ummel, Hannes: Ungleich unter Gleichen. Studien zur geschlechtsspezifischen Segregation des Arbeitsmarktes. Frankfurt a.M., New York 1997.

Heise, Elisabeth. In: Zu unserem Leitwort 1962, a.a.O., S. 74.

Helene Blunck an Marie Cauer, 12.4.1933. AZ Schriftwechsel Blunck-Cauer 1933.

– an Marie Cauer, 23.4.1933. AZ Schriftwechsel Blunck-Cauer 1933.

– an Herrn Kommissar Dr. Hörmann, Reichsministerium des Innern. 6. Juli 1933. AZ ›Kampf der BO‹.

– an Marie Cauer, 21.12.1933. AKA 49.

– an ›verehrte Schwester Karin‹ (vermutlich Karin Neumann) vom 14.6.1935. AZ 1935–1936.

Das Helferinnenunwesen und die Schnellkurse. In: Der Krankenpfleger, 12. Jg., 1915, S. 63.

Helmerichs, Jutta: Krankenpflege im Wandel (1890 bis 1933). Sozialwissenschaftliche Untersuchung zur Umgestaltung der Krankenflege von einer christlichen Liebestätigkeit zum Beruf. Göttingen 1992.

Henkel, Christa: Überlegungen zum Thema. Forschung in der Krankenpflege. In: Krankenpflege, 33. Jg., 1979, Nr. 3, S. 82-83.

Hering, Sabine: Die Kriegsgewinnlerinnen. Praxis und Ideologie der deutschen Frauenbewegung im Ersten Weltkrieg. Pfaffenweiler 1990.

Hesse, Hans Albrecht: Berufe im Wandel. Ein Beitrag zur Soziologie des Berufs, der Berufspolitik und des Berufsrechts. 2. überarb. Aufl. Stuttgart 1972.

Hiermit geben wir unseren Mitgliedern ein Schreiben der ÖTV zur Kenntnis: Gewerkschaft Öffentliche Dienste, Transport und Verkehr, Stuttgart, den 19. Mai 1983. In: Krankenpflege, 37. Jg., 1983, Nr. 7/8, S. 241.

Herbst, Ute/Kroeker, Lore/Steppe, Hilde: Ziele der ›Gesundheit für alle‹ – Implikationen für das Pflegewesen. Bericht und Stellungnahme zur Vorbereitung der Europäischen Pflegekonferenz im Juni 1988 in Wien. In: Krankenpflege, 42. Jg., 1988, Nr. 4, S. 166-168.

Höfert, Rolf: Ambulante Krankenpflege – Möglichkeiten und Kriterien. In: Krankenpflege, 39. Jg., 1985, Nr. 9, S. 337-340.

Höhmann, Ulrike: Pflegediagnosen. Babylonische Sprachverwirrung. Der Versuch einer Begriffsklärung. In: Pflege Aktuell, 48. Jg., 1994, Nr. 6, S. 582-584.

– (Hg.): Pflegediagnosen. Irrweg oder effektives Instrument professioneller Pflegepraxis. Eschborn 1995(a).

– Pflegediagnosen – Herausforderung oder Irrweg? 1995(b). In: Höhmann 1995a, a.a.O., S. 7-20.

– Das Elend mit der Pflegeprozess-Dokumentation oder wann springt der Hamster endlich aus dem Laufrad? In: Pflege Aktuell, 50. Jg., 1996, Nr. 1, S. 8-12.

Höll, Thomas/Schmidt-Michel, Paul-Otto: Irrenpflege im 19. Jahrhundert. Die Wärterfrage in der Diskussion der deutschen Psychiater. Bonn 1989.

Hoetzsch, Cornelie: Die Organisation und die Aufgaben der Frauenvereine vom Roten Kreuz. In: Oberinnen-Vereinigung vom Roten Kreuz 1930, a.a.O., S. 81-94.

– Frauenarbeit unter dem Roten Kreuz. In: Schmidt-Beil, Ada (Hg.): Die Kultur der Frau. Eine Lebenssymphonie der Frau des XX. Jahrhunderts. Berlin-Frohnau, 9.-10. Tsd. 1931, S. 317-322.

Hoffmann, Erika: Einleitung. In: Blochmann u.a., a.a.O., S. 3-7.

Hohlin, Detlef: Einigkeit macht stark. In: Pflege Aktuell, 51. Jg., 1997, Nr. 5, S. 289.

Hollick, Jürgen: Betrifft: Editorial. Pflege Aktuell 9/1996 (Leserbrief). In: Pflege Aktuell, 50. Jg., 1996, Nr. 10, S. 660.

Horn, Ernst: Rechenschaftsbericht der Charité. Berlin 1818. In: Sticker 1960, a.a.O., S. 71-79.

Huerkamp, Claudia: Der Aufstieg der Ärzte im 19. Jahrhundert. Vom gelehrten Stand zum professionellen Experten: Das Beispiel Preußens. Göttingen 1985.

Hüsken, Wolfhard: Haben wir ein Recht auf Gleichberechtigung? Gefahren, Chancen, Argumente zur Frage der Gleichberechtigung der Berufsgruppen im Krankenhaus. In: Krankenpflege, 29. Jg., 1975, Nr. 5, S. 191-194.

Hughes, Everett C.: Professions. In: Daedalus, Vol. 92, 1963, No. 4, pp. 655-668.

Hummel, Eva: Krankenpflege im Umbruch (1876–1914). Freiburg i. Br. 1986.

Huneke, Michael/Krampe, Eva-Maria: Neue Strukturen für die Pflegeausbildung? In: Pflege Aktuell, 53. Jg., 1999, Nr. 4, S. 208-211.

Huppertz, Karin: Die verschiedenen deutschen Schwesternschaften. In: Die Deutsche Schwester, 4. Jg., 1936, Nr. 2, S. 29-34.

– Der Einsatz der Frau in der Nation. In: Die Deutsche Schwester, 5. Jg., 1937, Nr. 10, S. 244-245.

– Schwesternprobleme der Gegenwart. In: Zeitschrift für das gesamte Krankenhauswesen, Sonderdruck 20. Nov. 1941, Nr. 22, S. 417-424.

Hygienische Haartracht? In: UL, 21. Jg., 1926, Nr. 7, S. 81.

Illich, Ivan: Die Nemesis der Medizin. Von den Grenzen des Gesundheitswesens (1976). Reinbek b. Hamburg 1981.

Initiativgruppe DBfK: Thesen und Vorschläge für eine umfassende Erneuerung des DBfK. In: Pflege Aktuell, 52. Jg., 1998, S. 576-580.

Jacobsohn, Paul: Fürsorge auf dem Gebiete des Krankenpflege-Unterrichts. In: Liebe u.a. 1902, a.a.O., S. 273-336.

Jaeckel, Gerhard: Die Charité. Die Geschichte eines Weltzentrums der Medizin. 3. Aufl. Berlin 1991.

Jäger, Siegfried: Text- und Diskursanalyse – Eine Anleitung zur Analyse politischer Texte. Dortmund 1991.

– Einen Königsweg gibt es nicht. Bemerkungen zur Durchführung von Diskursanalysen. In: Bublitz u.a. 1999, a.a.O., S. 136-147.

Janshen, Doris/Rudolph, Hedwig: Einführung. In: Janshen, Doris/Rudolph, Hedwig et. al.: Ingenieurinnen. Frauen für die Zukunft. Berlin, New York 1987, S. 1-38.

Jarausch, Konrad H.: Die Not der geistigen Arbeiter: Akademiker in der Berufskrise 1918–1933. In: Abelshauser, Werner (Hg.): Die Weimarer Republik als Wohlfahrtsstaat. Zum Verhältnis von Wirtschafts- und Sozialpolitik in der Industriegesellschaft. Vierteljahresschrift für Sozial- und Wirtschaftsgeschichte. Beiheft 81. Stuttgart 1987, S. 280-299.

– Die unfreien Professionen. Überlegungen zu den Wandlungsprozessen im deutschen Bildungsbürgertum 1900–1955. In: Kocka, Jürgen (Hg.): Bürgertum im 19. Jahrhundert Deutschland im europäischen Vergleich. Bd. 2. München 1988, S. 124-146.

- The German Professions in History and Theory. In: Cocks, Geoffrey/Jarausch, Konrad H. (Eds.): German Professions, 1800–1950. New York, Oxford 1990, pp. 9-24.
- Universität und Hochschule. In: Berg, Christa (Hg.): Handbuch der deutschen Bildungsgeschichte. Band IV 1870–1918. Von der Reichsgründung bis zum Ende des Ersten Weltkriegs. München 1991, S. 313-345.

Jensen, Hermann: Sinn, Zweck und Ziel der NS-Schwesternschaft. In: ZfR, 2. Jg., 1934, Nr. 8, S. 137-140.

Jeschke, Horst/Dern, Wolfgang (Hg.): Der Krankenpflegeberuf. Stuttgart, New York 1992.

Jessen, Maria: Die Beziehungen zwischen Krankenpflege und Wohlfahrtspflege. In: UL, 21. Jg., 1926, Nr. 7, S. 78-80.

Joeres, Ruth-Ellen B./Kuhn, Annette (Hg.): Frauen in der Geschichte VI. Frauenbilder und Frauenwirklichkeiten, Interdisziplinäre Studien zur Frauengeschichte in Deutschland im 18. und 19. Jahrhundert. Düsseldorf 1985.

Johnson, Terence J.: Professions and Power. London, Basingstoke 1972.

Karll, Agnes: Die Berufsorganisation der Krankenpflegerinnen Deutschlands. In: Neue Bahnen, 38. Jg., 1903, Nr. 5, S. 57-60.

- Unsere Zeitung. In: Mitteilungen an unsere Schwestern. Nr. 1. Berlin, den 5. Oktober 1905, S. 3-4.
- Rückblick und Ausblick. In: UL, 1. Jg., 1906(a), Nr. 1, S. 1-2.
- Unsere Ziele, in: UL, 1. Jg., 1906(b), Nr. 2, S. 1-2.
- Unsere Arbeit in Düsseldorf. In: UL, 1. Jg., 1906(c), Nr. 2, S. 2-4.
- Die Bedeutung der Krankenhäuser für unsere Arbeit. In: UL, 1. Jg., 1906(d), Nr. 15, S. 1-2.
- Freiwillige vor! In: UL, 1. Jg., 1906(e), Nr. 23, S. 1.
- Unsere Schwestern in der Düsseldorfer Akademie für praktische Medizin. In: UL, 1. Jg., 1906(f), Nr. 24, S. 4-5.
- Unser Pariser Kongreß. In: UL, 2. Jg., 1907(a), Nr. 3, S. 17-18.
- Unser Weltbund. In: UL, 2. Jg., 1907(b), Nr. 13, S. 113-114.
- Der Fortschritt der Krankenpflegeausbildung in Deutschland. In: UL, 2. Jg., 1907(c), Nr. 14, S. 121-122.
- ›Unterm Lazaruskreuz‹. Die Geschichte unseres Vereinsblattes. In: UL, 2. Jg., 1907(d), Nr. 15, S. 129-130.
- Die a.o. General-Versammlung. In: UL, 2. Jg., 1907(e), Nr. 17, S. 145-147.
- Geschichte der fünf ersten Jahre unseres Verbandes. Sonderabdruck aus dem Vereinsblatt der Berufsorganisation der Krankenpflegerinnen Deutschlands ›Unterm Lazaruskreuz‹ vom 15. Januar bis 15. August 1908. Berlin 1908(a).
- Unsere Kriegspflicht. In: UL, 3. Jg., 1908(b), Nr. 17, S. 165-166.
- Abzeichen und Tracht. In: UL, 3. Jg., 1908(c), Nr. 21, S. 213-214.
- Die staatliche Versicherung der Privatangestellten. In: UL, 4. Jg., 1909(a), Nr. 7, S. 73-74.
- Privatpflege. In: UL, 4. Jg., 1909(b), Nr. 21, S. 255.
- Unser Programm. In: UL, 4. Jg., 1909(c), Nr. 22, S. 253-255.
- Krankenpflege und Frauenbewegung. In: Die Frauenbewegung, 16. Jg., 1910(a), S. 183-184.
- Materialismus und Idealismus des Schwesternberufes. In: UL, 5. Jg., 1910(b), Nr. 1, S. 1-3.

- Schwesternschaft und Fachverband. Aussprache beim Stiftungsfest der Berufsorganisation der Krankenpflegerinnen Deutschlands. In: UL, 5. Jg., 1910(c), Nr. 3, S. 26.
- Der Dienstvertrag der Krankenpflegerinnen. In: UL, 5. Jg., 1910(d), Nr. 9, S. 97-98.
- Die Verwaltungs- und Wirtschaftstätigkeit der Schwestern. In: UL, 7. Jg., 1912(a), Nr. 1, S. 5-8.
- Hochschulkurse für Krankenpflegerinnen. In: UL, 7. Jg., 1912(b), Nr. 7, S. 79-80.
- Die Krankenpflege und ihre Reform. In: Jahrbuch der Frauenbewegung 1913. Im Auftrag des Bundes deutscher Frauenvereine herausgegeben von Dr. Elisabeth Altmann-Gottheiner. Leipzig, Berlin 1913(a), S. 113-121.
- Unsere 10jährige Jubelfeier. In: UL, 8. Jg., 1913(b), Nr. 3, S. 25.
- X. Jahresbericht der B.O.K.D. In: UL, 8. Jg., 1913(c), Nr. 6, S. 77-82.
- Die soziale Arbeit der Krankenpflegerin, in: UL, 8. Jg., 1913(d), Nr. 9, S. 118-119.
- Unsere Zukunftsversorgung. In: UL, 8. Jg., 1913(e), Nr. 17, S. 209-210.
- Die Schwesternstatistik des Jahres 1912. In: UL, 9. Jg., 1914(a), Nr. 2, S. 18-20.
- Die Krankenpflege in den Parlamenten. In: UL, 9. Jg., 1914(b), Nr. 7, S. 78-89.
- An unsere Schwestern! In: UL, 9. Jg., 1914(c), Nr. 16, S. 189-191.
- An unsere Schwestern! In: UL, 9. Jg., 1914(d), Nr. 17, S. 193-197.
- An unsere Schwestern! In: UL, 9. Jg., 1914(e), Nr. 18, S. 201-204.
- Der Ritterschlag der B.O. In: UL, 9. Jg., 1914(f), Nr. 20, S. 221-222.
- Der Wunsch des Neuen Jahres. In: UL, 10. Jg., 1915(a), Nr. 1, S. 1-2.
- Rundschreiben der B.O.K.D. an die Prüfungskommissionen. In: UL, 10. Jg., 1915(b), Nr. 11, S. 97-98.
- Die praktische Schulung in der Krankenpflege. In: Institut für soziale Arbeit (Hg.): Die weibliche Dienstpflicht. München 1916, S. 133-147.
- Reformen im Pflegeberuf. In: UL, 14. Jg., 1919(a), Nr. 4, S. 17-18.
- Krankenpflege-Organisationen. In: UL, 14. Jg., 1919(b), Nr. 13, S. 94-96.
- Karll, Agnes: Deutsche Krankenpflege von 1912–1925. Bericht vom Helsingforser Kongreß. In: UL, 20. Jg., 1925, Nr. 12, S. 125-126.

Karmainski, Martin: Betrifft: Editorial. Pflege Aktuell 9/96 (Leserbrief). In: Pflege Aktuell, 50. Jg., 1996, Nr. 10, S. 660.

Karsten, Maria-Eleonora: Differenzierungen in den Berufsfeldern und Berufsanforderungen – Vervielfältigung der Ausbildungs- und Berufswege. In: Rabe-Kleberg 1991, a.a.O., S. 229-234.

Käsler, Dirk: Max Weber. Eine Einführung in Leben, Werk und Wirkung. Frankfurt a.M., New York 1995.

›Kammer für Pflegeberufe‹ – Initiativen werden vernetzt. In: Pflege Aktuell, 49. Jg., 1995, S. 170-171.

Kater, Michael: Frauen in der NS-Bewegung. In: Vierteljahreshefte für Zeitgeschichte, 31. Jg., 1983, Nr. 2, S. 202-241.

Katscher, Liselotte: Krankenpflege und ›Drittes Reich‹. Der Weg der Schwesternschaft des Evangelischen Diakonievereins 1933–1939. Stuttgart 1990.
- Krankenpflege 1945–1965. Einige ihrer damaligen Probleme, dargestellt an der überverbandlichen Zusammenarbeit jener Zeit, insbesondere der Arbeitsgemeinschaft Deutscher Schwesternverbände (ADS). Reutlingen 1997.
- Geschichte der Krankenpflege. Ein Leitfaden für den Schwesternunterricht. 5. Aufl. Berlin o.J.

Katz, Fred E.: Nurses. In: Etzioni 1969(a), a.a.O., S. 54-81.

Kaufman, Debra Renée: Professional Women: How Real Are The Recent Gains? (1975). In: Freeman, Jo (Ed.): Women. A Feminist Perspective, Palo Alto, third edition 1984, pp. 353-369.

Der keifende Streiter. In: Sanitätswarte, 9 Jg., 1909, Nr. 9, S. 74-75.

Kellnhauser, Edith: Krankenpflegekammern und Professionalisierung der Pflege: Ein internationaler Vergleich mit Prüfung der Übertragbarkeit auf die Bundesrepublik Deutschland. Melsungen 1994.

Kerchner, Brigitte: Beruf und Geschlecht. Frauenberufsverbände in Deutschland 1848–1908. Göttingen 1992.

Kesselheim, Harald: Systemgerechte Zuordnung der Behandlungspflege. In: Arbeit und Sozialpolitik, 55. Jg., 2001, Nr. 3/4, S. 37-39.

Kesselring, Annemarie: Weshalb Pflegeforschung so wichtig ist. In: Pflege Aktuell, 50. Jg., 1996, Nr. 5, S. 332-336.

Kieper, Sieglinde. In: Die Diskussion über unser Leitwort 1962, a.a.O., S. 48.

Kleinau, Elke/Opitz, Claudia (Hg.): Geschichte der Mädchen- und Frauenbildung. Bd. 2: Vom Vormärz bis zur Gegenwart. Frankfurt a.M., New York 1996.

Klewitz, Marion/Schildmann, Ulrike/Wobbe, Theresa (Hg.): Frauenberufe – hausarbeitsnah? Zur Erziehungs-, Bildungs- und Versorgungsarbeit von Frauen. Pfaffenweiler 1989.

Klich, Christine/Steppe Hilde: Zeittafel Krankenpflege 1933–1945. In: Steppe 1996(a), a.a.O., S. 13-32.

Klie, Thomas: Pflegewissenschaftlich überholt, sozialrechtlich brisant: Die Abgrenzung von Grund- und Behandlungspflege. In: Pflege- & Krankenhausrecht, 1998, Nr. 1, S. 13-17.

Klindt, Kai Martin: ›Geschlecht‹ und ›soziale Schichtung‹ als Kategorien der Pflegegeschichte: Männliche Pflegekräfte in der Verberuflichung der deutschen Krankenpflege um 1900. In: Pflege, 13. Jg., 1998, Nr. 11, S. 35-42.

Klinger, Cornelia: Romantik und Feminismus. Zu Geschichte und Aktualität ihrer Beziehung. In: Ostner, Ilona/Lichtblau, Klaus (Hg.): Feministische Vernunftkritik. Ansätze und Traditionen. Frankfurt a.M., New York 1992, S. 29-52.

Kling-Kirchner, Cornelia: Auf dem Weg zu einem neuen Selbstverständnis. Pflege zwischen Sozialwissenschaft und Medizin. In: Pflege Aktuell, 48. Jg., 1994(a), S. 602-604.

– Zur Professionalisierung in der Pflege. In: Pflegezeitschrift, 47. Jg., 1994(b), Nr. 10, S. 2-11.

Klingsiek, Dorothee: Die Frau im NS-Staat. Stuttgart 1982.

Knapp, Gerda. In: Die Diskussion über unser Leitwort 1962, a.a.O., S. 47.

Knapp, Gudrun-Axeli: Arbeitsteilung und Sozialisation: Konstellationen von Arbeitsvermögen und Arbeitskraft im Lebenszusammenhang von Frauen. In: Beer, Ursula (Hg.): Klasse Geschlecht. Feministische Gesellschaftsanalyse und Wissenschaftskritik. Bielefeld 1987, S. 236-273.

– Die vergessene Differenz. In: Feministische Studien, 6. Jg., 1988(a), Nr. 1., S. 12-31.

– Das Konzept ›weibliches‹ Arbeitsvermögen – theoriegeleitete Zugänge, Irrwege, Perspektiven. In: Frauenforschung. Informationsdienst des Forschungsinstituts Frau & Gesellschaft, Nr. 4, 1988(b), S. 8-19.

– Segregation in Bewegung: Einige Überlegungen zum ›Gendering‹ von Arbeit und Arbeitsvermögen In: Hausen, Karin/Krell, Gertraude (Hg.): Frauenerwerbsarbeit. Forschungen zu Geschichte und Gegenwart. München, Mering 1993. S. 25-46.

– Differenz und Dekonstruktion: Anmerkungen zum ›Paradigmenwechsel‹ in der Frauenforschung. In: Hradil, Stefan (Hg.): Differenz und Integration: die Zukunft moderner Gesellschaften. Verhandlungen des 28. Kongresses der Deutschen Gesellschaft für Soziologie 1996 in Dresden. Frankfurt a.M., New York 1997, S. 497-513.

Kocka, Jürgen: Stand – Klasse – Organisation. Strukturen sozialer Ungleichheit in Deutschland vom späten 18. bis zum frühen 20. Jahrhundert im Aufriß. In: Wehler, Hans-Ulrich (Hg.): Klassen in der europäischen Sozialgeschichte. Göttingen 1979, S. 137-165.

– ›Bürgertum‹ and professions in the nineteenth century: two alternative approaches. In: Burrage/Thorstendahl 1990, a.a.O., S. 62-74.

Kontos, Silvia/Walser, Karin: … weil nur zählt, was Geld einbringt. Probleme der Hausfrauenarbeit. Gelnhausen, Berlin, Stein/Mfr. 1979.

Koonz, Claudia: Mütter im Vaterland. Frauen im Dritten Reich, Freiburg i. Br. 1991.

Krämer, Erwin: Was heißt heute eigentlich ›dienen‹? In: AKS, 20. Jg., 1966, Nr. 1, S. 3.

Krajetzki, M.: Wir Schwestern. In: Sanitätswarte, 24. Jg., 1924, Nr. 16.

Krampe, Eva-Maria: Alternativen in der Pflege. 4. Essener Pflegesymposion. In: Krankenpflege, 44. Jg., 1990, Nr. 1, S. 2-4.

– Gratwanderungen einer neuen Disziplin. In: Krankenpflege, 45. Jg., 1991, Nr. 1, S. 49-50.

– Krankenschwestern als Verantwortliche der primären Gesundheitsversorgung? (Editorial). In: Pflege Aktuell, 50. Jg., 1996, Nr. 9, S. 561.

– Delegiertenversammlung 1998. Neuer Vorstand für den DBfK. In: Pflege Aktuell, 53. Jg., 1999(a), S. 41-42.

– Dynamik und Wandel. In: Pflege Aktuell, 53. Jg., 1999(b), Nr. 6, S. 364.

Der Krankenhausprozeß in Hamburg. In: Sanitätswarte, 4. Jg., 1904(a), Nr. 18, S. 123-130; 1904(b), Nr. 19, S. 139-143.

Das Krankenhauswesen in der Bundesrepublik Deutschland. Herausgegeben von der Deutschen Krankenhausgesellschaft. In: Die Agnes Karll-Schwester – Der Krankenpfleger, 23. Jg., 1969, Nr. 11, S. 531-533 (Auszug).

Krankenpflege, 30. Jg., 1976, Nr. 1, S. II.

Krankenpflege. 45. Jg., 1991, Nr. 10, S. 546.

Die Krankenpflege im Deutschen Reichstag. In: UL, 8. Jg., 1913, Nr. 4, S. 54-56.

Krankenpflegegesetz. Öffentliche Anhörung beim Ausschuß Jugend, Familie und Gesundheit des Deutschen Bundestages am 30.5.1979. In: Krankenpflege, 33. Jg., 1979, Nr. 7/8, S. 260-261.

Der Krieg und die Frauen. In: UL, 11. Jg., 1916, Nr. 5, S. 56.

Kroeker, Lore: Krankenpflege gestern – heute – morgen. In: Krankenpflege, 37. Jg., 1983, Nr. 1, S. 9-10.

– Kammer für Pflegeberufe. In: Krankenpflege, 45. Jg, 1991, Nr. 9, S. 491-492.

Krohwinkel, Monika: Krankenpflegeforschung in Europa. 1. Internationale Konferenz der Krankenpflegeforscher in Utrecht (20.-22. September 1978). In: Krankenpflege, 33. Jg., 1979, Nr. 3, S. 83-85.

– Der Pflegeprozeß am Beispiel von Apoplexiekranken. Eine Studie zur Erfassung und Entwicklung Ganzheitlich-Rehabilitierender Prozeßpflege. Baden-Baden 1993.

Krüger, Helga/Piechotta, Gudrun/Remmers, Hartmut (Hg.): Innovation der Pflege durch Wissenschaft. Perspektiven und Positionen. Bremen 1996(a).

Krüger, Helga/Rabe-Kleberg, Ursula/Mischo-Kelling, Maria: Pflegewissenschaft als universitäre Ausbildung (1996(b)). In: Krüger u.a. 1996(a), a.a.O., S. 11-32.

Krukenberg, Elsbeth: Bericht über Reform- und Organisationsversuche auf dem Gebiet der weltlichen Krankenpflege. In: Neue Bahnen, 38. Jg., 1903, Nr. 21, S. 262-265.

– Clementine v. Wallmenich. In: Neue Bahnen, 1904, Nr. 24, S. 210-211.

– Zur Reform des Krankenpflegerinnen-Berufs. In: Neue Bahnen, 1905, Nr. 14, S. 114-116.
– Vier Frauentagungen. Randbemerkungen zu dem Bericht von H.D. Zimmer (in Nr. 21). In: UL, 2. Jg., 1907, Nr. 22, S. 187-188.
Kruse, Anna Paula: Krankenpflegeausbildung seit der Mitte des 19. Jahrhunderts. 2. überarb. Aufl. Stuttgart, Berlin, Köln 1995.
Kube, Wilhelm: Das Dritte Reich und die Frauen. In: Dienst am Volk, 2. Jg., 1933, Nr. 6, S. 7.
Kucher, Heike: 50 Jahre Pflegezeitschrift. In: Deutsche Pflegezeitschrift, Nr. 1-5, 1998.
Kulemann, W.: Die Berufsvereine. 3 Bände. Jena 1908.
Küpper, Gunhild: Weibliche Berufskarrieren in der stationären Krankenpflege. Pflegedienstleiterinnen als Führungskräfte zwischen Tradition und institutioneller Modernisierung. Bielefeld 1996.
Labisch, Alfons/Tennstedt, Florian: Gesundheitsamt oder Amt für Volksgesundheit? Zur Entwicklung des öffentlichen Gesundheitsdienstes seit 1933. In: Frei, Norbert (Hg.): Medizin und Gesundheitspolitik in der NS-Zeit. München 1991, S. 35-66.
Labisch, Alfons: Homo Hygienicus. Gesundheit und Medizin in der Neuzeit. Frankfurt a.M., New York 1992.
Lamont, Michéle: Money, Morals, And Manners. The Culture Of The French And American Upper-Middle Class. Chicago, London 1992.
Lamont, Michéle/Fournier, Marcel (Eds.): Cultivating Differences. Symbolic Boundaries And The Making Of Inequality. Chicago, London 1992.
Lampe, Bärbel: Der Beitrag Martin Mendelsohns zur Entwicklung der Krankenpflege. Berlin 1969.
Landenberger, Margarete/Lohr, Karin: Frauen in Pflegeberufen – eine Beschäftigtengruppe auf dem Weg zu einem eigenständigen Berufsfeld und zu aktiver Mitgestaltung der Qualität der Gesundheitsversorgung. In: Beckmann, Petra/Engelbrech, Gerhard (Hg.): Arbeitsmarkt für Frauen 2000 – Ein Schritt vor oder ein Schritt zurück? Nürnberg 1994, S. 319-353.
Landenberger, Margarete/Ortmann, Julia: Pflegeberufe im europäischen Vergleich. Expertise der Berufs- und Ausbildungssituation in der Alten-, Kranken- und Behindertenpflege. Berlin 1999.
Lange, Helene: Unsere ersten Aerztinnen (1900). In: Lange, Helene: Kampfzeiten. Aufsätze und Reden aus vier Jahrzehnten. Band 1. Berlin 1928, S. 271-274.
– Das ›weibliche Dienstjahr‹. In: Die Frau, 20. Jg., 1913, Nr. 4, S. 193-208.
Lange, Helene/Bäumer, Gertrud: Handbuch der Frauenbewegung. 5 Bände. Berlin 1901–1906.
Langewiesche, Dieter/Tenorth, Heinz-Elmar (Hg.): Handbuch der deutschen Bildungsgeschichte. Band V 1918–1945. Die Weimarer Republik und die nationalsozialistische Diktatur. München 1989.
Larson, Magali Sarfatti: The Rise of Professionalism. A Sociological Analysis. Berkeley, Los Angeles, London 1977.
– In the matter of experts and professionals, or how impossible it is to leave nothing unsaid. In: Torstendahl/Burrage 1990, a.a.O., S. 24-50.
Leich, G. R.: Meghoneuts Medizinische Gesamthochschule neuen Typs. In: Die Agnes Karll-Schwester – Der Krankenpfleger, 25. Jg., 1971, Nr. 1, S. 11-12.
Leicht, Helmut: Zur Reform der Krankenpflegeausbildung in der DDR. In: Krankenpflege, 29. Jg., 1975, Nr. 6, S. 222-223.

Leitner-Botschafter, Petra: Die Krankenschwester. Auswirkungen von Strukturen und Organisationsproblemen des Krankenhauses auf Bewußtseins- und Verhaltensweisen bei Krankenschwestern. In: Projekt Gesundheitssystemanalyse (Hg.): Gesundheitssystem in der BRD. Materialien zur Analyse. Berlin 1973, S. 161-187.

Leitsätze. In: UL, 6. Jg., 1911, Nr. 20, S. 238.

Leserinnenbrief. Liebe Redaktionsfrauen! In: Krankenpflege, 45. Jg., 1991, Nr. 3, S. 183.

Lesser, Ernst: (Leserbrief). In: Krankenpflege, 35. Jg., 1981, Nr. 3, S. 125.

– Der Mann in der Krankenpflege. In: Krankenpflege, 39. Jg., 1985, Nr. 5, S. 158-160.

Levy-Rathenau, Josephine/Wilbrandt, Lisbeth: Die deutsche Frau im Beruf. Praktische Ratschläge zur Berufswahl. Handbuch der Frauenbewegung. Bd. V. Herausgegeben von Helene Lange und Gertrud Bäumer. Berlin 1906.

Liebe, Georg/Jacobsohn, Paul/Meyer, Georg (Hg.): Handbuch der Krankenversorgung und Krankenpflege. 3. Bände. Berlin 1899–1902.

Liese, Wilhelm: Geschichte der Caritas. 2 Bände. Freiburg i. Br. 1922.

Lorber, Judith: Trust, Loyalty, and the place of women in the informal organization of work (1975). In: Freeman, Jo (Ed.): Women. A Feminist Perspective. Palo Alto, third edition 1984, pp. 370-378.

Lorenz-Krause, Regina/Zell, Ulrich: Umsetzungschancen ganzheitlicher Pflegesysteme. In: prognos 1992, a.a.O., S. 67-87.

Löser, Ingeborg: Pflege studieren. Der Akademisierungsprozeß in den Pflegeberufen am Beispiel hessischer Pflegestudiengänge. Frankfurt a.M. 1995.

Lövenick, Rolf: Als Krankenpflegeschüler in der Kinderklinik. In: AKS, 19. Jg., 1965, Nr. 9, S. 256.

Luckmann, Thomas / Sprondel, Walter Michael (Hg.): Berufssoziologie. Köln 1972.

Lungershausen, Margarete: Liebe Agnes Karll-Schwestern! In: AKS, 2. Jg., 1948, Mitteilung Nr. 4.

– Unsere Zeitung. In: AKS, 7. Jg., 1953, Nr. 1, S. 26-27.

– Unser Weg. In: AKS, 9. Jg., 1955, Nr. 1, S. 11-13.

– In: Die Diskussion über unser Leitwort 1962, a.a.O., S. 44.

– Agnes Karll. Ihr Leben, Werk und Erbe. In: Lungershausen, Margarete/Massing, Therese: Agnes Karll. Ihr Leben, Werk und Erbe. Marie Cauer. Ein Lebensbild. Hannover 1964, S. 9-86.

Lutz, P.C. (Hg.): Soziologie und Sozialgeschichte. Sonderheft der Kölner Zeitschrift für Soziologie und Sozialpsychologie, Nr. 16, 1972.

Mach, Erna: Die NSV-Schwesternschaft. In: ZfR, 2. Jg., 1934(a), Nr. 3, S. 44-45.

– Leistung und Charakter. In: ZfR, 2. Jg., 1934(b), Nr. 7, S. 126.

Macdonald, Keith M.: The Sociology of the Professions. London, Thousand Oaks, New Delhi 1995.

Maes, Ullinca: Die Schwestern in den Krankenanstalten Deutschlands. Berlin 1922.

Marie Cauer an Helene Blunck, 19.4.1933. AZ Schriftwechsel Blunck-Cauer 1933.

– an Helene Blunck, 15.5.1933. AZ Schriftwechsel Blunck-Cauer 1933.

– an den Hauptamtsleiter der N.S.V., Herrn Hilgenfeldt. Stuttgart, 7. Januar 1936. AZ 1935–1936.

– an Helene Blunck. Degerloch, 3. Januar 1938. AZ 1936–1938.

Marriner-Tomey, Ann: Pflegetheoretikerinnen und ihr Werk. Basel 1992.

Marshall, Thomas H.: The Recent History of Professionalism in Relation to Social Structure and Social Policy (1939). In: Marshall, Thomas H.: Sociology at the Crossroads and other Essays. London, Melbourne, Toronto 1963, S. 150-170.

Maßnahmen zur Entlastung der Krankenschwester und Krankenpfleger. Empfehlungen der Deutschen Krankenhausgesellschaft vom 21. Mai 1957. In: AKS, 11. Jg., 1957, Nr. 9, S. 259-265.

Martini, G.A.: Der Mann in der Krankenpflege. In: Die Agnes Karll-Schwester – Der Krankenpfleger, 24. Jg., 1970, Nr. 7, S. 264-268.

Mayer, Christine: Zur Kategorie ›Beruf‹ in der Bildungsgeschichte von Frauen im 18. und 19. Jahrhundert. In: Kleinau, Elke (Hg.): Frauen in pädagogischen Berufen. Bd. 1. Auf dem Weg zur Professionalisierung. Bad Heilbrunn 1996, S. 14-38.

Mayring, Philipp: Qualitative Inhaltsanalyse. Grundlagen und Techniken. 6. durchges. Aufl. Weinheim, Basel 1997.

McClelland, Charles E.: Zur Professionalisierung der akademischen Berufe in Deutschland. In: Conze/Kocka 1985(a), a.a.O., S. 233-247.

– Escape from freedom? Reflections on German professionalization, 1870–1933. In: Torstendahl/Burrage 1990, a.a.O., S. 96-113.

– The German experience of professionalization. Modern learned professions and their organizations from the early nineteenth century to the Hitler era. Cambridge, New York, Port Chester, Melbourne, Sydney 1991.

Medizinalabteilung des Königlich preußischen Ministeriums der Geistlichen, Unterrichts- und Medizinalangelegenheiten (Hg.): Krankenpflege Lehrbuch. 2. neu durchges. u. ergänzte Aufl. Berlin 1910.

Meier, Martha: Die Bedeutung des Begriffes Ganzheitlichkeit der Pflege bei verschiedenen Autoren. In: Pflege, 4. Jg., 1989, Nr. 1, S. 27-35.

Meifort, Barbara: Ein Gesetz, ein neuer Markt, aber keine neuen Lehrberufe? Die Pflegeversicherung und ihre notwendigen, aber kaum beachteten Folgen für die Berufsausbildung. In: Frankfurter Rundschau 14.7.1995.

Meifort, Barbara/Becker, Wolfgang (Hg.): Berufliche Bildung für Pflege- und Erziehungsberufe: Reform durch neue Bildungskonzepte. Bielefeld 1995.

Meifort, Barbara/Mettin, Gisela: Gesundheitspflege, Überlegungen zu einem BBiG – Pflegeberuf. Bielefeld 1998.

Mendelsohn, Martin: Die Stellung der Krankenpflege in der wissenschaftlichen Therapie. In: Verhandlungen der Gesellschaft deutscher Naturforscher und Ärzte, 70. Vers., Düsseldorf, Leipzig 1898 (AKA 127).

Menzer, J.: Zur Krankenpflegerbewegung. In: Sanitätswarte, 23. Jg., 1923, Nr. 14/15, S. 57-58.

Meyer, Agnes: Unsere Stellung in Österreich. In: UL, 10. Jg., 1915, Nr. 9, S. 73-75.

Merten, Hans (=H.M.): Unsere Zeitschrift. In: ZfR, 1. Jg., 1933, Nr. 2, S. 26.

Merten, Klaus: Inhaltsanalyse. Einführung in Theorie, Methode und Praxis. 2. verbesserte Aufl. Opladen 1995.

Meyer, Helene: Noch ein Wort über Düsseldorf. In: UL, 2. Jg., 1907, Nr. 3, S. 19-20.

Meyer, Elfriede: Deutsche Krankenpflege im 20. Jahrhundert. In: AKS, 10. Jg., 1956, Nr. 10, S. 267-269.

Meyer, Jörg-Alexander: Gefühls- und Beziehungsarbeit. Eine Chance zur Profilierung des Berufsbildes Pflege oder neue Sackgasse? In: Pflege Aktuell, 48. Jg., 1994, Nr. 6, S. 377-379.

Millerson, Geoffrey: The Qualifying Associations. A Study in Professionalization. London, New York 1964.

Mischo-Kelling, Maria: Gesundheit – ein pflegerisches Paradigma und Maßstab für Pflegequalität. In: Krankenpflege, 41. Jg., 1987, Nr. 2, S. 52-64.

– Zur Ausbildung der Pflege. In: Mischo-Kelling/Wittneben 1995, a.a.O., S. 207-251.

Mischo-Kelling, Maria/Wittneben, Karin (Hg.): Pflegebildung und Pflegetheorien. München, Wien, Baltimore 1995.

Mitscherlich, Alexander/Mielke, Fred (Hg.): Medizin ohne Menschlichkeit. Dokumente des Nürnberger Ärzteprozesses. Frankfurt a.M. 1978.

Mitteilungen der Reichsfachschaft. In: Dienst am Volk 28. Jg., 1933, Nr. 4 / UL, Nr. 6, S. 7.

Mitzka, Walther (Hg.): Trübners deutsches Lexikon (1954). Begr. Alfred Götze. Bd. 5, Berlin

Möller, Ute/Hesselbarth, Ulrike: Die geschichtliche Entwicklung der Krankenpflege. Hagen 1994.

Mooser, Josef: ›Christlicher Beruf‹ und ›bürgerliche Gesellschaft‹. Zur Auseinandersetzung über Berufsethik und wirtschaftliche Inferiorität im Katholizismus um 1900. In: Loth, Wilfried (Hg.): Deutscher Katholizismus im Umbruch zur Moderne. Stuttgart, Berlin, Köln 1991, S. 124-142.

Mühlum, Albert/Bartholomeyczik, Sabine/Göpel, Eberhard: Sozialarbeitswissenschaft, Pflegewissenschaft, Gesundheitwissenschaft. Freiburg i. Br. 1997.

Müller, Hans-Werner (Hg.): Pflegenotstand – Not der Pflegenden und Gepflegten – Krankenpflege im Dienst der Gesundheit. Kongressbericht 1992. Frankfurt a.M. 1993.

Müller, Wolfgang C.: Wie Helfen ein Beruf wurde. Zur Professionalisierung von Berufen der Sozialen Arbeit. In: Gieseke, Wiltrud u.a.: Professionalität und Professionalisierung. Bad Heilbrunn 1988, S. 133-155.

Murphy, Raymond: Social Closure. The Theory Of Monopolization And Exclusion. Oxford 1988.

Nagl-Docekal, Herta: Für eine geschlechtergeschichtliche Perspektivierung der Historiographiegeschichte. In: Geschichtsdiskurs. Bd. 1: Grundlagen und Methoden der Historiographiegeschichte. Frankfurt a.M. 1993, S. 233-256.

Nagl-Docekal, Herta/Pauer-Studer, Herlinde (Hg.): Jenseits der Geschlechtermoral. Beiträge zur feministischen Ethik. Frankfurt a.M. 1993.

Neu, Dr.: Was wird aus dem Schwesternüberschuß nach dem Krieg? In: UL, 13. Jg., 1918, Nr. 17, S. 131-133.

Neuer Landesverband gegründet. In: Pflege Aktuell, 51. Jg., 1997, Nr. 7/8, S. 493.

Neuloh, Otto: Arbeits- und Berufssoziologie. Berlin, New York 1973.

Neuregelung der Prüfungsordnung für das Krankenpflegepersonal in Preußen. In: UL, 16. Jg., 1921, Nr. 2, S. 16-17.

Neusel, Aylâ/Wetterer, Angelika: Vielfältige Verschiedenheiten. Geschlechterverhältnisse in Studium, Hochschule und Beruf. Frankfurt a.M., New York 1999.

Nipperdey, Thomas: Max Weber, der Protestantismus und die Deutschen. Drei Kommentare zu einem klassischen Thema. In: Von Geschichte umgeben. Joachim Fest zum Sechzigsten. Berlin 1986, S. 180-199.

Nixdorf, Christa. In: Die Diskussion über unser Leitwort 1962, a.a.O., S. 48.

Noelle-Neumann, Elisabeth/Schulz, Winfried/Wilke, Jürgen (Hg.): Fischer Lexikon Publizistik Massenkommunikation. Frankfurt a.M. 1989.

Novak, Peter/Zipp, Walter: Professionalisierungs- und Deprofessionalisierungstendenzen in der psychosozialen Versorgung. In: Deppe, Hans-Ulrich/Gerhardt, Uta/Novak, Peter: Medizinische Soziologie, Jahrbuch 1, Frankfurt a.M., New York 1981, S. 89-125.

Northeimer Schwesternbrief. In: AKS, 9. Jg., 1955, Nr. 4, S. 105.

Nüchtern, Michael: MitarbeiterInnen ganzheitlich sehen? Wider die unkritische Rede von ›Ganzheitlichkeit‹. In: Krankenpflege, 45. Jg., 1991, Nr. 11, S. 625.

Nunner-Winkler, Gertrud (Hg.): Weibliche Moral. Die Kontroverse um eine geschlechtsspezifische Ethik. Frankfurt a.M., New York 1991.

Nutting, Adelaide M./Dock, Lavinia L.: Geschichte der Krankenpflege. Die Entwicklung der Krankenpflege-Systeme von Urzeiten bis zur Gründung der ersten englischen und amerikanischen Pflegerinnenschulen. 3 Bände. Übersetzt von Agnes Karll. Berlin 1910-13.

Nyssen, Elke/Gellendin, Renate/Matthies, Edelgard/Schön, Gudrun/Valet, Tilla: Frauenbild, Frauenrealität und Frauenerfahrung in den 50er Jahren. Bericht über ein historisches Frauenforschungsprojekt. In: Dalhoff u.a. 1986, a.a.O., S. 134-147.

Oberin Annemarie v. Klitzing 50 Jahre alt. In: Die Deutsche Schwester, 8. Jg., 1940, Nr. 8, S. 112-113.

Oberin L. und Dir. Dr. M.: Medizinische und soziale Sonderaufgaben haben Schwestern-Fachgruppen herausgebildet. In: Dienst am Volk, 2. Jg., 1933, Nr. 5, S. 3.

Oberinnen-Vereinigung vom Roten Kreuz (Hg.): Werden und Wirken. Berlin 1930.

Oehler, Christoph: Hochschulentwicklung in der Bundesrepublik Deutschland seit 1945. Frankfurt a.M., New York 1989.

Oevermann, Ulrich: Zur Analyse der Struktur von sozialen Deutungsmustern. Manuskript. Frankfurt a.M., den 25. Januar 1973.

– Theoretische Skizze einer revidierten Theorie professionalisierten Handelns. In: Combe, Arno/Helsper, Werner (Hg.): Pädagogische Professionalität. Untersuchungen zum Typus pädagogischen Handelns. Frankfurt a.M. 1996, 70-182.

Offe, Claus (Hg.): ›Arbeitsgesellschaft‹: Strukturprobleme und Zukunftsperspektiven. Frankfurt a.M., New York 1984.

Ohde, Hans Jürgen/Hahn, Wolfgang: Das Meinungsbild des Krankenpflegers. Bremen 1966.

Olbricht, Mechthild: Sorge um die Mütter. In: Krankenpflege, 36. Jg., 1982, Nr. 10, S. 311-313.

Olk, Thomas: Abschied vom Experten. Sozialarbeit auf dem Weg zu einer alternativen Professionalität. Weinheim, München 1986.

Ostner, Ilona: Beruf und Hausarbeit. Die Arbeit der Frau in unserer Gesellschaft. Frankfurt a.M., New York 1978.

– Das Konzept des weiblichen Arbeitsvermögens. In: Autorinnengemeinschaft des Arbeitskreises Sozialwissenschaftliche Arbeitsmarktforschung (SAMF) (Hg.): Erklärungsansätze zur geschlechtsspezifischen Strukturierung des Arbeitsmarktes. Gelsenkirchen 1990, S. 22-39.

– Zum letzten Male: Anmerkungen zum ›weiblichen Arbeitsvermögen‹. In: Krell, Gertraude/Osterloh, Margit (Hg.): Personalpolitik aus der Sicht von Frauen – Frauen aus der Sicht der Personalpolitik. Was kann die Personalforschung von der Frauenforschung lernen? München, Mering 1992, S. 107-121.

Ostner, Ilona/Beck-Gernsheim, Elisabeth: Mitmenschlichkeit als Beruf. Eine Analyse des Alltags im der Krankenpflege. Frankfurt a.M. 1979.

Ostner, Ilona/Pieper, Barbara (Hg.): Arbeitsbereich Familie. Umrisse einer Theorie der Privatheit. Frankfurt a.M., New York 1980(a).

Ostner, Ilona/Pieper, Barbara: Einleitung. In: Ostner, Ilona/Pieper, Barbara (Hg.): Arbeitsbereich Familie. Umrisse einer Theorie der Privatheit. Frankfurt a.M., New York 1980(b), S. 1-12.

Ostner, Ilona/Krutwa-Schott, Almut: Krankenpflege – ein Frauenberuf? Bericht über eine empirische Untersuchung. Frankfurt a.M., New York 1981.

Ostner, Ilona/Schmidt-Waldherr, Hiltraud: Politik mit den Frauen – über Frauen, Frauenarbeit und Sozialpolitik. In: Opielka, Michael/Ostner, Ilona (Hg.): Umbau des Sozialstaats. Essen 1987, S. 155-166.

Paletschek, Sylvia: Frauen und Dissens, Frauen im Deutschkatholizismus und in den freien Gemeinden 1841-1852. Göttingen 1990.

Pappritz, Anna: Nationaler Frauendienst. In: Altmann-Gottheiner 1915, a.a.O., S. 26-33.

Parkin, Frank: Strategies of Social Closure in Class Formation. In: Parkin, Frank (Ed.): The Social Analysis of Class Structure. London 1974, S. 1-18.

– Marxism and class theory: A bourgeois critique. London 1979.

Parsons, Talcott: The Professions and social Structure. In: Social Forces, 17, 1939, pp. 427-67.

– Struktur und Funktion der modernen Medizin. Eine soziologische Analyse (1951). In: Kölner Zeitschrift für Soziologie und Sozialpsychologie X (1958), Sonderheft 3, S. 10-57.

– Die akademischen Berufe und die Sozialstruktur (1954). In: Beiträge zur soziologischen Theorie. Herausgegeben und eingeleitet von Dietrich Rüschemeyer. 2. Aufl. Neuwied 1968, S. 160-179.

– Professions. In: Sills, David (Ed.): International Encyclopedia of the Social Sciences. Vol. 12. New York 1968, pp. 536-547.

Parry, Noel/Parry, José: The Rise Of The Medical Profession. A Study Of Collective Social Mobility. London 1976.

Pateman, Carol: Feminist Critiques of the Public/Private Dichotomy. In: Pateman, Carol: The Disorder of Women. Cambridge, Oxford 1989, S. 118-140.

Paulsen, Anna: Aufbruch der Frauen. Ein Beitrag zum Gespräch zwischen Frauendiakonie und Frauenbewegung. Lahr 1964.

Peretzki-Leid, Ulrike (Gewerkschaft ÖTV, Hauptvorstand, Abt. ›Krankenpflege und Pflegedienst‹) an DBfK, 31. August 1983. In: Krankenpflege, 37. Jg., 1983, Nr. 11, S. 361.

– Dankesbrief der ötv an den DBfK. In: Krankenpflege, 43. Jg., 1989, Heft 7/8, S. 368-369.

– Offener Brief der ÖTV zur Stellungnahme des DBfK zum Tarifvertrag zur Neufassung der Anlage 1 b BAT. In: Krankenpflege, 44. Jg., 1990, Nr. 3, S. 159-160.

– ÖTV-Bildungskonzept Pflegeberufe. In: Deutsche Krankenpflege-Zeitschrift, 44. Jg., 1991, Nr. 5, S. 371-374.

Peters, Dietlinde: Mütterlichkeit im Kaiserreich. Die bürgerliche Frauenbewegung und der soziale Beruf der Frau. Bielefeld 1984.

Peters, Käte. In: Zu unserem Leitwort 1962, a.a.O., S. 71-72.

Petschnigg, Lilli: Frauenschicksal in der Sowjet-Union. In: Die Deutsche Schwester, 8. Jg., 1940, Nr. 7, S. 97-98.

Peyser, Dora: Alice Salomon. Ein Lebensbild. In: Muthesius, Hans (Hg.): Alice Salomon. Die Begründerin des sozialen Frauenberufs in Deutschland. Ihr Leben und ihr Werk. Köln, Berlin 1958, S. 9-121.

Pfarr, Heide: Quotierung und Rechtswissenschaft. In: Däubler-Gmelin, Herta/Pfarr, Heide/Weg, Marianne (Hg.): ›Mehr als nur gleicher Lohn!‹ Handbuch zur beruflichen Förderung von Frauen. Hamburg 1985, S. 86-97.

Pflege bei chronisch Kranken. 8. Vortrag des Fortbildungskursus, gehalten von Prof. Dr. F. Hirschfeld, referiert von Schw. Ch. v. Caemmerer. In: UL, 5. Jg., 1910, Nr. 6, S. 67-68.

Pflege bei Nervenkrankheiten. Bericht nach einem Vortrag von Dr. Hans Hirschfeld von Schw. Viktoria von Huene. In: UL, 4. Jg., 1909, Nr. 7, S. 75-79.

Pflege in der Krise. Stellungnahme der Evangelischen Kirche von Kurhessen-Waldeck und des Diakonischen Werkes in Kurhessen-Waldeck e.V. Kassel 2001.

Pflegestudium nach Städten. Stand: 21.3.1999. Pflegenet@pflegenet.com. 1999.

Pinding, Maria: Die Beteiligung von Pflegekräften an der wissenschaftlichen Forschung in der Krankenpflege. In: AKS, 23. Jg., 1969, Nr. 4, S. 145-146.

– (Hg.): Krankenpflege in unserer Gesellschaft. Aspekte aus Praxis und Forschung. Stuttgart 1972.

Pinl, Claudia: Das Arbeitnehmerpatriarchat. Die Frauenpolitik der Gewerkschaften. Köln 1977.

Plantholz, Markus: Vorbehaltsaufgaben der Pflegeberufe: Zur gegenwärtigen und zukünftigen Rechtslage. In: Pflege Aktuell, 50. Jg., 1996, Nr. 2, S. 88-92.

Plieninger, Maria: Ist der Schwesternberuf noch ein zeitgemäßer Beruf? In: AKS, 5. Jg., 1951, Nr. 3, S. 58-60.

– Was können wir Schwestern tun, um die Krise unseres Berufes zu überwinden? In: AKS, 8. Jg., 1954, Nr. 11, S. 292-294.

Poh, Karl Heinz: Gleichberechtigung in der Krankenpflege. In: Die Agnes Karll-Schwester – Der Krankenpfleger, 24. Jg., 1970, Nr. 5, S. 201.

Polanyi, Karl: The Great Transformation. Politische und ökonomische Ursprünge von Gesellschaften und Wirtschaftssystemen (1944). Frankfurt a.M. 1978.

Porschen, Traute: Das Schwesternproblem. In: AKS, 9. Jg., 1955, Nr. 8, S. 213-215.

Potthoff, Heinrich: Freie Gewerkschaften 1918–1933. Der Allgemeine Deutsche Gewerkschaftsbund in der Weimarer Republik. Düsseldorf 1987.

Prelinger, Catherine M.: Prelude to Consciousness. Amalie Sieveking and the Female Association for the Care of the Poor and the Sick. In: Fout, John C. (Ed.): German Women In the Nineteenth Century. A Social History. New York, London 1984, pp. 118-132.

– Die deutsche Frauendiakonie im 19. Jahrhundert: Die Anziehungskraft des Familienmodells. In: Joeres/Kuhn 1985, a.a.O., S. 268-285.

Prinzl-Wimmer, Doris/Bauer, Annemarie: Abstürze. Warum sie nicht bleiben. Über Motivationen und Anti-Motivationen im Krankenpflegeberuf. In: Schmidbauer 1992, a.a.O., S. 68-79.

Pröll, Ulrich/Streich, Waldemar (1984): Arbeitszeit und Arbeitsbedingungen im Krankenhaus. Dortmund 1984.

prognos (Hg.): Auf dem Weg aus der Pflegekrise? Neue Ideen und Lösungsansätze in der Krankenpflege. Berlin 1992.

Projektgruppe Studentische Fachtagung (Hg.): PflegeKultTour 2001 – Impulse und Perspektiven. Frankfurt a.M. 1997.

Prokop, Ulrike: Weiblicher Lebenszusammenhang. Von der Beschränktheit der Strategien und der Unangemessenheit der Wünsche. Frankfurt a.M. 1976.

Rabe-Kleberg, Ursula: Frauenberufe – Zur Segmentierung der Berufswelt. Bielefeld 1987.

– (Hg.): Dienstleistungsberufe in Krankenpflege, Altenpflege und Kindererziehung: Pro Person. Bielefeld 1991.

– Verantwortlichkeit und Macht. Ein Beitrag zum Verhältnis von Geschlecht und Beruf angesichts der Krise traditioneller Frauenberufe. Bielefeld 1993(a).

– ›Zu Diensten!‹? – Über das Ende der weiblichen Dienstbarkeit und die Zukunft der Sozial- und Pflegeberufe. In: Leisering, Lutz/Geissler, Birgit/Mergner, Ulrich/

Rabe-Kleberg, Ursula (Hg.): Moderne Lebensläufe im Wandel. Weinheim 1993(b), S. 129-141.

- Sind wir (k)ein Beruf im Gesundheitswesen? In: Krankenpflege, 47. Jg., 1993(c), (I) Nr. 11, S. 672-674; (II) Nr. 12, S. 731-732.

Rang, Brita: Zur Geschichte des dualistischen Denkens über Mann und Frau. Kritische Anmerkungen zu den Thesen von Karin Hausen zur Herausbildung der Geschlechtscharaktere im 18. und 19. Jahrhundert. In: Dalhoff u.a. 1986, a.a.O., S. 194-204.

Rau, Amalie: Liebe deutsche Schwestern! In: ZfR, 1. Jg., 1933(a), Nr. 1, S. 3.

- Die Frau als Führerin, in: ZfR, 1. Jg., 1933(b), Nr. 1, S. 8.

- Bericht über die im letzten Halben Jahr geleistete Arbeit. In: ZfR, 2. Jg., 1934, Nr. 4, S. 66-67.

Redaktion ›Pflege Aktuell‹. In: Pflege Aktuell, 47. Jg., 1993, Nr. 9, S. 502.

Reeg, Karl-Peter: Friedrich Georg Christian Bartels (1892–1968). Ein Beitrag zur Entwicklung der Leistungsmedizin im Nationalsozialismus. Husum 1988.

Reichel, Charlotte: Der Dienstvertrag der Krankenpflegerinnen unter Berücksichtigung der sozialen Lage. Jena 1910(a).

- (Hg.): Stiefkinder der Sozialpolitik. Bilder aus dem Berufsleben der Krankenpflegerinnen. München 1910(b).

Der Reichstarif für die Krankenanstalten des Reiches. In: Sanitätswarte, 20. Jg., 1920, Nr. 41, S. 576-579.

Rechtsschutz für die Haube. In: Der Spiegel, 11. Jg., 1957, Nr. 26, S. 18-26.

Reiber, Karin: Lösung oder Scheinlösung? Zur Ausbildungssituation von LehrerInnen in der Pflege. In: Pflege Aktuell, 49. Jg., 1995, Nr. 2, S. 110-112.

Reimann, Christiane: Emanzipation der Krankenpflege. In: UL, 28. Jg., 1933, Nr. 1, S. 2-3.

Reimann, Renate: Krankenpflege zwischen Tradition und Forderung. In: Krankenpflege, 36. Jg., 1982, Nr. 1, S. 5-7.

Reiter, Prof. Dr.: Schwestern, Ärzte, Volk. In: Die Deutsche Schwester, 5. Jg., 1937, Nr. 9, S. 212-216.

Remme, Irmgard: Die internationalen Beziehungen der deutschen Frauenbewegung vom Ausgang des 19. Jahrhunderts bis 1933. Berlin 1955.

Renner, Georg: Grundsätzliches zur Ausbildung des Krankenpflegepersonals. In: Sanitätswarte, 25. Jg., 1925, Nr. 22, S. 337-340.

Riest, Hildegard: Geschichte des Gedankens der Frauenhochschulbildung in Deutschland (1927). Münster o.J.

Ritsert, Jürgen: Inhaltsanalyse und Ideologiekritik. Ein Versuch über kritische Sozialforschung. Frankfurt a.M. 1972.

Robert Bosch Stiftung (Hg.): Pflege braucht Eliten. Denkschrift zur Hochschulausbildung für Lehr- und Leitungskräfte in der Pflege. Gerlingen 1992.

Rohde, Johann Jürgen: Soziologie des Krankenhauses. Zur Einführung in die Soziologie der Medizin. 2. überarbeitete Aufl. Stuttgart 1974.

Rosen, George: Die Entwicklung der sozialen Medizin. In: Deppe, Hans-Ulrich/Regus, Michael: Seminar: Medizin, Gesellschaft, Geschichte. Beiträge zur Entwicklungsgeschichte der Medizinsoziologie. Frankfurt a.M. 1975, S. 74-131.

Rouette, Susanne: Sozialpolitik als Geschlechterpolitik. Die Regulierung der Frauenarbeit nach dem Ersten Weltkrieg. Frankfurt a.M., New York 1993.

Rübenstahl, Magdalene: ›Wilde Schwestern‹. Krankenpflegereform um 1900. Frankfurt a.M. 1994.

Rudorff, Margarethe: Die Frauenbewegung – gestern, heute und morgen. In: AKS, 15. Jg., 1961, Nr. 3, S. 75-77.

Rühle-Gerstel, Alice: Die Frau und der Kapitalismus. Eine psychologische Bilanz. Leipzig 1932.

Runge, F.: Die Krankenpflege als Feld weiblicher Erwerbsthätigkeit gegenüber den religiösen Genossenschaften. Berlin 1870.

Rürup, Reinhard: Der ›Geist von 1914‹ in Deutschland. Kriegsbegeisterung und Ideologisierung des Krieges im Ersten Weltkrieg. In: Hüppauf, Bernd (Hg.): Ansichten vom Krieg. Vergleichende Studien zum Ersten Weltkrieg in Literatur und Gesellschaft. Königstein 1984, S. 1-30.

Rüschemeyer, Dietrich: Ärzte und Anwälte: Bemerkungen zur Theorie der Professionen. In: Luckmann/Sprondel 1972, a.a.O., S. 169-181.

– Professional Autonomy and the Social Control of Expertise. In: Dingwall/Lewis 1983, a.a.O., pp. 38-58.

Sachße, Christoph: Die Pädagogisierung der Gesellschaft und die Professionalisierung der Sozialarbeit. Unv. Manuskript. Kassel 1979.

– Mütterlichkeit als Beruf. Sozialarbeit, Sozialreform und Frauenbewegung 1871–1929. Frankfurt a.M. 1986.

Salomon, Alice: Von Kriegsnot und -hilfe und der Jugend Zukunft. Leipzig, Berlin 1916.

– Die staatliche Prüfung für Wohlfahrtspflegerinnen. In: Die Frauenfrage, 22. Jg., 1920, Nr. 23, S. 177-180.

– Die Ausbildung zum sozialen Beruf. Berlin 1927.

Satzungsänderungen geplant. In: UL, 19. Jg., 1924, Nr. 3, S. 11.

Satzungen für die Berufsorganisation der Krankenpflegerinnen Deutschlands. AKA 17. Berlin 1903.

Satzungen für die Berufsorganisation der Krankenpflegerinnen Deutschlands. Revidiert am 30. März 1906. In: UL, 1. Jg., 1906, Nr. 9, S. 1.

Schaeffer, Doris/Moers, Martin/Rosenbrock, Rolf (Hg.): Public Health und Pflege. Zwei neue gesundheitswissenschaftliche Disziplinen. Berlin 1994.

Schaeffer, Doris: Entwicklungsstand und -herausforderungen der bundesdeutschen Pflegewissenschaft. In: Pflege, 13. Jg., 1998, Nr. 3, S. 141-152.

– Care Management. Pflegewissenschaftliche Überlegungen zu einem aktuellen Thema. In: Pflege, 15. Jg., 2000, Nr. 13, S. 17-36.

Schaper, Hans-Peter: Krankenwartung und Krankenpflege. Tendenzen der Verberuflichung in der ersten Hälfte des 19. Jahrhunderts. Opladen 1987.

Scharfenorth, Gerta/Rupprecht, Friederike/Jehle, Doris/Reichle, Erika u.a.: Schwestern. Leben und Arbeit evangelischer Schwesternschaften. Offenbach 1984.

Schauer, Hermann: Frauen entdecken ihren Auftrag. Weibliche Diakonie im Wandel eines Jahrhunderts. Göttingen 1960.

Schell, Werner: Staatsbürger- und Gesetzeskunde für die Krankenpflegeberufe in Frage und Antwort. 9. überarbeitete Auflage. Stuttgart, New York 1991.

Schellenberg, Margit: Die Bedeutung einer patientenorientierten Pflegeplanung. In: Krankenpflege, 31. Jg., 1977, Nr. 9, S. 291-293.

Schenk, Dr.: Ueber den Wert der ethischen Bildung der Schwester. In: UL, 3. Jg., 1908, Nr. 14, S. 143-145.

Schleiermacher, Lisa: Die Krankenschwester. In: Die Frau im Beruf. Tatbestände, Erfahrungen und Vorschläge zu drängenden Fragen der weiblichen Berufsarbeit und in der Lebensgestaltung der berufstätigen Frau. Hamburg 1954, S. 137-151.

Schloßmann, Arthur: Zur ›Oberinnenfrage‹ an den allgemeinen städtischen Krankenanstalten in Düsseldorf. In: UL, 2. Jg., 1907, Nr. 3, S. 18-19.

Schmidbauer, Wolfgang (Hg.): Pflegenotstand – das Ende der Menschlichkeit. Vom Versagen der staatlichen Fürsorge. Reinbek b. Hamburg 1992.

Schmidbaur, Marianne: Barbiere, Friseure und Krankenpflegepersonen. In: Pflege Aktuell, 50. Jg., 1996, Nr. 2, S. 98-99.

– Zur Arbeit berufen – Arbeit und Beruf als Thema konfessioneller Frauenorganisationen im deutschen Kaiserreich. In: Ariadne, 1999, Nr. 35, S. 50-55.

Schmidt, Jutta: Beruf: Schwester. Mutterhausdiakonie im 19. Jahrhundert. Frankfurt a.M., New York 1998.

Schmidt-Beil, Ada (Hg.): Die Kultur der Frau. Eine Lebenssymphonie der Frau des XX. Jahrhunderts. Berlin-Frohnau 1931.

Schmidt-Meinecke, Sigrid: Fünfundsiebzig Jahre Weiterbildung für Schwestern im Deutschen Roten Kreuz 1903–1978 (1978). Speyer o.J.

– Clementine von Wallmenich. Leben und Vermächtnis einer bedeutenden Frau. München 1981.

– Hundert Jahre Verband der Schwesternschaften vom Deutschen Roten Kreuz 1882–1982 (1982). Speyer o.J.

Schneider, Michael: Die christlichen Gewerkschaften 1894–1933. Bonn 1982.

Schöffler, Rainer: Qualifikationsstrukturen für die Pflegeberufe. Die Stellung der Pflegeberufe im Bildungswesen der Bundesrepublik Deutschland. In: Deutsche Krankenpflege-Zeitschrift (Beilage: Berufspolitik), 21. Jg., 1992, Nr. 5, S. 2-7.

Schön, Siegrun: Deutscher Berufsverband für Krankenpflege – Landesverband Berlin-Ost und Land Brandenburg. In: Krankenpflege, 44. Jg., 1990, Nr. 6, S. 343-344.

Schöniger, Ute: Die Bedeutung des Pflegeprozesses für die Krankenpflege. In: Krankenpflege, 45. Jg., 1991, Nr. 3, S. 138-142.

Scholtz-Klink, Gertrud: Die Frau im Dritten Reich. Eine Dokumentation. Tübingen 1978.

Schrader-Breymann, Henriette: Zur Frauenfrage (1868). In: Blochmann u.a., a.a.O., S. 8-28.

Schriftleitung: Die dritte Generation der deutschen Frauenbewegung. In: AKS, 7. Jg., 1953, Nr. 9, S. 231-232.

Die Schriftleitung: Diskussion über unser Leitwort ›Ich dien'‹. In: AKS, 15. Jg., 1961, Nr. 12, S. 388.

Die Schriftleitung. In: Zu unserem Leitwort 1962, a.a.O., S. 74.

Schriftverkehr Agnes Blunck – Marie Cauer. AZ BO/Kampf/1933.

Schröder, Marie-Luise. In: Zu unserem Leitwort 1962, a.a.O., S. 72.

Schröck, Ruth: Forschung in der Krankenpflege: Methodologische Probleme. In: Pflege, 3. Jg., 1988, Nr. 2, S. 84-93.

– Die Pflege als Gegenstand der Forschung. In: Deutsche Krankenpflege-Zeitschrift, 42. Jg., 1989, Nr. 5, S. 288-290.

Schubert, Gerhard: Die Aufgabe des Krankenpflegers im aseptischen Operationssaal. In: AKS, 19. Jg., 1965, Nr. 9, S. 355.

Schulte Regina: Die Schwester des kranken Kriegers. Krankenpflege im Ersten Weltkrieg als Forschungsproblem. In: BIOS. Zeitschrift für Biographieforschung und Oral History, 7. Jg., 1994, Nr. 1, S. 83-100.

Schülerinnen in Goslar. In: Zu unserem Leitwort 1962, a.a.O., S. 72.

Schultheis, Theodor: Die Beschäftigung ausländischer Krankenschwestern in unseren Krankenhäusern. In: AKS, 20. Jg., 1966, Nr. 9, S. 382-384.

Schulz, Ilse: Motivierung von Mitarbeitern zu patientenzentrierter Pflege, wirt-
schaftlichem Denken und sozialem Verhalten. In: Krankenpflege, 31. Jg., 1977,
Nr. 5, S. 152.

Schulz, Paul: Der Stand unserer Organisation. In: Sanitätswarte, 19. Jg., 1919, Nr.
25, S. 333-334.

Schulz, Paul: Fünfundzwanzig Jahre Organisationsarbeit im Gesundheitswesen. In:
Sanitätswarte, 29. Jg., 1929, Nr. 17.

Schütze, Fritz: Sozialarbeit als ›bescheidene‹ Profession. In: Dewe u.a. 1992, a.a.O.,
S. 132-170.

Schwarz, Gudrun: Verdrängte Täterinnen. Frauen im Apparat der SS (1939-1945).
In: Wobbe, Theresa (Hg.): Nach Osten. Verdeckte Spuren nationalsozialistischer
Verbrechen. Frankfurt a.M. 1992, S. 197-223.

Schwarzmann, Beate: Grund- und Behandlungspflege – Zwei Begriff mit weitreichenden Folgen für die berufliche Pflege. In: Pflege, 14. Jg., 1999, Nr. 2, S. 118-124.

Schweisheimer, Waldemar: Werden Krankenschwestern Ärzte ersetzen? In: Die
Agnes Karll Schwester – Der Krankenpfleger, 24. Jg., 1970, Nr. 1, S. 11-12.

Schwerpunkt ICN-Kongress. In: AKS, 19. Jg., 1965, Nr. 6/7 und Nr. 8.

Schwerpunktthema Pflegenotstand. In: Krankenpflege, 42. Jg., 1988, Nr. 9.

Schwerpunktthema Altenpflegegesetz. In: Krankenpflege, 44. Jg., 1990, Nr. 3.

Schwertl-Staubach, Maria: Gesundheitserziehung in der Krankenpflegeausbildung.
In: Krankenpflege, 40. Jg., 1986, Nr. 5, S. 208-210.

›Schwester Karin‹ bekommt einen Bruder. In: AKS, 21. Jg., 1967, Nr. 9, S. 369.

Schwochert, Barbara: Alternativen zur Pflegekammer. In: Krankenpflege, 45. Jg.,
1991, Nr. 9, S. 492-517.

– Pflege im erweiterten Europa. Aspekte der Ausbildung in der Kranken-, Kinder-
kranken- und Altenpflege. In: Krankenpflege, 46. Jg., 1992, S. 581-584.

Säuglingspflege. 3. Vortrag des Fortbildungskurses, gehalten von Prof. Dr. Bendix,
referiert von Schw. Maida Lübben. In: UL, 4. Jg., 1909, Nr. 24, S. 280-282.

Scott, Joan: Deconstructing Equality-Versus-Difference: Or, the Uses of Poststruc-
turalist Theory for Feminism. In: Hirsch, Marianne/Fox Keller, Evelyn (Hg.):
Conflicts in Feminism. New York, London 1990, pp. 134-148.

Sechste Konferenz der Reichssektion Gesundheitswesen in Halle. Teil I. In:
Sanitätswarte, 29. Jg., 1929, Nr. 18, S. 305-312.

Seidler, Eduard: Geschichte der Pflege des kranken Menschen. Köln 6. neubear-
beitete und erw. Aufl. Stuttgart, Berlin 1993.

Seithe, Horst: Das Deutsche Rote Kreuz im Dritten Reich (1933-1939). Die Transformation des DRK vom zivilen Wohlfahrtsverein zur nationalsozialistischen
Sanitätsorganisation. Münster 1993.

Seithe, Horst/Hagemann, Frauke: Das Deutsche Rote Kreuz im Dritten Reich
(1933-1939). Mit einem Abriß seiner Geschichte in der Weimarer Republik.
Frankfurt a.M. 1993.

Senator für das Gesundheitswesen der Freien Hansestadt Bremen (Hg.): Die Bremer
Schwesternwerbung. Bremen 1965.

Seyfarth, Constans: Über Max Webers Beitrag zur Theorie professionellen beruflichen Handelns, zugleich eine Vorstudie zum Verständnis seiner Soziologie als
Praxis (1988). In: Weiß, Johannes (Hg.): Max Weber heute. Erträge und Probleme der Forschung. Frankfurt a.M. 1989, S. 371-405.

Seymer, Lucy Ridgely: Geschichte der Krankenpflege. Stuttgart 1936.

Siebers, Hedi: Hat das Krankenpflegegesetz Auswirkungen auf unsere berufliche Autonomie? In: Krankenpflege, 41. Jg., 1987, Nr. 7/8, S. 294-296.

XVII. Jahresbericht der B.O.K.D. In: UL, 15. Jg., 1920, Nr. 11/12, S. 65-70.

Siegrist, Hannes: Professionalization as a process: patterns, progression and discontinuity. In: Burrage/Torstendahl 1990, a.a.O., S. 177-202.

Silbermann, Alphons: Systematische Inhaltsanalyse (1962). In: König, René (Hg.): Handbuch der empirischen Sozialforschung. Bd. 4: Komplexe Forschungsansätze. 3. Aufl. Stuttgart 1974, S. 253-339.

Simon, Irmgard: Vorschläge zur Verbesserung der Pflegequalität. In: Krankenpflege, 29. Jg., 1975, Nr. 5, S. 195-196.

Simonen, Leila: Contradictions of the Welfare State, Women and Caring. Municipal Homemaking in Finland. Tampere 1990.

Simons, Kvetusche: Partnerschaft der Geschlechter im Pflegebereich? Immer mehr Männer in den Schlüsselpositionen. In: Krankenpflege, 39. Jg., 1985, Nr. 5, S. 160-179.

Die Sitzung des Weltbundes der Krankenpflegerinnen in Kopenhagen am 22. bis 24. Mai. In: UL, 17. Jg., 1922, Nr. 8, S. 53-54.

Smelser, Ronald/Syring, Enrico/Zitelmann, Rainer (Hg.): Die Braune Elite II. Darmstadt 1993.

Soeffner, Hans-Georg (Hg.): Interpretative Verfahren in den Sozial- und Textwissenschaften. Stuttgart 1979.

Sowinski, Christine: Pflege braucht Fachlichkeit – vorbehaltene Aufgabenbereiche für Fachkräfte gegenüber Hilfskräften. In: Pflege Aktuell, 52. Jg., 1998, Nr. 7/8, S. 418-422.

Spranger, Eduard: Die Idee einer Hochschule für Frauen und die Frauenbewegung. Leipzig 1916.

Sprondel, Walter M.: ›Emanzipation‹ und ›Professionalisierung‹ des Pflegeberufs – Soziologische Analyse einer beruflichen Selbstdeutung. In: Pinding 1972, a.a.O., S. 17-26.

Stach, Meinhard/Wiechmann-Schröder, Gabriele/Kipp, Martin (Hg.): Zur Professionalisierung der Pflege. Dokumentation eines Workshops und Beiträge zur Entwicklung und Institutionalisierung des Pflegestudiums an der Universität Gesamthochschule Kassel. Alsbach 1995.

Stangenberger, Johannes: Unter dem Deckmantel der Barmherzigkeit. Die Schwesternpflege in den Krankenhäusern. Ein Mahnwort an Eltern und Vormünder. Berlin 1901.

Statistische Erhebungen über den Gesundheitszustand von 2500 Schwestern der B.O.K.D. Rechnerisch bearbeitet von Schw. Maida Lübben. Besprochen von Schw. Agnes Karll. In: UL, 5. Jg., 1910, Nr. 10, S. 105-109.

Stein, Rosemarie: Kommunikationsprobleme auf der Intensivstation. In: Krankenpflege, 37. Jg., 1983, Nr. 6, S. 187-188.

Stellungnahme des DBfK zum ›Entwurf eines Gesetzes über die Berufe in der Krankenpflege und den Beruf der Hebamme und des Entbindungshelfers‹ vom Dez. 1977. In: Krankenpflege, 32. Jg., 1978, Nr. 3, S. 91-92.

Stellungnahme des DBfK zum Tarifvertrag zur Neufassung der Anlage 1B zum BAT (Angestellte im Pflegedienst) 30.6.1989. In: Krankenpflege, 43. Jg., 1989, Nr. 12, S. 628-634.

Stellungnahme des DBfK zum Diskussionspapier des Bundesministeriums für Gesundheit vom 20. November 2000 zur Novellierung des Krankenpflegegesetzes. Eschborn 2001.

Stellungnahme der Pflegeverbände zur generalistischen Ausbildung. Eschborn 2000.

Stephenson, Jill: Nationalsozialistischer Dienstgedanke, bürgerliche Frauen und Frauenorganisationen im Dritten Reich. In: Geschichte und Gesellschaft, 7. Jg., 1981, Nr. 3/4, S. 555-571.

– Women and the Professions in Germany, 1900–1945. In: Cocks, Geoffrey/ Jarausch, Konrad H. (Hg.): German Professions, 1800–1950. New York, Oxford 1990, pp. 270-288.

– Gertrud Scholtz-Klink – Die NS – Musterfrau. In: Smelser u.a. 1993, a.a.O., S. 219-230.

Steppe, Hilde: Dienen ohne Ende. Die historische Entwicklung der Arbeitszeit in der Krankenpflege in Deutschland. In: Pflege, 3. Jg., 1988, Nr. 1, S. 4-19.

– Die Perspektiven in der Krankenpflege für die 90er Jahre. In: Krankenpflege, 43. Jg., 1989, Nr. 5, S. 212-214.

– Krankenpflege im Wandel 1939–1989. Von der Berufung zum Beruf – vom Dienen zur Dienstleistung. In: Krankenpflege, 44. Jg., 1990, Nr. 1, S. 11-15.

– Gesundheitswesen und Pflege. In: Deutsche Krankenpflege-Zeitschrift, 45. Jg., 1992, Nr. 5, S. 315-322.

– Perspektiven der professionellen Pflege – Krankenpflege im Dienst der Gesundheit. In: Müller 1993, a.a.O., S. 115-128.

– Auswirkungen auf Pflegekonzepte. Implikationen für die Praxis. In: Höhmann 1995(a), a.a.O., S. 53-62.

– (Hg.): Krankenpflege im Nationalsozialismus. 8. Aufl. Frankfurt a.M. 1996(a).

– Krankenpflege bis 1933 (1996(b)). In: Steppe 1996(a), a.a.O., S. 33-55.

– Krankenpflege ab 1933(c). In: Steppe 1996(a), a.a.O., S. 61-85.

– ›... Den Kranken Zum Troste Und Dem Judenthum Zur Ehre ...‹. Zur Geschichte der jüdischen Krankenpflege in Deutschland. Frankfurt a.M. 1997.

Sticker, Anna: Mutterhausdiakonie – eine Form genossenschaftlichen Lebens in der evangelischen Kirche. Ein geschichtlicher Überblick. In: Die Innere Mission, Januar 1959, S. 3-13.

– Die Entstehung der neuzeitlichen Krankenpflege. Deutsche Quellenstücke aus der ersten Hälfte des 19. Jahrhunderts. Herausgegeben und mit Erläuterungen versehen. Stuttgart 1960.

– Friederike Fliedner und die Anfänge der Frauendiakonie. Ein Quellenbuch. 2. durchges. Aufl. Neukirchen-Vluyn 1961.

– Theodor Fliedner 1800-1864. 6. Aufl. Kaiserswerth 1975(a).

– Frauenrechtlerisch und darum altertümlich? Krankenpflege und Frauenbewegung. In: Krankenpflege, 29. Jg., 1975(b), Nr. 5, S. 184-187.

– Agnes Karll. Die Reformerin der deutschen Krankenpflege. Wuppertal 1977.

– Doktorarbeiten über Krankenpflege. Erna von Abendroth zum Gedächtnis. In: Krankenpflege, 33. Jg., 1979, Nr. 9, S. 330-31.

Storp, Elisabeth: Die soziale Stellung der Krankenpflegerin. O.O. 1901.

Strauf, Hubert: Werbung für den Krankenpflegeberuf. In: Krankenpflege und Öffentlichkeit. Referate der Tagung des Agnes Karll-Verbandes, Bundesverband e.V. für leitende Schwestern und Krankenpfleger von Krankenanstalten und Kranken- und Kinderkrankenpflegeschulen vom 29. Januar bis 1. Februar 1968 in Frankfurt a.M. Frankfurt a.M. 1968, S. 21-33.

Strauss, Anselm: Structure And Ideology Of The Nursing Profession (1966). In: Strauss, Anselm: Professions, Work and Careers. New Brunswick, New Jersey 1975, S. 24-68.

- Grundlagen qualitativer Sozialforschung. München 1991.
Strauss, Anselm/Corbin, Juliet: Grounded Theory: Grundlagen Qualitativer Sozialforschung (1990). Weinheim 1996.
Streiter, Georg: Die wirtschaftliche und soziale Lage der beruflichen Krankenpflege in Deutschland. Jena 1910.
- Das Geschlechtsproblem in der Krankenpflege. Reihe: Kultur und Fortschritt. Neue Folge der Sammlung ›Sozialer Fortschritt‹. Hefte für Volkswirtschaft, Sozialpolitik, Frauenfrage, Rechtspflege und Kulturinteressen, 349/50, Gautzsch b. Leipzig 1911
- Die wirtschaftliche und soziale Lage der beruflichen Krankenpflege in Deutschland. 21. verbesserte und ergänzte Aufl. Jena 1924.
Studienstiftung der Verwaltungsleiter Deutscher Krankenanstalten e.V. (Hg.): Die gesellschaftliche Einschätzung von Krankenpflegeberufen in der Bundesrepublik Deutschland. I. Ergebnisse von Umfragen bei jungen Mädchen und in der Bevölkerung, II. Ergebnisse von Umfragen bei jungen Männern und in der Bevölkerung. Kulmbach 1969.
Stüwe, Gerd: Grundlagen und Perspektiven der ambulanten Pflege. In: Fietzek, Lothar/Kraushaar, Dieter (Hg.): Fachhochschule Frankfurt am Main Pflege auf dem Weg zur Hochschule. Ein neuer Studiengang. Frankfurt a.M. 1993, S. 114-123.
Tanzer, Wolfgang: Leserbrief zur Vorstandswahl. In: Krankenpflege, 36. Jg., 1982, Nr. 9, S. 293.
Tarrow, Sidney: Power in movement. Social movements, collective action and politics. Cambridge 1994.
Tauber, Johanna: Krankenpflege unter dem Einfluß von Medizin und Technik. In: Krankenpflege, 37. Jg., 1983, Nr. 7/8, S. 227-229.
Teich, Ulrich: Die Rechtsstellung der Krankenschwestern und Krankenpflegehelferinnen in ihren Verbänden und in der Krankenanstalt (1972). Würzburg o. J.
Teubner, Ulrike: Neue Berufe für Frauen. Modelle zur Überwindung der Geschlechterhierarchie im Erwerbsbereich. Frankfurt a.M., New York 1989.
Thompson, J.N.: Der Krankenpflegeprozeß – mit Vorsicht zu behandeln! In: Krankenpflege, 34. Jg., 1980, Nr. 7/8, S. 243-244.
Thornley, Carole: Segmentation And Inequality In The Nursing Workforce. Re-evaluating the evaluation of skills. In: Crompton, Rosemary/Duncan, Gallie/Purcell, Kate (Hg.): Changing forms of Employment. Organisations, Skills and Gender. London, New York 1996, S. 160 181.
Torstendahl, Rolf/Burrage, Michael (Eds.): The Formation of Professions. Knowledge, State and Strategy. London, Newbury Park, New Delhi 1990.
Titze, Hartmut unter Mitarbeit von Hans-Georg Herrlitz, Volker Müller-Benedict und Axel Nath: Datenhandbuch zur deutschen Bildungsgeschichte. Bd. 1: Das Hochschulstudium in Preußen und Deutschland 1820–1944. Göttingen 1987. Bd. 2: Wachstum und Differenzierung der deutschen Universitäten 1830–1945. Göttingen 1995.
Trill, Karl: Befreiungsgesetz vom 5. März 1946 nebst Ausführungs- und Durchführungs-VO und Schlagwortverzeichnis. Karlsruhe 1946.
Tronto, Joan C.: Beyond Gender Difference to a Theory of Care. In: Larrabee, Mary Jeanne (Ed.): An Ethic Of Care. Feminist and interdisciplinary Perspectives. New York, London 1993(a), S. 240-257.
- Moral Boundaries. A Political Argument for an Ethic of Care. New York, London 1993(b).

Ueber Wochenbettpflege. Bericht nach einem Vortrag von Dr. Felix Heymann von Schw. Ch. v. Caemmerer. In: UL, 4. Jg., 1909, Nr. 2, S. 17-19.

Turner, Bryan S.: Andrew Abbott, The system of Professions: an essay on the division of expert labor (Book Review). In: Sociology, Vol. 23, 1989, No. 1, pp. 472-473.

Über die Verkürzung der Arbeitszeit für Schwestern und Pfleger im Krankenhaus. Denkschrift der Deutschen Krankenhausgesellschaft, September 1956 mit Anlage. In: AKS, 11. Jg., 1957, Nr. 1, S. 10-17.

Unser Programm. In: Sanitätswarte, 5. Jg., 1905(a), Nr. 8, S. 57-58 ; 1905(b), Nr. 11, S. 82-85; 1905(c), Nr. 12, S. 90-94.

Unsere Reichssektion Gesundheitswesen im Jahr 1919. In: Sanitätswarte, 20. Jg., 1920, Nr. 32.

Unterm Lazaruskreuz. 2. Jg., 1907, Nr. 9, 10, 14.

Unterm Lazaruskreuz. 17. Jg., 1922, Nr. 8, S. 53.

Veitel, Helga: Liebe Leser! In: Krankenpflege, 37. Jg., 1983, Nr. 6, S. 221.

– Liebe Mitglieder, liebe LeserInnen. In: Pflege Aktuell, 48. Jg., 1994, Nr. 4, S. 210.

Verhandlungen des Reichstags. XIII. Legislaturperiode. I. Session. Band 292. Stenographische Berichte. Von der 194. Sitzung am 19. Januar 1914 bis zur 211. Sitzung am 11. Februar 1914. Berlin 1914.

Virchow, Rudolf: Die berufsmäßige Ausbildung zur Krankenpflege auch außerhalb der kirchlichen Organisationen. Rede, gehalten am 6. Nov. 1869 in der Conferenz der Frauen-Vereine zu Berlin (1869). In: Virchow, Rudolf u.v. Holtzendorff (Hg.): Über Hospitäler und Lazarette. Sammlung gemeinverständlicher wissenschaftlicher Vorträge. Berlin 1868/69, S. 47-56.

Voigtländer, Helmut: ›Gesundheit für alle bis zum Jahre 2000‹ – ein Wunschtraum der WHO. In: Krankenpflege, 42. Jg., 1988, Nr. 4, S. 158-161.

v. Abendroth, Erna: Der Beruf der Krankenpflegerin mit besonderer Berücksichtigung der sächsischen Verhältnisse. Leipzig 1921.

– Lehrpläne für Krankenpflege-Schulen. In: Für unsere Schwestern, 6. Jg., 1930, Nr. 10, S. 93-96.

v. Balluseck, Hilde: Die Pflege Alter Menschen. Institutionen, Arbeitsfelder und Berufe. Deutsches Zentrum für Altersfragen e.V. Beiträge zur Gerontologie- und Altenarbeit. Berlin 1980.

v. Caemmerer, Charlotte: Unser Abzeichen. In: UL, 1. Jg., 1906, Nr. 21, S. 2-3.

– Die Schwesterntracht. In: UL, 2. Jg., 1907, Nr. 6, S. 41-45.

– Die Liebe und die Frauen. In: UL, 3. Jg., 1908, Nr. 5, S. 45.

– Berufskampf der Krankenpflegerin in Krieg und Frieden. München, Leipzig 1915.

v. Dülmen, Richard: Protestantismus und Kapitalismus. Max Webers These im Licht der neueren Sozialgeschichte. In: Gneuss, Christian/Kocka, Jürgen (Hg.): Max Weber. Ein Symposion. München 1988, S. 88-101.

v. Gersdorf, Ursula: Frauen im Kriegsdienst 1914–1945. Stuttgart 1969.

v. Hoeßlin, Heinrich: Die Zusammenarbeit von Arzt und Schwester. In: ZfR, 3. Jg., 1935, Nr. 7, S. 181-182.

v. Kracker, Ingrid: 20 Jahre Arbeitsgemeinschaft Deutscher Schwesternverbände. Ein Beitrag zur Entstehungsgeschichte. Sonderdruck aus ›Die Diakonieschwester‹. Nov. 1971, S. 213-221.

v. Lindheim, Alfred: Saluti aegrorum. Aufgabe und Bedeutung der Krankenpflege im modernen Staat. Eine sozial-statistische Untersuchung. 2. Aufl. Wien, Leipzig 1905.

v. Liszt, Gerta: Aus der Geschichte des Reichsverbandes der Krankenschwestern. In: Für unsere Schwestern, 9. Jg., 1932, Nr. 3., S. 40-42.

v. Riederer, Viola: Schwesternorganisationen in Deutschland und ihre Verbindungen zum Ausland. In: Die Diakonieschwester, 1965, S. 217.

v. Rohrscheidt, Kurt (Hg): Verwaltungsvorschriften und Gesetze für Preußische Gemeinde-, Polizei- und Kreisbehörden. Sammlung von Gesetzen und zentralbehördlichen Erlassen zur Ausführung und Erläuterung der Staats- und Reichsgesetze. Berlin 1917, 1919, 1921.

v. Schilling, Dagmar. In: Die Diskussion über unser Leitwort 1962, a.a.O., S. 48.

v. Soden, Kristine: Die Sexualberatungsstellen der Weimarer Republik 1919–1933. Berlin 1988.

Vorländer, Herwart: Die NSV: Darstellung und Dokumentation einer nationalsozialistischen Organisation. Boppard a. Rhein 1988.

– Erich Hilgenfeldt – Reichswalter der NSV. In: Smelser u.a. 1993, a.a.O., S. 166-178.

Vorschriften über die staatliche Prüfung von Krankenpflegepersonen. In: UL, 2. Jg., 1907, Nr. 11, S. 93-96.

Wærness, Kari: The Invisible Welfare State: Women`s Work at Home. In: Acta Sociologica, 1978 (Supplement), pp. 193-207.

– On the rationality of caring, In: Sassoon, Anne Showstack (Ed.): Women and the State. The shifting boundaries of public and private. London, New York 1987(a), S. 207-234.

– A Feminist Perspective on the New Ideology of ‚Community Care‹ for the Elderly. In: Acta Sociologica, 1987(b), 2, pp. 133-150.

– Fürsorgerationalität. Zur Karriere eines Begriffes. In: Feministische Studien, 18. Jg., 2000, S. 54-66.

Wagner, Karin: Reformen sind notwendig ... Pflege Aktuell im Gespräch mit Hedi Siebers. In: Pflege Aktuell, 50. Jg., 1996, Nr. 2, S. 94-95.

Wagner, Leonie: Nationalsozialistische Frauenansichten. Vorstellungen von Weiblichkeit und Politik führender Frauen im Nationalsozialismus. Frankfurt a.M. 1996.

Walter, Ilsemarie: Krankenpflege als Beruf. Aspekte beruflicher Sozialisation und Identität dargestellt anhand einer empirischen Untersuchung. Wien, München, Bern 1991.

Wanjura, Marlies: Bereich ambulante Versorgung. In: Krankenpflege, 43. Jg., 1989, Nr.1, S. 6-8.

Weber, Max: Die protestantische Ethik und der Geist des Kapitalismus (1904/1905). In: Winckelmann, Johannes (Hg.): Max Weber. Die protestantische Ethik I. Eine Aufsatzsammlung. 6. durchges. Aufl. Tübingen 1981, S. 27-278.

– Wirtschaft und Gesellschaft. Grundriß der Verstehenden Soziologie. Fünfte, rev. Aufl. Tübingen 1972.

Wedl, Karola (=W., K.): 5. Sitzung unseres Schwesternrates. In: Sanitätswarte, 30. Jg., 1930, Nr. 22, S. 355-356.

Wehler, Hans-Ulrich (Hg.): Geschichte und Soziologie. Köln 1976.

Weidner, Frank: Professionelle Pflegepraxis und Gesundheitsförderung. Eine empirische Untersuchung über Voraussetzungen und Perspektiven des beruflichen Handelns in der Krankenpflege. Frankfurt a.M. 1995.

Weigold, Adolf: Krankenpflege und Schwesternwesen in Deutschland seit der Gründung des Roten Kreuzes. In: Fischer u.a. 1940, a.a.O., S. 317-326.

Weinert, Anette: Gemeinsame Demonstration der ÖTV und des DBfK am 15.4.1989 in Hamburg: Schluß mit dem Pflegenotstand. Stimmungsbild einer Pflege-Demo. In: Krankenpflege, 43. Jg., 1989, Nr. 5, S. 254-255.

Weinrich, Rosemarie: Bericht des DBfK zur Anhörung zum Gesetzentwurf. In: Krankenpflege, 32. Jg., 1978, Nr. 4, S. 131.
- Gedanken zum Berufsbild Krankenpflege. In: Krankenpflege, 36. Jg., 1982, Nr. 1, S. 2-3.
Weisbrod-Frey, Herbert: Krankenpflegeausbildung im 3. Reich. In: Steppe 1996(a), a.a.O., S. 87-110.
Wetterer, Angelika (Hg.): Profession und Geschlecht. Über die Marginalität von Frauen in hochqualifizierten Berufen. Frankfurt a.M., New York 1992(a).
- Hierarchie und Differenz im Geschlechterverhältnis (1992(b)). In: Wetterer 1992(a), a.a.O., S. 14-40.
- Professionalisierung und Geschlechterhierarchie. Vom kollektiven Frauenausschluß zur Integration mit beschränkten Möglichkeiten. Schriftenreihe der Interdisziplinären Arbeitsgruppe Frauenforschung an der Gesamthochschule Kassel. Kassel 1993.
- (Hg.): Die soziale Konstruktion von Geschlecht in Professionalisierungsprozessen. Frankfurt a.M., New York 1995(a).
- Das Geschlecht (bei) der Arbeit. Zur Logik der Vergeschlechtlichung von Berufsarbeit. In: Zentrum für interdisziplinäre Frauenforschung der Universität Kiel (Hg.): Konstruktionen von Geschlecht. Pfaffenweiler 1995(b).
- Ausschließende Einschließung – marginalisierende Integration. Geschlechterkonstruktionen in Professionalisierungsprozessen. In: Neusel/Wetterer 1999, a.a.O., S. 223-254.
Wilensky, Harold L.: The Professionalization of Everyone? In: The American Journal of Sociology, Vol. LXX, September 1964, No. 2, pp. 137-158.
Willms-Herget, Angelika: Frauenarbeit. Zur Integration der Frauen in den Arbeitsmarkt. Frankfurt a.M., New York 1985.
Winkler, B. In: Zu unserem Leitwort 1962, a.a.O., S. 73.
Winter, Manfred: Das Meinungsbild von Krankenpflegern. In: AKS, 21. Jg., 1967, Nr. 12, S. 498-499.
Wir wollen Qualität – Sie auch? Qualitätssicherung in der Pflege. Positionspapier des DBfK. In: Pflege Aktuell, 48. Jg., 1994, Nr. 4, S. 236-237.
Wischermann, Ulla: Frauenfrage und Presse. Frauenarbeit und Frauenbewegung in der illustrierten Presse des 19. Jahrhunderts. New York, London, Paris 1983.
- Frauen und Politik in der hessischen Tagespresse 1945–1950. In: Wischermann, Ulla/Schüller, Elke/Gerhard Ute (Hg.): Staatsbürgerinnen zwischen Partei und Bewegung. Frauenpolitik in Hessen 1945 bis 1955. Frankfurt a.M. 1993, S. 41-87.
Wissenschaftsrat: Empfehlungen zur Struktur und zum Ausbau des Bildungswesens im Hochschulbereich nach 1970. Tübingen 1970.
- Dreijährige Studiengänge im Gesundheitswesen. Vorschläge für Modellversuche. Köln 1973.
- (Hg.): Empfehlungen zur Entwicklung der Fachhochschulen in den 90er Jahren. Köln 1991.
Wittneben, Karin: Zur Situation der Weiterbildung von Pflegekräften zu Pflegelehrkräften in Deutschland von 1903 bis 1993. In: Mischo-Kelling/Wittneben 1995, a.a.O., S. 252-287.
Witz, Anne: Patriarchal relations and patterns of sex segregation in the medical division of labour. In: Walby, Sylvia: Gender Segregation At Work. Milton Keynes, Philadelphia 1988, S.74-90.

– Professions and Patriarchy. London, New York 1992.

Wolff, Horst-Peter: Zur Geschichte des medizinischen Fachschulwesens auf dem Territorium der DDR. In: Institut für Fachschulwesen der Deutschen Demokratischen Republik (Hg.): Beiträge zur Geschichte des Fachschulwesens der DDR. Karl-Marx-Stadt 1979.

– Vergleichende Geschichte der medizinischen Berufsbildung. Eine Einführung für Lehrkräfte der Medizinalberufe. Basel 1994.

– (Hg.): Biographisches Lexikon zur Pflegegeschichte. ›Who was who in nursing history‹. Berlin, Wiesbaden 1997.

Wolff, Horst-Peter/Wolff, Jutta: Die Berufs- und Ausbildungswege der Krankenpflege in der ehemaligen Deutschen Demokratischen Republik von 1949 bis 1989. In: Pflege, 9. Jg., 1994, Nr. 2, S. 137-152.

Würdeloses Verhalten deutscher Krankenschwestern? In: UL, 10. Jg., 1915, Nr. 4, S. 24-25.

Wurms, Renate: Gleichberechtigung, aber ›zur linken Hand‹. Zur Frauenbewegung in der Weimarer Republik. In: Hart und Zart. Frauenleben 1920–1970. Berlin 1990, S. 38-52.

Zehn Jahre Deutsche Schwesterngemeinschaft. In: AKS, 12. Jg., 1958, Nr. 9, S. 267-270.

Zeller, Susanne: Volksmütter – mit staatlicher Anerkennung – Frauen im Wohlfahrtswesen der zwanziger Jahre. Düsseldorf 1987.

Ziemann, Hans: Einige Überblicke über moderne Hygiene. Eugenik und Abtreibungen. In: UL, 21. Jg., 1926, Nr. 4, S. 47-48.

Zimmer, Friedrich: Der Ev. Diakonieverein. Seine Aufgaben und seine Arbeit. Herborn 1897.

– Ein Freiwilligenjahr für Frauen in der Krankenpflege. Erfahrungen und Urtheile von Schwestern des Ev. Diakonievereins. Zusammengestellt und mitgetheilt von Friedrich Zimmer. In: Zeitschrift für Krankenpflege, 22. Jg., 1900, S. 646-656.

– Frauennot und Frauendienst. Der Ev. Diakonieverein und seine Zweiganstalten. 6. neubearb. Aufl. Berlin-Zehlendorf 1901.

– Die Organisation der Krankenpflege. In: Zeitschrift für Krankenpflege, 26. Jg., 1904, Nr. 9, S. 337-345.

Zimmermann, Elisabeth: Der Beruf der Krankenschwester. Seine Entwicklung in den letzten 80 Jahren unter besonderer Berücksichtigung Bayerns und seine Probleme in der Gegenwart. München 1959.

Zu unserem Leitwort ›Ich dien'‹ – Für oder Wider? (Fortsetzung). In: AKS, 16. Jg., 1962, Nr. 2, S. 71-75.

Zur Diskussion gestellt: Soll die Pflegeausbildung künftig an Fachhochschulen oder in berufsbildenden Zentren stattfinden? In: Pflege Aktuell, 51. Jg., 1997, Nr. 11, S. 664-666.

Zur Sitzung des Weltbundes der Krankenpflegerinnen in Kopenhagen. In: UL, 17. Jg., 1922, Nr. 6, S. 45.

20 Jahre Berufsorganisation. In: UL, 18. Jg., 1923, Nr. 1, 65-66.

Bildnachweis

Agnes Karll-Archiv (AKA) und Zeitschriftenarchiv (AZ) des Deutschen Berufsverbandes für Pflegeberufe, Berlin.